Chris Jaenicke
Das Risiko der Verbundenhe

Das Anliegen der Buchreihe Bibliothek der Psychoanalyse besteht darin, ein Forum der Auseinandersetzung zu schaffen, das der Psychoanalyse als Grundlagenwissenschaft, als Human- und Kulturwissenschaft sowie als klinische Theorie und Praxis neue Impulse verleiht. Die verschiedenen Strömungen innerhalb der Psychoanalyse sollen zu Wort kommen, und der kritische Dialog mit den Nachbarwissenschaften soll intensiviert werden. Bislang haben sich folgende Themenschwerpunkte herauskristallisiert: Die Wiederentdeckung lange vergriffener Klassiker der Psychoanalyse – wie beispielsweise der Werke von Otto Fenichel, Karl Abraham, Siegfried Bernfeld, W. R. D. Fairbairn, Sándor Ferenczi und Otto Rank – soll die gemeinsamen Wurzeln der von Zersplitterung bedrohten psychoanalytischen Bewegung stärken. Einen weiteren Baustein psychoanalytischer Identität bildet die Beschäftigung mit dem Werk und der Person Sigmund Freuds und den Diskussionen und Konflikten in der Frühgeschichte der psychoanalytischen Bewegung.

Im Zuge ihrer Etablierung als medizinisch-psychologisches Heilverfahren hat die Psychoanalyse ihre geisteswissenschaftlichen, kulturanalytischen und politischen Bezüge vernachlässigt. Indem der Dialog mit den Nachbarwissenschaften wiederaufgenommen wird, soll das kultur- und gesellschaftskritische Erbe der Psychoanalyse wiederbelebt und weiterentwickelt werden.

Die Psychoanalyse steht in Konkurrenz zu benachbarten Psychotherapieverfahren und der biologisch-naturwissenschaftlichen Psychiatrie. Als das ambitionierteste unter den psychotherapeutischen Verfahren sollte sich die Psychoanalyse der Überprüfung ihrer Verfahrensweisen und ihrer Therapie-Erfolge durch die empirischen Wissenschaften stellen, aber auch eigene Kriterien und Verfahren zur Erfolgskontrolle entwickeln. In diesen Zusammenhang gehört auch die Wiederaufnahme der Diskussion über den besonderen wissenschaftstheoretischen Status der Psychoanalyse.

Hundert Jahre nach ihrer Schöpfung durch Sigmund Freud sieht sich die Psychoanalyse vor neue Herausforderungen gestellt, die sie nur bewältigen kann, wenn sie sich auf ihr kritisches Potenzial besinnt.

Bibliothek der Psychoanalyse
Herausgegeben von Hans-Jürgen Wirth

Chris Jaenicke

Das Risiko der Verbundenheit

Intersubjektivitätstheorie in der Praxis

Mit einem Vorwort von Robert D. Stolorow

Aus dem Englischen von Elisabeth Vorspohl

Psychosozial-Verlag

Bibliografische Information der Deutschen Nationalbibliothek
Die Deutsche Nationalbibliothek verzeichnet diese Publikation in der Deutschen Nationalbibliografie; detaillierte bibliografische Daten sind im Internet über http://dnb.d-nb.de abrufbar.

Unveränderte Neuauflage der Ausgabe von 2006
(Stuttgart, Klett-Cotta: Leben lernen 195)

E-Mail: info@psychosozial-verlag.de
www.psychosozial-verlag.de

Umschlagabbildung: Edvard Munch, *Allee im Schneegestöber*, 1906
Umschlaggestaltung nach Entwürfen von Hanspeter Ludwig, Wetzlar
ISBN 978-3-8379-3095-5

Inhalt

»O.k., I will walk the line for you,
but don't forget, the line walks you,
and us, too«

C. J.

Vorwort

Robert D. Stolorow

Besser als jedes andere mir bekannte Buch über die therapeutische Praxis illustriert Chris Jaenickes Werk »Das Risiko der Verbundenheit«, wie ein Analytiker das, was ihm die eigene psychoanalytische Theorie vorgibt, praktiziert. Jaenickes psychoanalytische Theorie ist die intersubjektive Systemtheorie, das heißt ein Bezugsrahmen, der die tiefe emotionale Verbundenheit, die sich im therapeutischen Prozess zwischen zwei Menschen entwickelt, und die durch sie ermöglichten Einsichten ins Zentrum der analytischen Untersuchung des Feldes rückt, das durch die interagierenden emotionalen Welten beider Beteiligter gebildet wird. In dieser theoretischen Perspektive konstituieren Verstehen und emotionales Engagement ein unauflösliches kontextuelles Ganzes. Zu praktizieren, was die Theorie vorgibt, setzt deshalb voraus, dass beide Beteiligte das »Risiko der Verbundenheit« eingehen. Dies ist der rote Faden, der sich durch alle Kapitel von Jaenickes Buch zieht.

Scharfsinnig deckt Jaenicke die Mythen auf, mit denen Analytiker ihr Ausweichen vor der Gefahr eines tiefen emotionalen Engagements in der Vergangenheit gerechtfertigt haben. Da wären zum Beispiel der Mythos von dem neutralen und objektiven Analytiker und der damit direkt zusammenhängende Mythos der unkontaminierten Übertragung. Solche Mythen, allesamt Varianten jener Doktrin vom isolierten menschlichen Geist, die die Psychoanalyse von Descartes übernommen hat, können den Analytiker vor dem Gewahrsein seiner eigenen tiefen Beteiligung an *jedem* Aspekt des therapeutischen Prozesses schützen. Demgegenüber empfiehlt Jaenicke die empathisch-introspektive Erforschung des gesamten intersubjektiven Systems, die er mit ausführlichem Fallmaterial illustriert.

Jaenicke zeigt, dass es das eigentliche Ziel einer intersubjektiven, kontextualistischen Perspektive in der Psychoanalyse ist, den Affekt, das heißt das subjektive emotionale Erleben, in den Mittelpunkt der psychoanalytischen Theorie und Praxis zu stellen. Weil das emotionale Erleben des Menschen von Geburt an in intersubjektive Kontexte eingebettet ist, kontextualisiert die Betonung des motivationalen Primats der Affekte ausnahmslos sämtliche Aspekte der psychoanalytischen Theorie und Praxis. Jaenickes klinische Beispiele demonstrieren, dass die Kontextualität emotionaler Erfahrung nirgendwo deutlicher zutage tritt als im psychischen Trauma, das als überwältigender, unerträglicher Affekt erlebt wird.

Jaenicke stellt überzeugend dar, dass die Annahme einer intersubjektiven Perspektive auch das Verständnis der Übertragung, des mutmaßlichen Dreh- und Angelpunkts der psychoanalytischen Methode, radikal verändert. Unter intersubjektivem Blickwinkel wird die Übertragung als ein Erleben verstanden, das durch die psychische Welt des Patienten und durch Aktivitäten des Analytikers, die wiederum Manifestationen seiner eigenen psychischen Welt sind, ko-determiniert ist. Indem sich Patient und Analytiker emotional aufeinander einlassen, konstituieren sie gemeinsam ein dynamisches psychisches Feld. Die genaue Beobachtung, das Verstehen und die deutende Abklärung der Schicksale dieses intersubjektiven Systems bilden, wie der Autor zeigt, die eigentliche Essenz der psychoanalytischen Arbeit. Jaenickes Buch wird dem Kliniker, der vor den mit solcher Arbeit zwangsläufig einhergehenden Risiken der emotionalen Verbundenheit nicht zurückschreckt, sondern sich der Herausforderung stellt, eine große Hilfe sein.

Santa Monica, April 2006

1. Kapitel

Psychoanalytische Mythen

»Übertragung und Gegenübertragung bilden zusammen ein intersubjektives System der wechselseitigen Beeinflussung.
Neutrale Analytiker, reine Deutungen, unkontaminierte Übertragungen – keine dieser mythischen Wesenheiten hat innerhalb eines solchen Systems Bestand«

Orange, Atwood, Stolorow

»Der analysierbare Patient ist der Patient, bei dem sich der Analytiker die Illusion der Neutralität bewahren kann.« *Merton Gill*

Einleitung

Vor 25 Jahren habe ich meinem Lehranalytiker einen Vorschlag gemacht: Ich bat ihn, unseren therapeutischen Prozess als Kartenspiel zu betrachten, genauer, als »52 card pick-up«. Bei diesem Spiel werden sämtliche Karten in die Luft geworfen und dann eingesammelt und so, wie sie kommen, ausgespielt. Mein Lehranalytiker war konsterniert und antwortete lediglich, dass ihm eine solche Vorstellung unmöglich sei. Hinter meinem Vorschlag steckte, wie ich mich erinnere, der Wunsch, ihm auf eine neue und für uns beide unvorhersehbare Weise zu begegnen. Ich fühlte mich getrieben von einer tiefen Sehnsucht, aus meinem Gefängnis der inneren Isolation auszubrechen, und einem diffusen Wunsch nach einer emotionalen Verfügbarkeit meines Analytikers, die ich bislang nicht kennen gelernt hatte. Seine Ablehnung veranlasste mich zu umso nachdrücklicheren Anstrengungen, Kontakt zu ihm zu finden und von ihm auf eine Weise gesehen zu werden, die existenziell wichtig für mich war. Meine gesamte Analyse schien auf eine einzige Frage hinauszulaufen: Mit dem Gefühl, gerade von einer Klippe gesprungen zu sein, fragte ich ihn, ob er die gleichen Gefühle für mich empfinde wie ich für ihn. Seine orakelhaft-analytische Antwort lautete, dass mir die Antwort bereits bekannt sei. Ich gab mich damit nicht zufrieden, sondern ging noch einen Schritt weiter und fragte ihn ganz direkt, ob er mich liebe. Ich habe seine Antwort nicht mehr in Erinnerung – »ja« lautete sie jedenfalls nicht. Gleichwohl ließ er mich spüren, dass ihn die Frage an sich berührt hatte. Es war, als öffnete er ein Fenster zu seinem eigenen Innern. Was ich erblickte, war etwas Rohes und Authentisches, eine Mischung aus Verletzbarkeit, Hilflosigkeit, Unbehagen und Irritation, weil ich ihm so zugesetzt hatte. Mir genügte dies. Eine Kluft zwischen meinem inneren Selbsterleben und ihm hatte sich geschlossen.

Dieses Buch ist zwei zentralen Themen gewidmet: Dem Risiko, das die Verbundenheit für den Patienten und für den Therapeuten bedeutet, und der klinischen Anwendung der intersubjektiven Systemtheorie. Ich hoffe, zeigen zu können, dass beide Themen miteinander zusammenhängen. Merton Gill (1983) schrieb, dass »der analysierbare Patient ein Patient [sei], bei dem der Analytiker sich die Illusion der Neutralität bewahren« könne (S. 213). In einem »Jenseits der Technik« überschriebenen Kapitel zitieren Orange, Atwood und Stolorow ([1997] 2001) Ferenczi als einen wichtigen Vorläufer ihrer Intersubjektivitätstheorie, weil er »anerkannte, dass die Psychoanalyse eine intime menschliche Praxis konstituiert« (S. 48). Allgemein formuliert, besagt die These der Intersubjektivitätstheorie, dass »die Psychoanalyse Phänomene zu erhellen versucht, die in einem spezifischen psychologischen Feld auftauchen, das durch die Überschneidung von zwei Subjektivitäten konstituiert wird – der des Patienten und der des Analytikers. In dieser Konzeptualisierung wird die Psychoanalyse nicht als Wissenschaft vom Intrapsychischen verstanden, die sich auf Ereignisse konzentriert, die mutmaßlich innerhalb eines isolierten psychisches Apparates stattfinden […] Vielmehr wird Psychoanalyse hier als Wissenschaft vom *Intersubjektiven* verstanden, die sich auf das Zusammenspiel zwischen den unterschiedlich organisierten subjektiven Welten des Beobachters und des Beobachteten konzentriert […] Die Psychoanalyse ist insofern einzigartig unter den Wissenschaften, als der Beobachter gleichzeitig auch der Beobachtete ist« (Atwood und Stolorow, 1983, S. 41 f.).

Wenn der Beobachter gleichzeitig der Beobachtete ist, fällt der »Cordon sanitaire« (Brandchaft, 1993) um den Therapeuten herum weg. Das Risiko, das die Verbundenheit für den Therapeuten mit sich bringt, erhöht sich dadurch gewaltig, denn seine neue Position macht ihn wesentlich verwundbarer. Therapeuten waren den stürmischen Gefühlen ihrer Patienten zu allen Zeiten ausgesetzt. Wenn man aber Pathologie nicht länger allein im Patienten lokalisiert, sondern dessen Affektzustände als untrennbaren Teil des psychoanalytischen Feldes betrachtet, das untersucht wird – eines Feldes, das nicht nur durch die Reaktionen des Therapeuten und ihre Auswirkungen auf den Patienten, sondern durch die gesamte Persönlichkeit des Analytikers mitbestimmt wird –, dann beginnen wir zu verstehen, welche Risiken die Verbundenheit für beide Beteiligte mit sich bringt und weshalb das Bedürfnis auftauchen kann, defensiv zu reagieren: Der Patient wehrt die Verbindung ab, indem er im Therapeuten den distanzierten Professionellen sieht, und dieser wiederum distanziert sich, indem er den Patienten als pathologisch betrachtet.

Ich habe die klinische Vignette aus meiner Lehranalyse nicht geschildert, um Einblick in meine eigene Psyche zu geben (auch wenn sie zweifellos entsprechende Rückschlüsse zulässt), sondern vielmehr, um drei Hauptthesen dieses Buches zu exemplifizieren. Die erste lautet, dass sich das Risiko der Verbundenheit unter einem intersubjektiven Blickwinkel als inhärenter und notwendiger Bestandteil der therapeutischen Behandlung erweist, weil die wechselseitige Regulierung aus intersubjektivistischer Sicht ein Sine qua non des therapeutischen Prozesses bildet. Die zweite These besagt, dass die Wahl der psychoanalytischen oder therapeutischen Schule, der sich ein Kliniker zugehörig fühlt, aufs engste mit seiner Subjektivität zusammenhängt, so wie alle Theorien in der Subjektivität des Theoretikers gründen (Atwood und Stolorow, 1979). Und drittens ist es in der Behandlung nicht nur unmöglich, der eigenen Subjektivität zu entkommen; sie stellt vielmehr die Grundlage unserer Arbeit dar.

Der Mythos des isolierten Geistes

Um dem Leser die Orientierung in der Welt der Intersubjektivität vor diesem Hintergrund zu erleichtern, möchte ich im Folgenden die wichtigsten Grundsätze der intersubjektiven Lebensphilosophie erläutern. Bildlich gesprochen, hängt alles an einem Faden. Alles ist interdependent, unser Wohlgefühl ebenso wie unser Unbehagen, so dass uns potenziell alles zur Erlösung wie auch zum Verderben gereichen kann. Wir sind potenziell gefährdet. Die zwei Seiten der Medaille der Intersubjektivität heißen Verbundenheit und Unverbundenheit – mit uns selbst, miteinander und mit der Welt. Da wir gleichzeitig immer Teil eines intersubjektiven Feldes sind, ist die Verbundenheit ebenso wie die Unverbundenheit eine Funktion der Felder, in denen wir uns bewegen, der Felder, aus denen unsere Beziehungen hervorgegangen sind und derer, die wir möglicherweise erwarten. Weil wir die menschliche Existenz in einer vollständigen Abhängigkeit von unserer Fähigkeit sehen, mit unserer eigenen Subjektivität, mit der Umwelt, mit der Natur und mit anderen in Verbindung zu treten, gibt es einen Teil in uns, der angesicht dieser umfassenden Verwundbarkeit die uns innewohnende Todesangst mobilisiert. Wir wissen, dass wir sterben werden, wir haben Angst, von anderen enttäuscht und im Stich gelassen zu werden, und wir wissen sogar, dass selbst unsere Wahrnehmung der Realität und der Permanenz der Welt das Produkt unserer Einbettung ist. Dies veranlasste Orange et al., von der *unerträglichen Einbettung des Seins* zu sprechen (Orange, Atwood und Stolorow ([1997] 2001, S. 64). Subjektiv kann die Verleugnung oder der Verlust unseres Bewusstseins der Einbettung zur Auflösung unseres Selbstgefühls oder unseres Gefühls einer existierenden Realität führen. Die Idee, dass eine objektive Realität getrennt von unserer subjektiven Erfahrung existiert, ist lediglich eine Variante der Illusion, dass wir ohne all das, was uns am Leben erhält, existieren könnten. Um uns gegen diese existenzielle Verletzlichkeit zu wehren, haben wir den Mythos eines isolierten Geistes geschaffen. Dieser Mythos hat die gesamte westliche industrielle Kultur und Gesellschaft geprägt. Wir betrachten ihn als eine Form defensiver Grandiosität, die uns vor dem Sturz in den Abgrund unserer Verwundbarkeit bewahren soll.

In der Psychoanalyse hat diese defensive Grandiosität Theorien entstehen lassen, die um Verdinglichungen mentaler Prozesse kreisen, die sich im Individuum vollziehen sollen. Die freudianische Theorie stützt sich auf einen von endogenen Trieben gesteuerten psychischen Apparat, die Ich-Psychologie auf ein autonomes selbstregulierendes Ich und die Selbstpsychologie auf eine reifizierte Version eines Selbst mit einem vorprogrammierten Handlungsplan. Stolorow und Atwood (1992) haben argumentiert, dass »dieses dominierende verdinglichte Bild der isolierten Psyche […] eine Form defensiver Grandiosität darstellt: Es verleugnet die ungeheure Verletzlichkeit, die dem Wissen um die Einbettung aller menschlichen Erfahrung in konstitutive Beziehungssysteme inhärent ist« (zit. nach Orange, Atwood und Stolorow [1997] 2001, S. 64). Der zentrale Mythos von der isolierten Psyche hat eine Reihe weiterer Mythen hervorgebracht: den Mythos von der Neutralität und, eng damit verbunden, die Konzepte der Neutralität als Abstinenz, als Anonymität oder als analytische Haltung, die sich vom Es, Ich und Über-Ich gleichermaßen weit entfernt positioniert, um eine Art Unparteilichkeit des Analytikers zu gewährleisten, während die Selbstpsychologie die analytische Neutralität mit Empathie gleichsetzt. Weitere Nebenprodukte waren der Mythos von der Deutung ohne Suggestion, der Mythos von der unkontaminierten Übertragung und der Mythos von der Objektivität – sie alle wurden ins mythische Fundament der traditionellen analytischen Haltung eingebaut. Von zentralem Stellenwert ist in diesem Kapitel der Mythos, dass der Therapeut nicht mit seiner ganzen Persönlichkeit einbezogen sei in den Behandlungsprozess und in jenen Bereich, der unserer Ansicht nach den Gegenstand der psychoanalytischen Untersuchung darstellt: das intersubjektive Feld der therapeutischen Dyade, das selbst wiederum in eine Vielzahl intersubjektiver Welten eingebettet ist.

Der Mythos der Neutralität

»Das Ideal des neutralen und objektiven, undurchschaubaren und weisen Analytikers ist ein ebensolches Bild [der isolierten Psyche]. Es erkennt nicht an, dass das emotionale Engagement, das im Analytiker geweckt wird, einen tiefen persönlichen Einfluss ausübt, und verleugnet, dass der Analytiker mit seiner eigenen psychischen Organisation auf vielerlei Weise in all die Phänomene einbezogen ist, die er beobachtet und zu behandeln versucht. Um auf die defensive Unantastbarkeit und Allwissenheit der neutralen Haltung zu verzichten, müssen Analytiker bereit sein, die tiefen Gefühle der Verletzlichkeit und ängstlichen Ungewissheit zu ertragen, die mit dem Eintauchen in einen tiefen analytischen Prozess unweigerlich verbunden sind. Der Analytiker, der sich von metapsychologischen und epistemologischen Absolutheitsansprüchen und von der Sicherheit der standardisierten Technik lossagt, setzt sich zwangsläufig der ›cartesianischen Angst‹[1] (Bernstein, 1983) aus –

[1] »Ein herausragendes Merkmal cartesianischen Denkens ist die berüchtigte Subjekt-Objekt-Spaltung. Die cartesianische Ontologie behauptet, das das Objekt real sei (unabhängig von jedem Erkennenden existiere), das Subjekt (cogito ergo sum) aber in einem noch grundsätzlicheren Sinn real sei, weil es selbstevident gewusst ist« (Stolorow, Atwood und Orange, 2001, S. 23).

der ›panischen Angst vor strukturlosem Chaos‹« (Stolorow, Atwood und Brandchaft, 1994, Epilog; zit. nach Orange, Atwood und Stolorow [1997] 2001, S. 64 f.) Der Mythos von der Objektivität verleugnet die Unteilbarkeit von Beobachter und Beobachtetem in der Psychoanalyse sowie die Tatsache, dass analytische Wahrheit ko-konstruiert wird.

Unter einem intersubjektivistischen Blickwinkel erfüllt der Mythos vom isolierten Geist die Funktion, ein tiefes Gefühl des Alleinseins zu verdecken, das so fest verwurzelt ist, dass wir es kaum bemerken. Stattdessen wird es ebenso als Gegebenheit hingenommen wie das Gefühl, dass wir unser Leben letztlich selbst meistern müssen. Erneut stellt sich die Frage, welche Funktion diese objektivistische Epistemologie, die die Psyche in Isolation sieht, »radikal abgetrennt von einer äußeren Realität, die sie entweder zutreffend erfasst oder aber entstellt wahrnimmt« (Orange, Stolorow, Atwood [1997] 2001, S. 64), erfüllt. Wir halten das Bild eines Geistes, der auf eine äußere Welt blickt wie ein Ritter durch die Schlitze seines Visiers, für ein Heldenbild oder einen Mythos. Diese Loslösung von allem, was Leben erhält, bedeutet zugleich, dass es heroische Anstrengungen erfordert, das Leben zu bewältigen. In einer Psychoanalyse, die dieser Theorie anhängt, ist es folglich die heroische Aufgabe des zum Ritter geschlagenen Therapeuten, pathologische Prozesse, die die alleinige Angelegenheit des individuellen Patienten sind, zu beurteilen und zu korrigieren. Was macht diese radikale Trennung, diese heroische Sicht, notwendig? Abgesehen von der defensiven Funktion, der Abwehr von Gefühlen der Verwundbarkeit, fühlen wir uns als Therapeuten meiner Ansicht nach ähnlich – wenn auch nicht zwangsläufig auf derselben strukturellen Ebene – bedroht wie unsere Patienten, wenn wir berührt und verändert werden. Aber es geht um mehr: Wenn Therapeut und Patient, Beobachter und Beobachteter, eine unteilbare Einheit bilden, weil sie einander wechselseitig regulieren, dann können wir den Feldern, in denen wir uns bewegen, nicht entrinnen. Dies bedeutet keineswegs, dass wir uns unseren Patienten zwangsläufig besonders nahe (oder fern) fühlen, aber es schließt die Flucht in die neutrale Haltung aus: Des hohen Sockels unseres neutralen Beobachtungspostens beraubt, von dem aus wir die entstellten Übertragungen unserer Patienten begutachten, werden wir die wechselseitige Beeinflussung des analytischen Austauschs mitunter als Gefühl der Verlorenheit, Desorientierung und Furcht erleben. Die Wasser unserer analytischen Arbeit können so tief werden, dass der Grund unter unseren Füßen und das Ufer nicht mehr zu sehen sind. In meinen Behandlungen und in meiner Arbeit mit Supervisanden habe ich festgestellt, dass es notwendig und hilfreich ist, das Gefühl der Bedrohung, das mitunter auftauchen kann, tatsächlich anzuerkennen. Gleichzeitig gibt es einen natürlichen Widerstand, sich solche Grenzen einzugestehen, weil sie unsere Arbeit und unsere Fähigkeit, auf unsere Patienten einzugehen, in Frage zu stellen scheinen. Analytiker sind »vor allem dann geneigt [...], Neutralitätsansprüche geltend zu machen, wenn die Übertragungszuschreibungen ihrer Patienten bedeutsame Aspekte ihres eigenen Selbstgefühls bedrohen« (Orange, Atwood und Stolorow [1997] 2001, S. 56).

Schwaber (1983) hat dies folgendermaßen formuliert: »Ich spürte in mir einen bestimmten Widerstand, auf diese Weise erlebt zu werden und eine zentrale Rolle im Erleben eines Anderen zu spielen, während ich mich doch gleichzeitig so ganz anders fühlte [...] einen Widerstand anzuerkennen, dass die Wahrheit, die wir über uns selbst zu kennen glauben, nicht ›realer‹ (wenngleich auch nicht weniger real) ist als die Sicht, die der Patient von uns hat – dass alles, was wir über uns selbst ›wissen‹ können, unsere eigene psychische Realität ist« (S. 389). Darauf ließe sich entgegnen: »Wenn du die Hitze nicht aushältst, darfst du nicht in die Küche gehen.« Oder zeugt ein solches Verständnis unserer Arbeit gar von einer gewissen Dramatisierung? Demgegenüber mache ich geltend, dass es ein auf dem mächtigen Mythos von der Unbesiegbarkeit des isolierten Geistes beruhendes kollektives Tabu ist, öffentlich über Gefühle der Schwäche im Zusammenhang mit unserer Arbeit zu diskutieren.

Kommen wir noch einmal auf mein Erlebnis mit meinem Lehranalytiker zurück. Ich betrachte es als Beispiel für die Hitze, die sich in der analytischen Küche entwickeln kann, und möchte eine Reihe möglicher Reaktionen des Analytikers phantasieren. Meine intensive idealisierende Übertragung auszuhalten, gehörte zweifellos zu den Aufgaben, die sozusagen das tägliche Brot des Analytikers sind: Er musste es mir durch seine Präsenz ermöglichen, meine innere Welt zu entfalten. Ob meines Anspruchs aber, eine derart zentrale Rolle in seinem Leben zu spielen oder spielen zu wollen, mag ihm durchaus mulmig geworden sein. Vielleicht erlebte er meine Frage, ob er mich liebe, als Verletzung seiner persönlichen Grenzen, vielleicht aktivierte sie in ihm auch problematische

Aspekte. Ich selbst habe seine Ruhe als Wiederholung meiner früheren Erfahrung erlebt, ignoriert zu werden. Am Ende zählte weder die subjektive Wahrheit meines Bedürfnisses, liebenswert zu sein, noch sein Bedürfnis, an seiner Abgegrenztheit und Authentizität festzuhalten. Vielmehr gelangten wir zu einer Wahrheit über unser spezifisches intersubjektives Feld. Damit dies geschehen konnte, mussten beide bereit sein, sich vom Prozess der wechselseitigen Regulation berühren zu lassen. In diesem Sinn haben wir tatsächlich 52-card pick-up gespielt. Die Kartenspielmetapher kann als ein Versuch verstanden werden, aus der starren Form des monadischen Geistes auszubrechen.

Bevor ich meine Diskussion des Mythos von der isolierten Psyche und jener psychoanalytischen Konzepte fortsetze, die mit dem Thema des Ausschlusses der Subjektivität des Analytikers aus dem therapeutischen Prozess zusammenhängen, ist ein Missverständnis zu klären, das in Bezug auf die Intersubjektivitätstheorie immer wieder auftaucht. Dieses Missverständnis beruht auf der Angst vor einer *Anarchie* in der analytischen Beziehung (Stolorow, Atwood, Brandchaft, 1994, S. 208). Hier wird die Parität, die den Welten von Patient und Analytiker auf der Ebene der wechselseitigen Regulation ebenso zugeschrieben wird wie »auf der Ebene der abstrakten Konzeptualisierung der therapeutischen Dyade, fälschlich im Sinne einer *Symmetrie* jener Beziehung auf der Ebene der konkreten klinischen Praxis interpretiert« (S. 209). Das zentrale Konzept interagierender subjektiver Welten wird als Verzicht auf die Unterscheidung zwischen Patient und Analytiker missverstanden. Die Tatsache, dass die Subjektivität des Analytikers an jedem unserer Versuche beteiligt ist, den Patienten zu verstehen, gab sogar Anlass zu der Frage, um wessen Analyse es eigentlich gehe. Stellen wir klar: Im Einklang mit Arons (1996) Auffassung nimmt die Intersubjektivitätstheorie an, dass der Analytiker »ein Ko-teilnehmer an einem gemeinsamen, wenn auch *asymmetrischen Projekt* ist« (S. 258). Dies bedeutet aber keineswegs, dass die Rolle des Patienten und die des Analytikers nicht eindeutig geklärt sei; ebenso wenig bedeutet es, dass der Analytiker aus seiner Verantwortung für den Prozess und für die Behandlungsbedingungen entlassen sei. Das Bild einer analytischen Interaktion als 52-card pick-up berührt das Konzept der Gemeinsamkeit des Versuchs, den Austausch zu verstehen; es besagt nicht, dass der Analytiker seiner Aufgabe enthoben sei, sich konsequent auf die Entfaltung, Erhellung,

Deutung und Transformation der subjektiven Welt des Patienten zu konzentrieren. Die Tatsache, dass ein solches intersubjektives Verstehen der analytischen Beziehung von Analytikern als Anarchie *erlebt* werden kann, hat mehr mit Ängsten zu tun, die sich entwickeln, wenn wir begreifen, dass wir uns hinter unserer Rolle nicht mehr verstecken können, und den Einfluss anerkennen, den wir selbst auf unsere Patienten ausüben und umgekehrt; die intersubjektive Sichtweise bedeutet nicht, dass wir unsere Rolle aufgeben sollten oder Gefahr laufen, sie zu verlieren. Stellen wir uns einmal vor, dass sich der Analytiker oder Therapeut tagtäglich in sieben oder acht intersubjektive Felder hinein begibt. In jedem Feld muss er sich anpassen und assimilieren, je nach den Erfordernissen, mit denen ihn der individuelle Patient und das spezifische Feld konfrontieren. Aus diesem Grund spreche ich von dem Risiko der Verbundenheit, das unser Beruf mit sich bringt. Martin Bergmann hat einmal gesagt, dass er immer ein wenig Angst empfunden habe, wenn er seine Patienten im Wartezimmer abholte. Dies erinnert an den Blues, in dem es heißt: »Wenn du keine Angst hast, liegst du falsch.« Der Therapeut, der sich ins intersubjektive Feld hineinbegibt, muss bereit sein, mannigfaltige intensive Gefühle seiner Patienten – oder die Dissoziation aller Affekte – auszuhalten, zu modulieren und sich auf sie einzustimmen. Dies wiederum kann auch bedeuten, dass er sich Sitzung für Sitzung als Empfänger des Misstrauens seines Patienten zur Verfügung stellt, monate- oder gar jahrelang dessen Zweifel an der Möglichkeit positiver Veränderungen in sich aufnimmt, lange Zeiträume erträgt, in denen er nicht versteht, was in der Behandlung geschieht, aber *Gestalten* offen lassen muss, bis schließlich ein Verstehen zwischen den Beteiligten auftaucht, das zum Beispiel Wut oder Idealisierung und die Liebe des Patienten zulässt. Dies stellt hohe Anforderungen an die emotionale Verfügbarkeit des Analytikers (Orange, 1995), und er muss sich zudem seiner schwankenden Verfügbarkeit bewusst bleiben und anerkennen, dass er fehlbar ist: Dass er mindestens ebensoviel, wie er versteht, nicht versteht und dass Verstehen eine Aufgabe ist, die ein gewisses Maß an Flexibilität verlangt und bisweilen unser eigenes Bedürfnis, unsere subjektive Organisation aufrechtzuerhalten, auf eine harte Probe stellt. Mit anderen Worten: Wir müssen auch unsere eigenen Affekte ertragen und modulieren und uns auf sie einstimmen, während wir gleichzeitig ihren Einfluss auf den Patienten einzuschätzen versuchen. Vielleicht können wir die Ursprünge und die Notwendigkeit der Konzepte der isolierten Psyche und der Neutralität verstehen, wenn es uns besser gelingt, den zentralen Stellenwert anzuerkennen, den die Affektivität für uns selbst und die psychotherapeutische Behandlung besitzt. Vielleicht erklärt dies einen blinden Fleck der Psychoanalyse: dic Annahmc nämlich, dass wir an tief greifenden Transformationsprozessen beteiligt sein könnten, ohne selbst transformiert zu werden. Es zuzulassen, emotional berührt zu werden und zu berühren, ist wahrscheinlich ebenso häufig verstörend wie vitalisierend. Wir versuchen ständig, emotionale Berührungen zu vermeiden oder herbeizuführen, indem wir uns selbst verbergen oder uns offenbaren.

In ihrem ersten Buch, *Faces in the Cloud*, haben Atwood und Stolorow (1979) anhand von vier psychobiographischen Fallstudien über bedeutende Theoretiker der Psychoanalyse (Freud, Jung, Reich und Rank) demonstriert, dass deren subjektive Welt aufs engste mit ihren zentralen »metapsychologischen Konzeptionen und Hypothesen über die menschliche Natur« (S. 5) zusammenhing und infolgedessen der Allgemeingültigkeit ihrer theoretischen Konstrukte Grenzen setzte. Daher gelangten Atwood und Stolorow zu dem Schluss, dass eine Theorie der Subjektivität an sich vonnöten sei. Aus dieser Erkenntnis ging schließlich die Intersubjektivitätstheorie hervor. Ein Hauptpunkt war, dass es weder möglich noch notwendig sei zu versuchen, die Subjektivität des Analytikers aus dem psychoanalytischen Prozess zu verbannen, im Gegenteil: Notwendig war eine Theorie, die dem Einfluss, den die Subjektivität des Therapeuten zwangsläufig und unvermeidlich ausübt, Rechnung trägt. Unter diesem Blickwinkel betrachtet, ist es faszinierend, den subjektiven Charakter einiger der zentralsten Kernkonzepte der Psychoanalyse zu untersuchen, die allesamt darauf angelegt zu sein scheinen, den intersubjektiven Faktor zu eliminieren. Die folgende Darstellung des Neutralitätskonzepts stützt sich weitgehend auf die Erörterung von Orange, Atwood und Stolorow (1997), die von zentraler Bedeutung ist, wenn man verstehen will, wie und wo sich die traditionelle analytische Haltung von der intersubjektiven Haltung unterscheidet.

Der Mythos der Neutralität als Abstinenz

Beginnen wir mit dem Verständnis der Neutralität als Abstinenz und Freuds (1915a) Diktum, dass der therapeutische Prozess in Abstinenz erfolgen solle – ein Grundsatz, den er selbst, wie hinreichend bekannt, keineswegs immer befolgte. Gleichwohl hat dieses Diktum Generationen analytischer Ausbildungskandidaten erfolgreich terrorisiert. Ein Kandidat sagte einmal: »Während unserer ganzen Ausbildung hing das Damoklesschwert der Neutralität über unseren Köpfen.« Letztlich ging es Freud darum, dem Patienten die Triebbefriedigung zu versagen, um verdrängten Triebwünschen den Weg ins Bewusstsein zu bahnen. Andernfalls nämlich, so seine Überlegung, würden sie von Therapeut und Patient agiert, was ihre Symbolisierung unmöglich mache, so dass die genetischen Ursprünge nicht untersucht werden könnten und der Patient keine Gelegenheit erhielte, infantile Wünsche zu sublimieren oder aufzugeben. Wahrscheinlich ließ sich Freud auch von den zeitgenössischen Kritikern der Psychoanalyse beeindrucken, die Ungehörigkeiten auf der Couch befürchteten. Aber man kann die Abstinenz kaum als neutral betrachten, denn ihr liegen spezifische Grundannahmen über »die menschliche Natur, über Motivation, Reife sowie psychische Krankheit und Gesundheit« zugrunde (Orange, Atwood und Stolorow [1997] 2001, S. 56). Mit anderen Worten: Das Konzept bringt, wie oben erwähnt, ein »tiefverwurzeltes Überzeugungssystem« (ebd.) zum Ausdruck und gründet in der Subjektivität des Theoretikers. Das Problem ist hierbei weniger die Theorie als solche, auch wenn unter entwicklungspsychologischem Blickwinkel einiges über die Entwicklungsbedürfnisse der Patienten und die ihnen angemessene Reaktion zu sagen wäre[2] – der Punkt ist schlicht, dass auch diese Theorie nicht frei von Subjektivität ist. Festzuhalten ist, dass jeder Therapeut intersubjektiv arbeiten kann, solange er nicht vergisst, dass seine Interventionen und sein Behandlungsansatz von seiner Subjektivität einschließlich der Theorie, an der er sich orientiert, geleitet werden, und solange er sorgfältig darauf achtet, wie der individuelle Patient auf theoriegestützte Interventionen reagiert. Dies ist nicht als Plädoyer für eine theoriefreie Behandlung zu verstehen. Eine solche wäre ebenso unmöglich wie der Versuch, die Subjektivität des Therapeuten aus seiner Praxis zu verbannen. Es bedeutet vielmehr, dass jede Theorie

[2] Dieser Punkt wird in dem Übertragungskapitel wieder aufgegriffen und erläutert.

subjektive Ursprünge hat, die ihrer Allgemeingültigkeit und Validität Grenzen setzen (Stolorow, Brandchaft und Atwood, 1987).

Der Patient erlebt die ständige Frustration seiner Bedürfnisse und Wünsche mitnichten als neutral. Sie kann ihn vielmehr wütend machen und Konflikte auslösen. Wenn der Therapeut solche Reaktionen dann als Teil der Pathologie deutet, fügt er der Verletzung noch eine Beleidigung hinzu: »Wie Stone (1961) und Gill (1984) zeigten, können sogenannte regressive Übertragungsneurosen[3], die von vielen Analytikern als das Sine qua non des analytischen Prozesses verstanden werden, in Wirklichkeit als iatrogene Reaktionen auf die wahllose Anwendung des Abstinenzgrundsatzes auftauchen« (Orange, Atwood und Stolorow [1997] 2001, S. 57). Es ist ja nicht die Abstinenz, sondern das Verstehen archaischer Gefühle und die Sicherheit, die in der Selbst-Selbstobjekt-Verbindung entsteht, die die Regression fördern. Insgesamt ersetzen wir das Konzept der Neutralität durch die Haltung der empathischen Forschung, die wiederum jede Form der Intervention bestimmen soll.

Eine weitere Dimension der analytischen Neutralität betrifft Freuds (1912e) Ratschlag, der Analytiker solle »undurchsichtig für den Analysierten sein und wie eine Spiegelplatte nichts anderes zeigen, als was ihm gezeigt wird« (S. 384). Dies ist ein weiterer Aspekt der Neutralität, der in der analytischen Ausbildung noch immer als wichtiges Merkmal der traditionellen analytischen Haltung herumgeistert. Er hängt mit der Vorstellung zusammen, dass Therapeuten ihre Persönlichkeit tatsächlich aus dem therapeutischen Dialog ausschließen können. In Wahrheit jedoch beeinflussen wir den Prozess mit jeder Faser unseres Seins, das unseren Patienten gegenüber verbal und nonverbal Ausdruck findet. Auch die Annahme, dass unsere Patienten nicht jedes Informationsbruchstück, das wir ihnen liefern, sammeln oder bewusst oder unbewusst aufnehmen, verleugnet den intersubjektiven Charakter des therapeutischen Austauschs. So hat uns beispielsweise die Säuglingsforschung gelehrt, wie zwei Menschen ihr Verhalten innerhalb von Sekundenbruchteilen wechselseitig beeinflussen. Als Therapeuten geben wir uns in der Art und Weise zu erkennen, wie wir unsere Praxis einrichten; wir offenbaren uns durch die Art, wie wir sprechen, durch unser Mienenspiel und durch jede einzelne Äußerung: »Alles, was der Analytiker tut

[3] Die Sichtweise der Intersubjektivitätstheorie zur Regression wird ebenfalls im Übertragungskapitel dargestellt.

oder sagt – insbesondere die Deutungen, die er anbietet –, ist ein Produkt seiner eigenen psychischen Organisation und verrät dem Patienten *zentrale Aspekte der Persönlichkeit des Analytikers*« (Orange, Atwood und Stolorow [1997] 2001, S. 57; Hervorhebung C. J.). Ein ökologisch denkender Patient fühlte sich einmal in seiner Fähigkeit, mich idealisieren zu können, bedroht, weil eine Cola-Dose auf meinem Tisch stand. Anderen Patienten kamen Bedenken, weil im Wartezimmer Hochglanzmagazine mit Geschichten über die Schicksale der Reichen und Berühmten lagen, während andere dies nicht für kulturell minderwertig hielten, sondern als Zeichen für meine Liberalität betrachteten.

An diesem Punkt ist es wichtig, zwischen Orange et al. ([1997] 2001) Konzept der Intersubjektivität und Sterns ([1985] 1992) Definition zu unterscheiden. So heißt es bei Orange, Atwood und Stolorow: »Die Intersubjektivitätstheorie versucht, das Auftauchen und die Modifizierung von Subjektivität zu beschreiben, und definiert *diese Prozesse als prinzipiell relationale Vorgänge*« (S. 12; Hervorhebung C. J.). Das heißt, im Unterschied zu Stern bezeichnen die Autoren mit dem Begriff »nicht primär [...] einen Entwicklungsschritt [...] eine Stufe und einen Prozess, in dem das Kind die Subjektivität der anderen Person zu erkennen beginnt und schließlich wahrnimmt, dass diese Subjektivität mit seiner eigenen in Verbindung steht und auf sie reagiert« (S. 12). Anders formuliert: Wir müssen unterscheiden zwischen der Fähigkeit des Patienten, uns in unserer Subjektivität anzuerkennen, und der Tatsache, dass unsere Subjektivität gleichwohl immer in den Reaktionen der Patienten auf uns impliziert sein wird. Ein Beispiel ist etwa der Patient, der nicht wahrnimmt, dass seine Therapeutin schwanger ist. An anderer Stelle haben Milch und ich festgehalten: »Die Aufgabe des Analytikers besteht nicht darin, einen Kampf à la Don Quichotte gegen seine eigene Subjektivität zu führen, sondern sie besteht in dem konzentrierten Bemühen zu verstehen, wie der Patient seine Subjektivität bzw. die analytische Beziehung bewusst und unbewusst verarbeitet hat« (Jaenicke und Milch, 2002, S. 262). Aus intersubjektiver Sicht spielen die Eindrücke, die unsere Patienten von uns haben, »als Kodeterminanten der Übertragungsentwicklung eine entscheidende Rolle« (Orange, Atwood und Stolorow [1997] 2001, S. 57). Das heißt, dass die irrtümliche Annahme des Therapeuten, seine Persönlichkeit aus dem therapeutischen Dialog heraushalten zu können, auch auf die Übertragung einen Einfluss ausüben wird, dem Rechnung zu tragen ist. Wiederum ist es genau das Gegenteil von Freuds Verständnis der Übertragung. Wir sind keine »Spiegelplatte«, sondern beeinflussen immer auch die Übertragung des Patienten.

Der Mythos der Neutralität als Objektivität

Ein weiteres Neutralitätskonzept stützt sich auf Anna Freuds (1936) Ansicht, dass die analytische Haltung den Analytiker »von Es, Ich und Über-Ich gleichmäßig distanziert« lokalisiere (S. 221). Diese Haltung war für sie identisch mit einer »klare[n] Objektivität« und »Unparteilichkeit des Analytikers« (ebd.). Ein solches Verständnis der Neutralität beruht, wie Orange et al. (1997) erläutern, auf dem dreiteiligen Modell der Psyche – »einem wertgeladenen theoretischen Glaubenssystem« (S. 58) –, das man unmöglich als unvoreingenommen oder neutral bezeichnen kann. Deutungen, die diesem Modell der Psyche folgen, müssen als Teil des Glaubenssystem des Analytikers gesehen werden; sie appellieren an den Patienten, sich diesen spezifischen Blickwinkel zu eigen zu machen, und sind daher Suggestionen. Das bedeutet nicht, dass unsere Deutungen frei von jeder Theorie sein sollten, im Gegenteil: Sie müssen als Teil der Subjektivität betrachtet werden, die wir dem Patienten anbieten, und müssen deshalb im Hinblick auf die Frage abgewogen werden, wie der Patient diesen Aspekt unserer Persönlichkeit organisiert. Dies gilt selbstverständlich auch für jene Therapeuten, deren Arbeit sich an der Intersubjektivitätstheorie orientiert. Der Einwand richtet sich abermals gegen das Konzept der Neutralität.

Auch die Selbstpsychologie macht, was den Mythos der Neutralität betrifft, keine Ausnahme. Kohut ([1977] 1981) definierte die analytische Neutralität als den »Widerhall [...], den man im Durchschnitt von Personen erwarten kann, die ihr Leben der Aufgabe gewidmet haben, anderen Menschen mit Einsichten zu helfen, die sie durch das empathische Eintauchen in deren inneres Leben erhielten« (S. 254). Auch diese Haltung wurzelt in einem theoretischen Überzeugungssystem, das allerdings besonderes Gewicht auf die emotionale Responsivität legt. Kohut (1980) hat erkannt, dass Patienten das konsequente empathische Eintauchen des Therapeuten in ihre subjektive Welt nicht als neutral erleben, sondern als eine Erfahrung, die ihr tiefes Bedürfnis, verstanden zu werden, befriedigt (Orange, Atwood und Stolorow [1997] 2001, S. 58). Der klinische *Effekt* der Empathie ist tatsächlich sehr häufig nicht hinreichend verstanden worden (deshalb werde ich ihn im nächsten Kapitel eingehender untersuchen). Dennoch glaubte Kohut (1980), dass Empathie »im Wesentlichen neutral und objektiv« (S. 483) sei – ein weiterer Ausdruck der Erwartung, dass der Therapeut in der Lage sei, den Patienten unter einem neutralen Blickwinkel wahrzunehmen und ihn durch ein »göttliches Auge«[4] zu sehen (Orange, 1995) statt durch die Linse seiner eigenen Subjektivität.

Der Mythos der Neutralität und die wechselseitige Regulierung

Mit dieser eingehenden Untersuchung des Neutralitätskonzepts und seiner klinischen Niederschläge wollte ich seinen zentralen Stellenwert für die traditionelle analytische Haltung illustrieren und zeigen, wo und wie die Intersubjektivitätstheorie sich vom herkömmlichen Verständnis unterscheidet. Dies könnte als Verzicht auf bestimmte Grundsätze verstanden werden, die für die Psychoanalyse von zentraler Bedeutung waren, oder gar als Ausdruck mangelnder Loyalität gegenüber Freud. Ich hoffe, diesen Zweifel in dem Maße zerstreuen zu können, in dem ich mich dem Gründer der Psychoanalyse, ähnlich wie Stephen Mitchell (1993) es formulierte, verpflichtet fühle: Freud hat in fast allen psychoanalytischen Themen das erste Wort, aber nicht das letzte. Ich habe nicht die Absicht, die Arbeit traditionell gesinnter Analytiker zu entwerten, sondern hoffe zeigen zu können, dass die Psychoanalyse eine lebendige Wissenschaft ist, die sich in einem Prozess ständigen Wandels befindet. Dieser Wandel hat es mit sich gebracht, dass bestimmte psychoanalytische Konzepte mittlerweile anachronistisch sind. Ich möchte zeigen, dass dem Patienten, dem Analytiker und dem therapeutischen Prozess überflüssige Grenzen gesetzt werden, wenn wir die Psychoanalyse nicht als eine Wissenschaft betrachten, die sich fortlaufend weiterentwickelt. Ein Problem besteht in diesem Zusammenhang darin, dass wir die Einführung neuer Ideen leicht als Angriff empfinden, weil wir selbst unsere Instrumente sind und weil unsere Subjektivität so eng mit unseren theoretischen Ansichten verwoben ist. Ein weiterer Grund dürfte die verständliche Leidenschaft sein, mit der Analytiker versuchen, ihre eigenen Theorien zu verteidigen, aufrechtzuerhalten und auch zu leben. In einem im November 2003 in der *Frankfurter Rundschau* erschienenen

[4] Der Blick durch das »göttliche Auge« (Putnam, 1990) hängt mit der Überzeugung zusammen, dass man in Bezug auf jedes beliebige Thema sämtliche Perspektiven besäße.

Artikel wiesen Martin Altmeyer und Helmut Thomä darauf hin, dass die Psychoanalyse einen Paradigmenwechsel hin zur Intersubjektivitätstheorie durchlaufen hat. Sie stellten fest, dass es vor allem für die analytische Community in Deutschland schwierig sei, darin eine Bereicherung der Psychoanalyse zu sehen (siehe auch: Altmeyer und Thomä, 2006). Was nun die Neutralität betrifft, so möchte ich empathisch zu verstehen versuchen, weshalb es uns solche Schwierigkeiten bereitet, dieses Konzept hinter uns zu lassen. Das Haupthindernis hängt meiner Meinung nach mit der Vorstellung der wechselseitigen Regulierung zusammen. Wechselseitige Regulierung ist ein Konzept, das durchaus einleuchtend erscheinen mag – mit ihm zu leben und zu arbeiten aber ist eine ganz andere Sache. Die Wehrmauern unserer monadischen Burgen können ungeheuer hoch sein. Bis heute suche ich in ihnen Zuflucht.

Wenn es stimmt, dass Theorien grundsätzlich auf Überzeugungssystemen beruhen, dann muss dies auch für die folgende Beschreibung der Conditio humana gelten, mit der ich meinen empathischen Erklärungsversuch einleiten möchte. In jedem Alter, auf jeder Stufe und in jeder Situation gehen wir ein Risiko ein, wenn wir uns einem anderen Menschen öffnen. Weil niemandem von uns Verletzungen erspart geblieben sind und weil wir das Risiko kennen, das damit verbunden ist, uns emotional berühren zu lassen, versuchen wir, diese Gefahr zu minimieren. Dabei vergessen wir den Preis, den es kostet, andere auszuschließen und sich – im Extremfall – zu isolieren. Der Mythos des isolierten Geistes ist die letzte Bastion, in die wir uns flüchten können, um uns vor Schmerz zu schützen. Der damit einhergehende Mythos von der Neutralität ist ein Paradebeispiel für den Versuch, an der Vorstellung festzuhalten, dass der menschliche Austausch *nicht* grundsätzlich wechselseitig sei. Um es mit Kohuts ([1984] 1987) Worten zu sagen:

»Der Mensch unserer Zeit ist der Mensch mit der gefährdeten Selbstkohärenz, der Mensch, der nach der Anwesenheit, dem Interesse, der Verfügbarkeit des die Selbstkohärenz zusammenhaltenden Selbstobjekts hungert. Gerade die Intensität dieses Bedürfnisses erklärt mittels eines Walls von sekundärem, stolzem Leugnen die Tatsache, dass er unsere Theorie, die Autonomie des Selbst sei nur relativ und im Prinzip könne ein Selbst niemals außerhalb einer Matrix von Selbstobjekten existieren, vielleicht als schwere narzisstische Kränkung erlebt.« (S. 98)

In der Vergangenheit hat die Psychoanalyse die Neutralität als den

Versuch des Analytikers ausgegeben, durch seine Anonymität, Objektivität, Abstinenz oder auch Empathie jede ungebührliche Einflussnahme zu vermeiden, um die sich entfaltende Übertragung des Patienten oder seine allgemeine Entwicklung nicht zu kontaminieren oder zu blockieren. Vielleicht aber hatte das Neutralitätskonzept noch einen weiteren, ebenfalls tabuisierten Beweggrund: Wenn der Analytiker anerkennt, dass reziproke Gemeinsamkeit tatsächlich bidirektional ist – das heißt, intersubjektivitätstheoretisch formuliert, wenn er die intersubjektiven Felder anerkennt, in denen wir leben und die den Charakter des analytischen Austauschs determinieren –, muss er es zulassen können, sich selbst weiterzuentwickeln, und dies weckt Angst vor den möglichen Konsequenzen.

Das Konzept der Neutralität scheint daher zwei Ziele zu verfolgen, die beide mit der Vermeidung der Gefahren zusammenhängen, die durch den gemeinsamen Kontakt drohen. Eine Gefahr, der sich auch Freud bewusst war (siehe zum Beispiel Freud, 1915a). Zum einen befreit es uns von der Verantwortung für den Einfluss, den wir auf unsere Patienten ausüben. Auf einer makroskopischen Ebene bedeutet die Tatsache, dass wir die Reaktionen des Patienten mitgestalten, dass die Pathologie nicht mehr ausschließlich in ihm lokalisiert ist, sondern – in ihrem Auftreten und Zurückgehen im therapeutischen Prozess – auch ein Produkt des intersubjektiven Feldes darstellt. Die Vorstellung, dass wir in der Pathologie unserer Patienten impliziert sind, berührt uns ähnlich tief wie die Erfahrung, einen psychisch schwer kranken Angehörigen zu haben. Auf einer mikroskopischen Ebene bedeutet es, dass alles, was wir sind und tun – insbesondere unsere Deutungen –, in die Reaktionen unserer Patienten eingeht. Dies lässt sich unschwer feststellen, indem man Stundenprotokolle genauer unter die Lupe nimmt. Die Reaktionen der Patienten auf unsere Interventionen zeigen gnadenlos, ob wir die Entfaltung ihrer inneren Welt gefördert, blockiert oder zum Entgleisen gebracht haben. Patienten haben insofern große Geduld mit uns, als sie oft einfach ignorieren, was wir gesagt haben, und mit ihrem Anliegen fortfahren. Aber ebenso oft können wir sehen, dass sie sich verpflichtet fühlen, sich uns anzupassen und uns in *unserer* Subjektivität zu bestärken, und sei es auch »nur« deshalb, um die Bindung, auf die sie angewiesen sind, nicht zu verlieren.

Durch diese Sichtweise wird nicht nur die Last der Verantwortung, die wir unseren Patienten gegenüber haben, beträchtlich erhöht; sie kann auch unser Selbstbild in Frage stellen und die Grundlagen unserer Subjektivität erschüttern. Wenn wir den mikroskopischen Einfluss akzeptieren, den wir auf Patienten ausüben, dann sind wir auf ständige Selbstreflexion angewiesen, um die Auswirkungen unserer subjektiven Ansichten oder, wie Gadamer (1960) es formuliert hat, unserer *Vorurteile* einschätzen zu können. Wir müssen bereit sein, von unserer Perspektive abzurücken, um den Patienten annähernd richtig verstehen zu können. Die Fähigkeit, sich den Mantel der Theorie nur leicht umzulegen (Orange, 1995) und den eigenen subjektiven Blickwinkel zu relativieren, um die analytische Wahrheit als emergente Funktion beider Subjektivitäten verstehen zu können, setzt eine psychische Beweglichkeit voraus, die potenziell destabilisierend sein kann, weil wir das Gefühl bekommen, den festen Halt zu verlieren. Der Versuch, konsequent die Perspektive des Anderen zu verstehen, kann so empfunden werden, als distanziere man sich von sich selbst. Ein Kollege hat dies einmal humorvoll so formuliert: »Ständig selbstpsychologisch zu arbeiten würde mich verrückt machen.« Unsere starke Identifizierung mit unserem professionellen Selbst – die auch die Leidenschaftlichkeit unserer theoretischen Auseinandersetzungen erklärt – verlangt, dass wir in unserer Arbeit fortwährend bereit sein müssen, uns selbst in Frage zu stellen. Im Laufe der Zeit lernen wir, mit offenen Fragen zu leben und im Dunkeln umherzutappen; dennoch kostet diese professionelle Ungewissheit ihren Preis, weil unsere Subjektivität immer mit im Spiel ist. Fassen wir das erste Ziel der Neutralität zusammen: *Um uns vor Gefühlen der Unzulänglichkeit und Unsicherheit gegenüber unseren Patienten zu schützen, verlangen wir von uns selbst Unerschütterlichkeit und Allwissenheit und kleiden dies in die Rüstung des heldenhaften Mythos von der isolierten Psyche. Neutralität dient der Verleugnung unseres subjektiven Einflusses auf den Patienten.*

Das zweite Ziel hängt damit zusammen, dass wir den Einfluss, den der Patient auf uns ausübt, verleugnen. Dies ist eine heikle Angelegenheit für Psychotherapeuten, da sie an etliche Tabus rührt, die bei genauerem Hinsehen ebenfalls die eigene Subjektivität betreffen. Searles (1965) war einer der ersten Analytiker, die den Mut hatten, über dieses Thema zu schreiben. In seinen *Collected Papers on Schizophrenia* berichtet er, welche Auswirkungen die sehr tiefe Arbeit mit psychotischen Patienten auf den Therapeuten haben kann (Searles, 1965). Er schreibt, dass er die Grundlagen seines Lebens in Frage gestellt sah: Seine professionellen Fähigkeiten nicht weniger als seine persönlichsten Beziehungen. Es klingt wie eine Binsenweisheit zu behaupten, dass unsere eigenen tiefsten Gefühle aktiviert werden, wenn wir uns als Resonanzkörper für die tiefsten Gefühle unserer Patienten zur Verfügung stellen. Nicht jeder Analytiker wird in der Lage sein, mit den Affekten jedes einzelnen Patienten mitzuschwingen. Tatsächlich beurteilen wir die Analysierbarkeit nicht auf der Basis der Pathologie eines Patienten, sondern vielmehr als intersubjektives Phänomen des »Zueinander-Passens« von Patient und Analytiker. Anders formuliert: Unsere Fähigkeit, jemanden zu behandeln, hängt vom Grad unserer emotionalen Verfügbarkeit für das jeweilige Individuum ab. Die scheinbare Fremdheit und Unabgegrenztheit, die in einer psychotischen Weltsicht enkodiert sind, können als allzu große Gefährdung unserer alltäglichen Überzeugungen oder unseres Subjektivitätsgefühls erlebt werden. Gleichwohl wird uns jeder tiefe psychotherapeutische Prozess mehr oder minder intensiv mit unseren tiefsten Affekten konfrontieren. Um dies noch einmal klar zu stellen: Ich sage nicht, dass man ein geschwächtes Selbstgefühl haben oder extrem bedürftig sein müsse, um mit archaischen Zuständen arbeiten zu können. Das wäre eine Romantisierung der entsetzlichen Leiden, die mit psychischen Erkrankungen verbunden sind. Ich sage, dass Bereiche, in denen wir selbst schwach und bedürftig sind, mit dem Patienten mitschwingen werden. Die Vorstellung, dass wir keine Bedürfnisse hätten oder vor Gesundheit strotzten, gehört ebenfalls zu den mythologischen Drachen, die es zu töten gilt. Wir sind von unseren Patienten nicht nur abhängig, weil sie unseren Lebensunterhalt sichern, sondern auch deshalb, weil sie unserem Leben eine Bedeutung geben – indem sie uns erlauben, ihnen zu helfen. Hier werden meiner Meinung nach durch unsere Arbeit zwei menschliche Grundbedürfnisse befriedigt oder frustriert: Unser Gefühl der Effektanz in der Welt und unser Gefühl, Bedeutung zu haben. Dies macht es schwierig, den Therapeuten als neutralen Teilnehmer zu beschreiben.

Die Definition des therapeutischen Prozesses als wechselseitiger, aber asymmetrischer Austausch bedeutet, dass wir es zulassen müssen, in tiefe Prozesse hineingezogen zu werden, während unsere ganze Aufmerksamkeit weiterhin dem Patienten gilt. Die Forderung, die volle Beteiligung unserer Subjektivität zuzulassen und anzuerkennen, sie aber gleichzeitig ständig zu reflektieren und sich von ihr zu distanzieren, mag paradox klingen. Dennoch müssen wir in der Lage sein, uns von unseren Patienten beeinflussen zu lassen. Dieser Einfluss muss jedoch so bewältigt werden, dass wir das therapeutische Projekt nicht aus dem Blick verlieren. Dies ist leichter gesagt als getan, wenn zum Beispiel Gefühle der Wut oder Liebe, Entwertungsgefühle, sexuelle Gefühle, Momente des Grenzverlustes, Gefährdungen unserer Kohärenz oder Gefühle tiefen professionellen Unvermögens auftauchen. Zu einem gewissen Grad müssen wir es zulassen, dass wir destabilisiert werden, um uns auf einer höheren Ebene reorganisieren zu können. Es ist nicht nur das System des Patienten, das destabilisiert wird, um sich auf einer integrativeren Systemebene neu zu organisieren.

Einerseits müssen wir auf der Hut sein, damit wir die Voraussetzung für die notwendige Aufrechterhaltung der Asymmetrie nicht mit einer irrigen Neutralitätsvorstellung verwechseln, die in Wirklichkeit eine Abwehr gegen das Sich-Einlassen auf den therapeutischen Prozess darstellt. Andererseits dürfen wir nicht vergessen, dass die Notwendigkeit der Verbundenheit auch all die Risiken der Verbundenheit mit sich bringt – wir müssen also anerkennen, dass unsere Arbeit gefährlich sein kann. So ist es zwar nicht schwer, das Gefühl nachzuvollziehen, auf eine neutrale Haltung nicht verzichten zu können, wenn man dieses Gefühl ebenso wie jede andere Art der Abwehr aus dem Kontext einer subjektiven Bedrohung heraus versteht; Generationen von Analytikern und Ausbildungskandidaten aber, die es nicht wagten, ihren tiefen Ängsten, diesem Ideal nicht genüge tun zu können, Ausdruck zu verleihen, haben das Neutralitätskonzept als erdrückende Last empfunden. »Der Mythos von der Neutralität ist insofern schädlich, als er dazu geführt hat, dass Analytiker die idiosynkratische Vielfalt ihrer Persönlichkeit nicht schuldfrei benutzen können, sondern im Gegenteil sich gedrängt sehen, sich in ein virtuelles Korsett korrekten analytischen Verhaltens hineinzuzwängen« Jaenicke und Milch, 2002, S. 262). Ausbildungskandidaten leben in ständiger Angst, sich nicht analytisch zu verhalten; einige ihrer treffendsten Interventionen finden im besten Fall den Supervisoren gegenüber Ausdruck und bleiben den Patienten vorenthalten.

Bevor ich mich im nächsten Kapitel der Alternative zur Neutralität – der empathisch-introspektiven Erforschung und dem Konzept der

Empathie – zuwende, ist es wichtig zu betonen, dass unsere Haltung »weder Rezept zur Selbstenthüllung oder Aufforderung zur Selbstdarstellung des Analytikers [ist] noch [...] die Asymmetrie der analytischen Beziehung, die nicht-direktive Haltung, die Ablehnung von Analyse als Problemlösung in Frage stellen [soll], obwohl, wie bei jedem analytischen Verhalten, die Wirkung auf den Patienten verstanden werden muss. Stattdessen wird der Fokus auf das Innenleben des Patienten [...] gelegt und in Wechselwirkung mit den intersubjektiven Feldern, die es konstituieren, verstanden« (ebd.). Die Intersubjektivitätstheorie verlangt keine Bagatellisierung intrapsychischer Phänomene, sondern beharrt auf der Notwendigkeit, innere Prozesse zu *kontextualisieren.*

Der Mythos der suggestionsfreien Deutung

Drei weitere Mythen, die eng mit dem Mythos des neutralen Analytikers zusammenhängen, haben einen ausschlaggebenden Einfluss auf die traditionelle analytische Haltung ausgeübt (Orange, Atwood und Stolorow, 1997). Eines der Merkmale der Psychoanalyse, das sie von anderen psychotherapeutischen Verfahren unterscheidet, war die – suggestionsfreie – Deutung der Übertragung. Diese Unterscheidung zwischen Deutung und Suggestion hängt insofern eng mit dem Neutralitätskonzept zusammen, als sie impliziert, dass ein Analytiker Deutungen ohne Suggestion zu geben vermag. Die Idee, dass Übertragungsdeutungen, wenn sie korrekt formuliert werden, lediglich widerspiegeln, was dem Patienten noch nicht bewusst ist, ignoriert, dass jeder Deutung eine Entscheidung des Analytikers über das Material vorausgeht, das er zu thematisieren gedenkt. So gesehen ist jede Deutung auch eine Aufforderung an den Patienten, der Richtung des Analytikers zu folgen und die Dinge, wenn auch nur kurz, aus dessen Sicht zu sehen. Mit anderen Worten: Der Mythos von der suggestionsfreien Deutung lässt die Subjektivität des Analytikers, die ihrerseits in einem theoretischen Bezugsrahmen gründet und mit seinem inneren Wertesystem verwoben ist, bei der Formulierung von Deutungen unberücksichtigt. »Somit ist jede Deutung des Analytikers mehr oder weniger stark von seiner eigenen Perspektive gefärbt. Insoweit sind Deutungen Suggestionen« (Jaenicke, 2002, S. 208). Noch einmal: Es ist entscheidend zu beurteilen, ob der Patient sich verpflichtet fühlt, sich die Sicht des Analytikers zu eigen zu machen, um die Bindung aufrechtzuerhalten.

Der Mythos der unkontaminierten Übertragung

Der Mythos von der unkontaminierten Übertragung beruht auf der Annahme, dass ein neutraler Analytiker es verhindern könne, die Übertragung durch seine Subjektivität zu »kontaminieren«, und es dem Patienten auf diese Weise ermögliche, in Reinkultur »Gefühle, die zu einer unbewussten Repräsentanz eines verdrängten Objekts gehören, auf eine psychische Repräsentanz eines Objekts in der äußeren Welt« zu verschieben (Nunberg, 1951, S. 1; zit. nach Orange, Atwood und Stolorow [1997] 2001, S. 61). Dieses Verständnis der Übertragung als Verschiebung geht davon aus, dass die Art und Weise, wie der Patient den Analytiker erlebt, einzig und allein das Produkt seiner Vergangenheit und seiner Pathologie sei. Es ignoriert die Tatsache, dass die Übertragung von den Beiträgen des Analytikers und den Bedeutungsstrukturen, in die der Patient sie assimiliert, mit geprägt wird. Dem Konzept der wechselseitigen Regulierung entsprechend, wird die Übertragung *immer* durch eine Eigenschaft oder Aktivität des Analytikers aktiviert, die sich dazu eignet, in die durch die Entwicklung präformierten Organisationsprinzipien assimiliert zu werden. Das Konzept der Übertragung als unbewusstes Organisationsprinzip im Gegensatz zu Verschiebung, Regression, Projektion oder Entstellung wird im 5. Kapitel ausführlich dargelegt. Die Gegenübertragung wird ebenfalls als eine Manifestation der unbewussten Organisationsprinzipien des Analytikers konzeptualisiert und erhält einen entscheidenden Stellenwert für die Ausprägung der Übertragung des Patienten. Übertragung und Gegenübertragung bilden daher ein intersubjektives System der reziproken Beeinflussung (Stolorow, Brandchaft und Atwood, 1987). »Neutrale Analytiker, reine Deutungen, unkontaminierte Übertragungen – keine dieser mythischen Wesenheiten hat innerhalb eines solchen Systems Bestand« (Orange, Atwood und Stolorow [1997] 2001, S. 62).

Der Mythos der Objektivität

Der dritte Mythos, der eng mit dem Konzept des neutralen Analytikers zusammenhängt, ist der Mythos von der Objektivität. Er gemahnt an das Bild des Analytikers als Naturwissenschaftler, der objektive Beobachtungen über den Patienten und insbesondere über dessen Übertragung anstellt. Dies erinnert an die zahlreichen Assoziationen, in denen Patienten ihren Analytiker als Forscher im weißen Laborkittel oder als Zahnarzt darstellen. Wenn ich als Zahnarzt beschrieben werde, muss ich mich fragen, welche meiner Formulierungen oder welches Verhalten der Patient als einen schmerzvollen, mechanischen Eingriff erlebt haben mag. Und ich muss auch überlegen, ob ich selbst ein Bedürfnis empfunden habe, mich vom Patienten zu distanzieren. Oder habe ich, in eine objektivistische Epistemologie schlüpfend, dem Patienten zu verstehen gegeben, dass ich seine Realität aus der »göttlichen Perspektive« sehe, er selbst diese Realität aber aufgrund seines Übertragungserlebens entstellt wahrnimmt? Bei Patienten, die in extremem Maße erlebt haben, dass ihre Wahrnehmungen angezweifelt wurden, kann dies Vernichtungsgefühle auslösen. Was hingegen empathische Deutungen angeht, so haben sich manche Analytiker zu der Behauptung hinreißen lassen, dass sie einen direkten empathischen Kontakt zur Realität des Patienten aufnehmen könnten, indem sie durch stellvertretende Introspektion Zugang zu dessen Subjektivität fänden, als ob man die Realität des Patienten eins zu eins nachempfinden könnte. Auch diese Sichtweise impliziert, dass der Analytiker Beobachtungen machen könne, auf die seine Subjektivität keinen unbewussten Einfluss ausübt. »Dieser Mythos von der Objektivität leugnet nicht nur die entscheidende Tatsache, dass zwischen dem Beobachter und dem Beobachteten in der Psychoanalyse nicht zu trennen ist; er verleugnet auch, *dass die analytische Wahrheit gemeinsam konstruiert wird*« (Orange, Atwood und Stolorow [1997] 2001, S. 63; Hervorhebung C. J.). Unter einem intersubjektiven oder perspektivischen Blickwinkel betrachtet, sind die Wahrnehmungen des Analytikers nicht korrekter als die des Patienten. Weil wir zur psychischen Realität des Patienten keinen direkten Zugang haben, können wir uns ihr lediglich annähern und sie gefiltert, durch die Linse unserer eigenen Subjektivität, wahrnehmen. Das bedeutet, dass analytische Wahrheit eine emergente Eigenschaft des Dialogs beider Beteiligter ist. Manche Analytiker mögen die Tatsache, dass wir die »Wahrheit« für eine emergente Eigenschaft halten, als Bedrohung ihres Kompetenzbewusstseins oder ihrer Autorität empfinden, weil auch sie die Verletzbarkeit illustriert, die mit dem Verzicht auf das Konzept der isolierten Psyche verbunden ist. Wie bereits erwähnt, ist Analysierbarkeit nicht länger eine Eigenschaft allein des Patienten, die ihm durch die »objektive« Beurteilung des Analytikers zu- oder abgesprochen wird, sondern vielmehr ein Ergebnis der Beurteilung des systemischen Funktionierens. Die Frage lautet also, wie gut die beiden Partner in der individuellen therapeutischen Dyade zueinander passen. Unsere Untersuchung des Konzepts der isolierten Psyche und seiner Implikationen in der Psychoanalyse endet also mit der Kontextualisierung der diagnostischen Praxis: Auch hier müssen wir die Systeme, in die wir eingebettet sind, berücksichtigen.

2. Kapitel

Introspektiv-empathische Untersuchung: eine intersubjektive Alternative zur Neutralität

»Empathy, I believe, is emotional knowledge gained by participating in a shared reality« *Donna Orange*

»The quality of understanding is personally endured«
Dina Vallino Maccio

Einleitung

Wie können wir den Prozess, in dem wir unsere Patienten verstehen lernen, konzeptualisieren, wenn wir auf die analytische Haltung der Neutralität verzichten und den sicheren Hafen der Anonymität, Objektivität und Abstinenz verlassen? Stolorow, Brandchaft und Atwood (1987) »haben eine solche Haltung als empathisch-introspektive Erforschung bezeichnet. Durch diese forschende Haltung sollen die Prinzipien erhellt werden, die das Erleben des Patienten unbewusst organisieren (Empathie), die Prinzipien, die das Erleben des Analytikers unbewusst organisieren (Introspektion), und das oszillierende psychische Feld, das durch die Wechselwirkung zwischen beiden Beteiligten geschaffen wird (Intersubjektivität)« (zit. nach Orange, Atwood und Stolorow [1997] 2001, S. 66).

Um diese Haltung zu verstehen, müssen wir auf das Jahr 1959 zurückblicken, in dem Kohut sein revolutionäres Konzept der Empathie in die Psychoanalyse einführte. John Gedo schrieb später, dass er diesen Beitrag für den wichtigsten halte, den Kohut je verfasst habe, und fügte hinzu, dass es heute schwierig sei, sich vorzustellen, wie radikal und unakzeptabel jene Überlegungen für die damalige psychoanalytische Gemeinschaft gewesen seien. Die folgende Diskussion des Empathiekonzepts wird der Frage nachgehen, inwieweit dies nach wie vor gilt. Die Empathie ist ein vielschichtiges Konzept, das auf die Entwicklung der Psychoanalyse einen entscheidenden Einfluss ausgeübt hat. Gleichwohl wurde es oft missverstanden und geringschätzig abgetan. Auch in der Intersubjektivitätstheorie spielen Introspektion und Empathie eine zentrale Rolle – allerdings werden sie hier nicht als »wertneutrale Beobachtungsmethode« betrachtet (Kohut [1982] 2001, S. 150). Aus diesem Grund müssen wir sie ein wenig ausführlicher untersuchen. Kohuts Hauptthese besagt, dass die Beobachtungsmethode, das heißt die Art und Weise, wie wir unseren Patienten zuhören, nicht nur die Beziehung zwischen Analytiker und Patient determiniert, sondern die Psychoanalyse auch begrenzt und definiert. Seinen zweiten Beitrag über die Empathie (1982), den er kurz vor seinem Tod verfasste, leitete Kohut mit den wichtigsten Themen ein, die er in der Abhandlung von 1959 dargelegt hatte. Er war es mittlerweile leid, dieses Konzept zu erklären, fühlte sich aber wegen der zentralen Bedeutung des Begriffs trotzdem dazu verpflichtet. Das Wort »Empathie« scheint für Missverständnisse geradezu prädestiniert zu sein, denn bis zum heutigen Tag klingt es in manchen Ohren eher nach »Gefühligkeit« und Sentimentalität und keineswegs nach der wissenschaftlichen Strenge, mit der Kohut es benutzte. Dies ist vielleicht der Grund, weshalb er selbst zu Beginn erklärte, was Empathie *nicht* ist:

»Ich schrieb nicht über Empathie im Zusammenhang mit einem spezifischen Gefühl wie etwa *Mitleid* oder *Zuneigung*. Empathie kann durch *feindselig-destruktive Ziele* motiviert sein und in deren Dienst gestellt werden. Wie die Extrospektion kann sie von Experten mitunter scheinbar intuitiv eingesetzt werden: in Form mentaler Beobachtungsprozesse, die vorbewusst und sehr schnell komplexe Konfigurationen erfassen. In den meisten Fällen aber, und ganz gewiss in der Psychoanalyse, sind wir nicht intuitiv empathisch, sondern dank harter Mühen, durch Versuch und Irrtum, wenn Sie so wollen. Ich habe nicht geschrieben, dass die Empathie immer korrekt und angemessen sei. [...] Wir müssen [...] in der Lage sein, Ungewissheit zu ertragen und keine voreiligen Schlüsse zu ziehen.« (Kohut [1982] 2001, S. 149)

Hier schreibt Kohut über die Empathie als »eine Beobachtungsmethode, die auf das innere Leben des Menschen eingestimmt ist, so wie die Beobachtungsmethode, die wir als Extrospektion bezeichnen, auf die äußere Welt eingestimmt ist« (ebd., S. 150 f.). Er beschreibt die Empathie als das Sammeln von Information, als Zusammentragen von Material, als erfahrungsnahe Theorie und trifft den ebenfalls wertneutralen Unterschied zwischen »hochprofilierten« und »niedrigprofilierten« Methoden der Wissenschaft. Der niedrigprofilierte Ansatz ist die empirische, der hochprofilierte die epistemologische Haltung. Die epistemologische Haltung untersucht die Beziehung zwischen den bereits gesammelten Daten und den bereits deduzierten erfahrungsnahen Theorien. Beides erachtete Kohut für notwendig, denn nichts anderes als die Unzulänglichkeiten, die seine erfahrungsfernen Theorien ihm in der eigenen klinischen Arbeit offenbart hatten, veranlassten ihn, seinen erfahrungsnahen Beobachtungsmodus kritisch zu hinterfragen. Dabei ging er davon aus, dass erfahrungsferne Theorien in der Psychoanalyse wie in jeder anderen Wissenschaft auch als Bezugsrahmen der pragmatischen Arbeit dienen und dass wir von Zeit zu Zeit »von dem bescheideneren pragmatischen Ansatz zum epistemologischen überwechseln [sollten] – nicht ohne später wieder zurückzukehren und den neuen theoretischen Blickwinkel, den wir nun eingenommen haben, zu überprüfen« (ebd. S. 150).

Bevor wir uns auf den niedrigprofilierten pragmatischen Ansatz, die klinische Anwendung und Wirkung der introspektiv-empathischen Haltung, konzentrieren können, müssen wir den hochprofilierten epistemologischen Ansatz genauer betrachten und zu verstehen versuchen, weshalb sich Kohut gezwungen fühlte, »die Quintessenz der Analyse epistemologisch zu untersuchen« und einen »Abstecher in das Theoretisieren über Grundlagen« zu unternehmen, »das normalerweise gar nicht nach meinem Geschmack ist« (ebd., S. 154).

Kohuts Kritik des impliziten Wertsystems der Psychoanalyse

Kohut hatte den Eindruck, dass sich in der basalen analytischen Haltung eine Veränderung vollzogen hatte, die ihm bedrohlicher erschien als die regelmäßig wiederkehrenden Versuche gewisser Repräsentanten der Medizin oder, was Deutschland angeht, auch der psychologischen Fachbereiche, die Psychoanalyse zu vereinnahmen und auf Stromlinienform zu trimmen. Unter dem oben beschriebenen Blickwinkel der Intersubjektivitätstheorie ist es interessant zu sehen, dass Kohut sich gegen ein »nicht anerkannte[s] und nicht hinterfragte[s] Wertsystem« und eine

»gleichfalls nicht anerkannte und nicht hinterfragte Gesamtsicht vom eigentlichen Wesen des Menschen und seines Lebens« aussprach (S. 156). Er fürchtete, dass die Psychoanalyse ihre Wissenschaftlichkeit einbüßen und sich zu einer Art Moralsystem entwickeln würde, zu einer eher pädagogischen als wissenschaftlichen Methode mit vorab festgesetzten Zielen, auf die der Patient hingeführt werden soll und die er »auf der Grundlage der nicht anerkannten und nicht hinterfragten Dimension seiner Übertragung zu erreichen« versucht (ebd.). Diese Werte, so Kohut, seien in der Analyse in den Vordergrund getreten; sie veranlassten den Psychoanalytiker zu selektiver Wahrnehmung, selektivem Handeln und selektiven Zielsetzungen und hinderten ihn so daran, dem Patienten die Freiheit einzuräumen, sich aus seiner subjektivem Welt heraus zu entfalten und weiterzuentwickeln.

Welches sind die für die traditionelle Psychoanalyse zentralen, als Grundlage der wissenschaftlichen Objektivität der Metapsychologie betrachteten Werte, die Kohut kritisierte und zu denen er in seinen revolutionären Beiträgen über die Empathie eine Alternative aufzeigte? Es sind Werte der »Unabhängigkeit« und Werte des »Wissens«. Unter dem Blickwinkel der Unabhängigkeit betrachtet, »zeigt sich das menschliche Leben »von der Kindheit bis ins Erwachsenenalter als Bewegung von einer Position der Hilflosigkeit, Abhängigkeit und des beschämenden Anklammerns hin zu einer Position der Macht, Unabhängigkeit und stolzen Autonomie«; diese »Annahme setzt voraus, dass die im Erwachsenenalter unerwünschten Attribute, die Unzulänglichkeiten in der psychischen Organisation des Erwachsenen, als Manifestationen eines psychischen Infantilismus konzeptualisiert werden müssen, d.h. als Manifestationen einer psychischen Unreife, die auf der Unfähigkeit zur Weiterentwicklung beruhen oder auf einem angsterfüllten Rückfall des Individuums auf die Schwäche, Abhängigkeit oder das Anklammerungsverhalten des Kindes« (Kohut, 1980, S. 480). Kohut bezeichnete dieses Wertsystem als eine »Moral der Reife« (ebd.) und führte den Vorrang der »Werte der Unabhängigkeit« auf eine dominante Position der »Werte des Wissens« zurück, die seiner Meinung nach mit der Triebtheorie zusammenhängt: In diesem Bezugsrahmen besteht das Ziel darin, die Realität trotz Unlust klar wahrzunehmen und den Entwicklungsschritt vom Lust- zum Realitätsprinzip durch die Zähmung oder Sublimierung der Triebe zu bewältigen. So vertrat Freud nach Kohut die Ansicht, dass sich der Mensch »in seiner individuellen Entwicklung wie in der Geschichte nur widerstrebend den domestizierenden Einflüssen der Zivilisation unterordnet und kläglich am Ideal der moralischen Entwicklung, das ihm abverlangt, seine Triebe zu zähmen und seine Intelligenz einzusetzen, scheitert« (Kohut, 1980, S. 480 f.).

Kohut erkannte, dass diese Werte »dem herrschenden Wertsystem der abendländischen Zivilisation« entsprechen (S. 480) und fühlte sich als Angehöriger einer westlichen Gesellschaft auch selbst zutiefst von ihnen beeinflusst. Er wies zudem darauf hin, wie schwierig es sei, sich ihrer überhaupt bewusst zu werden. Das Problem, mit dem uns dieses Wertsystem konfrontiert, ist ein doppeltes: Können wir uns in unserer klinischen Arbeit bewusst machen, wie unser Wertsystem – unsere »Vorurteile« – das intersubjektive Feld beeinflusst und wie es in die Übertragungen unserer Patienten eingeht? Die Schwierigkeit, mit der wir es hier zu tun haben, ist nicht allein das Wertsystem an sich, sondern der Anspruch auf Universalität, auf Objektivität, der sich mit ihm verbindet. Im vorangegangenen Kapitel haben wir begonnen, uns die intersubjektivitätstheoretische Antwort auf dieses Rätsel genauer anzusehen. Das zweite Problem ist das Primat, das diesen Werten in der Hierarchie menschlicher Werte zugeschrieben wird. Die Alternative, die Kohut in seiner Theorie der Selbstpsychologie formulierte, wird an späterer Stelle zur Sprache kommen.

Es war »nicht die isolierte Widersprüchlichkeit der Einführung eines unkonturierten und geistlosen biologischen Konzepts in ein wunderbares psychologisches System«, das Kohut »zur wissenschaftlichen Aktion drängte« (Kohut [1982] 2001, S. 159), als vielmehr die Arbeit von Franz Alexander und Heinz Hartmann, zwei amerikanischen Ich-Psychologen, denen Kohut im Übrigen tiefen Respekt entgegenbrachte. Sie bewog ihn, »die operational determinierten Grenzen der Psychoanalyse aufzuzeigen und somit die Essenz dieser Wissenschaft zu definieren« (ebd., S. 155). Insbesondere kritisierte er Alexanders Einführung des sozialpsychologischen Konzepts einer »durch den oralen Trieb bedingten menschlichen Neigung zur ›Abhängigkeit‹« (ebd., S. 154) sowie seine psychobiologische Erklärung verschiedener medizinischer Syndrome »mit Hilfe des zentralen Konzepts ›der Triebe‹ als Vektoren« (ebd.) und Heinz Hartmanns sozialpsychologisches Konzept eines *adaptiven Gesichtspunkts*. Kohuts Kritik zielte jedoch nicht auf diese – wie er sich ausdrückte – *an sich wertvollen und beeindruckenden wissenschaftlichen Beiträge* (ebd., S. 155), sondern auf die Einführung dieser Konzepte »als *Erweiterung* der Psychoanalyse, nicht als *Anwendung* der Psychoanalyse auf das Gebiet der Sozialpsychologie« (ebd., S. 154; Hervorhebung C J.).

Mit anderen Worten: Was Kohut kritisierte, war die Tatsache, dass diese Konzepte nicht als Elemente einer anderen wissenschaftlichen Diskursebene *identifiziert* wurden. Er betrachtete »das biologisch verstandene ›Trieb‹konzept, die sozialpsychologisch verstandenen Konzepte der ›Abhängigkeit‹ und ›Anpassung‹« als »Fremdkörper« in der Tiefenpsychologie, die zu der »entscheidenden Veränderung der Essenz der Analyse geführt [haben], zur Veränderung der Grundhaltung des Analytikers«, die für die Psychoanalyse »längerfristig von größerer Bedeutung ist als äußere Gefahren« (ebd., S. 155). Interessanterweise haben europäische Psychoanalytiker ihren amerikanischen Kollegen genau an diesem Punkt vorgehalten, dass sie Freud entstellen. Der Vorwurf einer irreführenden und fehlerhaften Freud-Übersetzung (siehe Bettelheim, 1982), die in Verbindung mit dem amerikanischen Pragmatismus die Grundlage für eine allzu mechanistische Freud-Interpretation abgab und zu einem als solchen nicht erkannten einseitigen Verständnis der Psychoanalyse als Methode, den Patienten funktionsfähig zu machen, führte, ist zweifellos berechtigt. Dadurch aber wird Kohuts Kritik, dass ein verborgenes Wertsystem in der traditionellen Psychoanalyse zu einer nicht erkannten äußerlichen Zielsetzung der psychoanalytischen Behandlung führe, ebenso wenig hinfällig wie die Validität seiner Absicht, die Psychoanalyse als reine Psychologie zu definieren.

Kohut betonte, dass Freud, nachdem er sich von der Neurophysiologie und Neurologie abgewandt hatte, seine Forschungen auf eine rein psychologische Grundlage zu stellen versuchte. Obwohl er die Psychoanalyse als *reine Psychologie* bezeichnete, sei er gleichwohl nie in der Lage gewesen, die für sein ursprüngliches berufliches Betätigungsfeld typischen »Denkgewohnheiten« vollständig aufzugeben (Kohut, 1980, S. 488). Vielmehr entwickelte er »seine Theorien in einem synkretistischen Bezugsrahmen – etwas weniger freundlich formuliert, könnten wir auch von einer Mésalliance sprechen –, den wir heute unter der Bezeichnung Psychobiologie kennen« (ebd.). Am Beispiel des Triebbegriffs zeigt Kohut, dass die Freudsche Metapsychologie »mancherlei Anlass zu Verwirrung und Mehrdeutigkeit« (ebd.) gibt und der Begriff so irritierend ist, weil wir, wenn wir zum Beispiel von der Verarbeitung der Triebe durch den psychischen Apparat sprechen, »mitten im Satz von einer Diskursebene auf eine andere geschubst werden« (ebd., S. 489). Die Selbstpsychologen ignorieren die Sexualität oder die Aggression keineswegs, wenden sich aber dagegen, sie aus dem Kontext herauszulösen. Da wir der Bedeutung sowie der Suche nach Bedeutung einen primären Stellenwert für die menschliche Motivation beimessen, fragen wir, wie das Individuum Sexualität oder Aggression im je spezifischen Kontext erlebt. Warum ist dies so wichtig? Sind wir einfach pingelige Pedanten oder Puristen oder wollen wir, schlimmer noch, Freuds monumentale Leistung umstandslos entwerten? Ich denke nicht, und ich werde versuchen, genauer zu erklären, weshalb eine derart eingehende Diskussion der Empathie tatsächlich notwendig ist.

Persönliche Bedeutungen versus objektive »Wahrheit«

Mein Anliegen hängt mit dem Mythos von Objektivität und Neutralität und deren abträglichen Folgen für das analytische Zuhören und für die Fähigkeit zusammen, die Beziehung zwischen Beobachtungsmodus und Theorie besser zu verstehen. Wenn wir eine psychobiologische Einstellung vertreten, können wir den Anspruch erheben, die wissenschaftliche, objektive Wahrheit über unsere Patienten zu besitzen. Das analytische Zuhören setzt, wie Schwaber es formuliert, »weiterhin eine materielle Realität neben der subjektiven Sicht des Patienten voraus« (Schwaber, 1981, S. 149). Analytisches Zuhören stützt sich auf zwei Realitäten – die des äußeren Beobachters und die der Beobachtung von innen, aus der subjektiven Realität des Patienten heraus. »Somit gibt es zwei Realitäten – eine innere und eine äußere; eine Realität, die der Patient erlebt oder wahrnimmt, und eine andere, die der Analytiker ›kennt‹. Wie auch immer wir technisch damit umgehen – eingebettet in diese doppelte Perspektive, muss analytisches Zuhören letztlich implizieren, dass das Ziel darin besteht, dem Patienten mit zunehmend reiferem Funktionieren dabei zu helfen, seine Ansichten zu modifizieren oder zu ›korrigieren‹« (Schwaber, 1981, S. 149). Wenn wir also neben der subjektiven Realität eine materielle oder äußere Realität zum Beispiel in Form des biologischen Triebbegriffs aufrechterhalten, besteht die Gefahr, dass diese sich, ohne dass wir es wollen, in dem Anspruch niederschlägt, die objektive Wahrheit über die innere Welt des Patienten zu besitzen. Das nicht anerkannte Schwanken zwischen äußerer und subjektiver Realität, zwischen einer extrospektiven und einer introspektiven Haltung, behindert den Prozess der Kontextualisierung einer psychischen Erfahrung, indem es eine universale Wahrheit postuliert, die der Analytiker kennt, der Pa tient jedoch nicht. Dieses wissenschaftlich verbrämte Hin- und Herwechseln zwischen zwei Diskursebenen hat wichtige Konsequenzen dafür, wie wir unsere Patienten verstehen, und ebenso bedeutsame Folgen für die Beziehung zwischen Patient und Analytiker, zwischen Beobachtungsmodus und Theorie und letztlich für die Theorie selbst. Wenn wir zum Beispiel annehmen, dass Borderline-Zustände letztlich auf den Aggressionstrieb zurückzuführen seien, halten wir es womöglich für überflüssig, den Kontext zu erforschen, in dem die Aggression des Patienten auftaucht, weil dieser ja, infolge seiner Borderline-Störung, a priori zu Destruktivität neigt. Mit der überzeugten Feststellung: »Das ist aggressiv«, oder: »Er (sie) ist ein Borderliner«, scheint es dann, wie mir meine eigene Erfahrung zeigt, für manche Kandidaten und Therapeuten getan zu sein: Mehr ist über das Erleben des Patienten nicht zu sagen. Im schlimmsten Fall wird dem Patienten mitgeteilt, dass er ein »Borderliner« sei, so dass er sich stigmatisiert fühlt und den Eindruck bekommen muss, aus dem Kreis der Menschheit verstoßen zu sein. Natürlich lässt sich über die Ätiologie einer jeden Störung diskutieren; hier aber geht es mir um ein profunderes und subtileres Thema, nämlich um die Folgen unserer klinischen Sensibilität. Das Festhalten an der doppelten Perspektive impliziert ein Machtproblem, das wir sozusagen stillschweigend wegpacken und vor unseren eigenen Blicken verbergen. Direkt gefragt, wären nur wenige Therapeuten bereit zu sagen, dass sie nicht nach der Wahrheit des Patienten suchen; der Sirenenruf der Allwissenheit aber, die sich als Objektivität maskiert, übt eine Anziehungskraft aus, die wir nicht unterschätzen sollten.

Diese Vermischung der Diskursebenen führte zu der sonderbaren Situation, dass einer der beiden Realitäten, die in jeder psychoanalytischen Situation existieren, eine sekundäre Bedeutung beigemessen wurde, konkret: Die Realität des Patienten wurde sekundär gegenüber der Art und Weise, wie der Analytiker diese Realität verstand. George Klein formulierte in seinem Beitrag »Two Theories or One?« bereits 1973 eine Erklärung dieses misslichen Sachverhalts, die Kohuts späterer

Sicht sehr nahe kam. Klein erläuterte, dass die Psychoanalyse tatsächlich zwei verschiedenartige Theorien enthalte, nämlich eine klinische und eine metapsychologische, die nicht miteinander vereinbar seien. Die Metapsychologie spiegelt Freuds Wissenschaftsphilosophie wider, die mentalistische Konzepte als Provisorien betrachtete, die man irgendwann durch physiologische Mechanismen würde ersetzen können. Klein vertrat die These, dass die Metapsychologie insofern nicht rein psychoanalytisch sei, als »sie menschliches Verhalten auf einen konzeptuellen Bereich reduziert, der Beobachtungsdaten voraussetzt, die sich von dem in der psychoanalytischen Situation verfügbaren Material unterscheiden [...] Die Metapsychologie wirft die fundamentale Intention des psychoanalytischen Projekts über Bord – die Entschlüsselung (persönlicher) Bedeutungen [...] Selbst wenn man physiologische Vorgänge in der analytischen Stunde auf einer feineren Ebene messen könnte, wäre die physiologische Theorie für die persönlichen Bedeutungen solcher Vorgänge niemals primär – ihre psychologische Signifikanz lässt sich nur durch so genannte mentalistische und teleologische Begriffe fassen« (Klein, 1973, S. 109).

Ebenso wie die Entschlüsselung persönlicher Bedeutungen für den psychoanalytischen Prozess von grundlegender Bedeutung ist, hängt auch die Subjektivität des Theoretikers – wie oben erwähnt – aufs engste mit seiner Theorie zusammen. Kohut ([1982] 2001) berichtet, dass ihm »die Relativität unserer Realitätswahrnehmungen und des Rahmens der Ordnungskonzepte, die unsere Beobachtungen und Erklärungen prägen«, seit Kindesbeinen vertraut war (S. 157). Bereits 1959 habe er in seinem ersten Beitrag über Empathie, »Introspektion, Empathie und Psychoanalyse«, dargelegt, was diese Grundhaltung für das Feld der Tiefenpsychologie bedeutet: »(...) dass die Realität *an sich*, ob extrospektiv oder introspektiv, nicht zu erfassen ist und *dass wir lediglich beschreiben können, was wir sehen, wenn wir diese oder jene Operationen durchführen, um sie zu erkennen*« (Kohut [1982] 2001, S. 158; erste Hervorhebung H. K., zweite Hervorhebung C. J.). Beiläufig erwähnt Kohut auch, dass diese Einstellung Analogien in den Entwicklungen anderer Wissenschaften hat, insbesondere in der modernen Physik und der Arbeit von Einstein, Planck und Heisenberg, »nämlich eine wissenschaftliche Objektivität, die das Subjektive mit beinhaltet« (ebd., S. 157 f.).

Unseren Beobachtungsrahmen konstituieren Kohut zufolge die Introspektion, also das Verstehen unserer Selbst, und die Empathie mit anderen, die er als stellvertretende Introspektion definiert. Introspektion und Empathie bilden den Rahmen der Operationen, die wir durchführen, um die Realität zu erkennen. Kohut unterscheidet zwischen Beobachtungen physikalischer Phänomene, dic durch unsere Sinnesorgane erfolgen – Extrospektion –, und den Beobachtungen psychischer Pänomene, die »hauptsächlich mittels Introspektion und Empathie zustande kommen« ([1959] 1977, S. 9). »Nur eine Erscheinung, die wir entweder durch Introspektion oder durch Einfühlung (Empathie) in das introspektive Erlebnis eines anderen Menschen beobachten können, kann psychisch genannt werden. Wenn unsere Beobachtungsmethoden aber nicht vorwiegend introspektiv oder empathisch sind, dann wird das Beobachtete von uns als ein somatischer Befund, als äußeres Benehmen oder als ein sozialer Tatbestand aufgefasst« (ebd., S. 12).

Warum haben sich Selbstpsychologen und Intersubjektivisten so große Mühe gegeben, das Primat der Subjektivität gegenüber der Bedeutung von Realität, Wahrheit und Objektivität für das Verstehen des therapeutischen Prozesses darzulegen? Ich hoffe, gezeigt zu haben, dass die erfahrungsfernen Werte des Wissens und der Unabhängigkeit sowie das biologische Triebkonzept Kohuts Ansicht nach Überzeugungssysteme widerspiegeln, die indes als universale, objektive und auf alle Menschen anwendbare Wahrheiten ausgegeben werden. Als solche stellen sie sich dem Verstehen der persönlichen Bedeutungen, die jeder dieser Werte für den individuellen Patienten haben kann, in den Weg. Dies wiederum kann unsere Fähigkeit blockieren, das subjektive Erleben des Patienten und die Art und Weise zu verstehen, wie wir selbst dazu beitragen, dass ein bestimmtes Erleben zu einem bestimmten Zeitpunkt auftaucht. Mit anderen Worten: Das intersubjektive Feld, in dem eine hochindividuelle Selbsterfahrung auftaucht oder in den Hintergrund zurückweicht, bliebe unberücksichtigt.

Klinische Vignetten

Zwei klinische Vignetten mögen illustrieren, was die Intersubjektivitätstheorie meiner Ansicht nach unter dem Primat der Subjektivität, der Haltung des introspektiv-empathischen Zuhörens und dem intersubjektiven Feld versteht.

> Eine Patientin berichtet, dass sie sich »wie eine unkonturierte Masse« fühle, »wie ein Nichts«. Mir selbst bereitet dieses Erleben Unbehagen, und ich formuliere eine defensive Deutung. Ich sage: »Vielleicht empfinden Sie mir gegenüber bestimmte Gefühle, vor denen Sie zurückschrecken.« »Nein«, erwidert sie, »ich fühle mich wie eine leere Leinwand.« Diese Patientin litt unter depressiven Leeregefühlen, unter Verzweiflung und Hoffnungslosigkeit. Aus Angst, in ein unendliches Nichts hineingezogen zu werden, wehrte ich es in jener Situation ab, mich introspektiv auf etwas einzustimmen, was sich für mich wie ein psychisches schwarzes Loch anfühlte. Deshalb unternahm ich einen weiteren Versuch, die Patientin zu drängen, ihr Erleben als eine bestimmte Reaktion auf mich zu erklären. Wütend rief sie aus: »Hinter der Leinwand ist überhaupt nichts, sie ist völlig leer.« Meine Deutung, dass ihr die Gefühle, die sie mir als einer getrennten Person gegenüber empfand, Angst machten, war eindeutig ein technischer Fehler gewesen, denn diese Deutung verriet mehr über meine eigenen Selbstobjektbedürfnisse, gesehen zu werden – wenn auch als Ziel verdrängter und angsterfüllter Gefühle –, als dass sie den Selbstzustand der Patientin widergespiegelt hätte. Die Sitzung endete in einer verstörten, diffusen Atmosphäre. Zu Beginn der nächsten Sitzung berichtete die Patientin triumphierend, dass sie geträumt habe, mich zu erschießen. Diesmal begriff ich, dass sie mich in der vorangegangenen Stunde als eine Gefahr für ihr verwundbares Selbstgefühl erlebt und darauf mit der Mobilisierung eines aggressiven Gefühls reagiert hatte, das ihre Selbstkohärenz wiederherstellte.

Die Vignette illustriert anschaulich, weshalb Kohut die Empathie als einen mühsamen Prozess der Datensammlung bezeichnet hat; sie illustriert auch die Unfähigkeit des Analytikers, konsequent eine auf der tastenden Suche nach Bedeutung beruhende Forschungsmethode zu praktizieren, und zeigt zudem, dass ich es infolge meiner blockierten Introspektionsfähigkeit nicht tolerieren konnte, auf eine verfrühte Schlussfolgerung zu verzichten. In dieser Hinsicht demonstriert die Vignette auch das Konzept der wechselseitigen Regulierung im intersubjektiven Feld. Ich werde die Schwierigkeiten, denen der Therapeut im Introspektionsprozess begegnet, an späterer Stelle noch einmal aufgreifen.

Eine Patientin, deren Behandlung ich supervidierte, schilderte ihrer Analytikerin eine Szene aus ihrer Kindheit: Als ihre Eltern ein Haus bauten, nahmen sie sie einmal auf die Baustelle mit. Damit dem Kind nichts passieren konnte, banden sie es stundenlang auf einem Stuhl fest. Die Patientin, die von beiden Eltern viele Jahre lang körperlich misshandelt worden war, beschrieb diese Episode in glühenden Farben: Endlich hatten ihre Eltern ein gemeinsames Projekt in Angriff genommen, das sie vom Streiten abhielt und an dem sie auch die Patientin beteiligten, die sich nun wirklich zu Hause fühlen konnte und den Eindruck hatte, angekommen zu sein. In der Phase, in der die Patientin jene Szene schilderte, versuchten sie und ihre Analytikerin zu verstehen, weshalb sie in einem Gebäude wohnen blieb, aus dem alle anderen Mieter wegen einer bevorstehenden Renovierung ausgezogen waren. Die Situation war nicht ungefährlich, denn alle Wohnungen außer ihrer eigenen standen leer, und das Haus war bereits eingerüstet und somit für Einbrecher leicht zugänglich. Im Erwachsenenalter waren die Beziehungen der Patientin durch Missbrauch charakterisiert. Die Analytikerin versuchte, das Gefühl der Patientin, sich selbst masochistisch opfern zu müssen, mit der Notwendigkeit in Zusammenhang zu bringen, eine Bindung aufrechtzuerhalten. Auch wenn ihre Deutung in Bezug auf ein zentrales Organisationsprinzip ihrer Patientin zweifellos korrekt war, nahm sie in der Hierarchie der Motivationen, die in dieser spezifischen Sitzung im Vordergrund standen, das Erleben der Patientin nicht mehr wahr. Diese fühlte sich in ihrer Erinnerung an die Zugehörigkeit vitalisiert und durch ihre Fähigkeit, Gefahren auszuschließen und sich in ihrer eigenen Wohnung ein Sicherheitsgefühl zu bewahren, gestärkt. Die Baustelle, auf der sie lebte, erinnerte sie an eine der wenigen Situationen, in denen sie sich als Kind zu Hause gefühlt hatte. Das bedeutet nicht, dass die Analytikerin einen Fehler beging, als sie sich mit den weiter reichenden Fragen der Sicherheit und weniger riskanter Voraussetzungen für die Aufrechterhaltung von Bindungen beschäftigte. Doch wie wir sehen werden, sind die Bausteine, aus denen sich unser Kohärenzgefühl aufbaut, klein. Die Sequenz des Verstehens spielt für die Entwicklung eines Selbstgefühls eine herausragende Rolle. In dem beschriebenen Fall wäre es wichtig gewesen, zunächst einmal das vitalisierte Gefühl der Patientin anzuerkennen, und zwar innerhalb des Bezugsrahmens, in dem sie selbst ein solches Gefühl empfinden konnte. Man kann darüber spekulieren, ob die Analytikerin aufgrund ihres introspektiv wahrgenommenen Gefühls der Bedrohung unfähig war, das Erleben der Patientin zu tolerieren und ihre Deutung, dass die Patientin offenbar glaube, sich einer Gefahr aussetzen zu müssen, um beachtet zu werden, auf einen späteren Zeitpunkt zu verschieben.

Analytische »Wahrheit«: Eine emergente Eigenschaft des Dialogs

Kohut hat Empathie als stellvertretende Introspektion definiert, als Fähigkeit, das innere Leben eines anderen Menschen zu erfassen, indem man mit seinem Gefühlszustand mitschwingt. Das ist weniger einfach, als es scheint, denn wir können lediglich *annehmen*, dass wir mit dem Anderen auf einer Wellenlänge sind; unter Umständen gelangen wir auch zu falschen Schlussfolgerungen, wie es die klinischen Beispiele gezeigt haben. Schematisch könnten wir den Prozess des Zuhörens folgendermaßen beschreiben: Wir hören zu, was uns der Patient erzählt, lauschen auf den inneren Widerhall, den sein Erleben in uns selbst weckt, indem wir nach eigenen ähnlichen Erfahrungen suchen, und wenden uns dann wieder dem Erleben des Patienten zu, um zu prüfen, ob wir ungefähr dasselbe meinen. Durch den Dialog nähern wir uns dem Erleben des Patienten an – es bleibt eine Annäherung, weil wir auch als analytischer Zuhörer unseren eigenen Bezugsrahmen nie verlassen können. Wir können die Subjektivität unseres Patienten lediglich durch die Linse unserer eigenen Subjektivität betrachten und prüfen, ob wir uns auf eine Wahrheit einigen können, die seiner Sichtweise so nahe wie möglich kommt. Das ist der Grund, weshalb Orange, Atwood und Stolorow (1997) die analytische Wahrheit als eine »emergente Eigenschaft« des Dialogs bezeichnen. Die Wahrheit findet sich tatsächlich an der Schnittstelle der beiden beteiligten Subjektivitäten, aber es ist der empathische Prozess, der eine Grundlage dafür schafft, dass wir uns im Dialog dem Erleben des Patienten annähern können. Die Anekdote meiner Lehranalyse im ersten Kapitel ist ein Beispiel einer solchen Schnittstelle.

Stolorow und seine Mitarbeiter haben den empathischen Prozess als introspektiv-empathische *Untersuchung* konzeptualisiert. Der Begriff Untersuchung verweist auf den Prozess, den Kohut als das Zusammentragen von Daten bezeichnet hat, als den mühseligen, auf Versuch und Irrtum beruhenden Prozess, der es verlangt, dass wir auf ein rasches Schlüsseziehen verzichten und stattdessen versuchen, den Patienten innerhalb seines eigenen Bezugsrahmens zu sehen. Ganz ähnlich forderte Orange (1995) uns auf, unsere Theoriemäntel nur leicht umzulegen, damit wir sie jederzeit abwerfen können, wenn wir sehen, dass sie das Verstehen erschweren. Zwei Menschen meinen mit einem bestimmten Wort oder Gefühl nie haargenau dasselbe, denn in die Entstehung persönlicher Bedeutung gehen ganze Welten subjektiver Erfahrung ein. Empathie ist so schwierig, weil sie ständige Selbstbefragung und Selbstreflexion verlangt. In einem gewissen Sinn müssen wir uns in unser Selbsterleben versenken und es gleichzeitig unter dem Aspekt seiner Relevanz für den Patienten hinterfragen. Dies erfordert eine langwierige Ausbildung und ständiges Üben, an dem man, so mühsam es auch bleiben mag, dennoch Geschmack finden kann. Mit zunehmender Verfeinerung meiner Fähigkeit zuzuhören habe ich im Laufe der Jahre festgestellt, dass der Versuch, eine zunächst fremd wirkende Nuance im Erleben des Anderen zu erfassen, wirklich aufregend sein kann – gerade aufgrund der anfänglichen Fremdheit. Die Entwicklung und Aufrechterhaltung unserer Neugierde – eine Haltung des Nicht-Wissens und des unablässigen Bemühens, persönliche Bedeutungen zu verstehen – machen unsere Arbeit so faszinierend und verhindern es, dass wir abstumpfen. Zu lernen, empathisch zu sein, ist eine schwierige und langwierige Aufgabe, die niemals wirklich abgeschlossen ist und uns ständige Disziplin abverlangt. Jeder Therapeut, so ist häufig zu hören, wolle seine Patienten verstehen – als banale Selbstverständlichkeit formuliert, impliziert dies auch eine Kritik am Empathiekonzept. Natürlich möchten Therapeuten ihre Patienten verstehen, aber nicht jeder Therapeut versucht, den Patienten so zu verstehen, wie dieser selbst sich versteht; und nicht jeder Therapeut versteht, dass es sehr unterschiedliche Perspektiven geben kann und dass es uns allen verdächtig einfach erscheint anzunehmen, dass wir etwas verstanden haben. An späterer Stelle in diesem Kapitel werde ich die Komplexität des Verstehens unter dem intersubjektiven Blickwinkel ausführlicher erklären.

Fassen wir das bisher Gesagte zusammen: Die Introspektion, hier definiert als der Versuch, durch das Nachdenken über eigene analoge Erfahrungen und insbesondere über die eigenen unbewussten Organisationsprinzipien, die unseren Bezugsrahmen determinieren, eine innere Resonanz mit dem Anderen zu entwickeln, bildet die Grundlinie empathischer Untersuchung. Empathie ist der *Prozess*, durch den wir eine

Annäherung an die Sicht des Patienten suchen und seine unbewussten Organisationsprinzipien verstehen wollen; Empathie ist der Prozess, in dem wir prüfen, inwieweit die Resonanz, die das Erleben des Patienten in uns selbst findet, und dessen eigene Sicht übereinstimmen. Die »Übereinstimmung« ist letztlich eine dialogisch entwickelte »Wahrheit«, die aus der Überschneidung der beiden Subjektivitäten hervorgeht. Wie unschwer erkennbar, ist dies einer der Gründe, weshalb wir die Analytiker-Patient-Dyade auch als *unauflösliche Einheit* bezeichnen.

Probleme der Introspektion

Kehren wir nun, wie angekündigt, zu den Schwierigkeiten zurück, die sich dem Therapeuten im Prozess der Introspektion stellen. 1959 goss Kohut insofern neuen Wein in alte Schläuche, als er den Widerstand gegen die Introspektion unter dem energetischem Gesichtspunkt beschrieb: Das Denken oder die Introspektion scheint dem Spannungsabbau, der durch Aktion herbeigeführt wird, zuwider zu laufen und bewirkt eine als Unlust erlebte Spannungszunahme. Die Unfähigkeit, Energie zu entbinden, ist der Grund, weshalb die Introspektion unter Umständen als eine Art Hilflosigkeit und Passivität erlebt wird, die Ausdruck in einer quälenden Unruhe finden kann. In der Terminologie der modernen Affekttheorie würden wir den unlustvollen Energiezuwachs als Unfähigkeit beschreiben, expansive oder schmerzvolle Affektzustände wahrnehmen und aushalten zu können. Sie ist auf den Mangel an beruhigenden Erfahrungen in der Vergangenheit zurückzuführen, die es erleichtern, überwältigende Affekte zu integrieren, so dass sie keine quälende Intensität annehmen. Später gelang es Kohut, die intrapsychische Erfahrung der Introspektion zu kontextualisieren, indem er den Widerstand des Individuums als Angst verstand, dass sich seine Bedeutungen von denen anderer unterscheiden und sie infolgedessen die für sein Selbst unverzichtbare Bindung an eine empathische Umwelt zerstören werden. Längere Unterbrechungen dieser Bindung oder das Abgeschnittensein vom responsiven Verstehen anderer weckt die tiefste Trennungsangst überhaupt, nämlich die Angst vor der Vernichtung des Selbsterlebens. Diese Angst wird nicht nur durch den realen Verlust von Personen, die das Selbst stärken, ausgelöst; sie kann auch durch den Introspektionsprozess an sich geweckt werden, wenn dieser zu einer veränderten Wahrnehmung der das Selbst stärkenden Selbstobjekt-Imago führt und dann ebenfalls als große Gefahr für die Kohärenz des Selbsterlebens empfunden wird. Was unsere erste Fallvignette betrifft, so wäre es möglich, dass das fehlende Vitalitätsgefühl meiner Patientin eine Resonanz in mir fand, die ähnliche Erfahrungen einer fehlenden responsiven Umwelt weckte und meine Abwehrreaktion gegen die aus meiner eigenen Vergangenheit widerhallenden schmerzvollen Gefühle einer inneren Leere auslöste. Das Konzept der wechselseitigen Regulierung, so sei hinzugefügt, ist vielleicht unschwer zu begreifen, mit ihm zu leben und zu arbeiten aber ist eine ganz andere Sache: Die hohen Mauern unserer monadischen Burgen üben, wie bereits erwähnt, auf unser Sicherheitsbedürfnis eine starke Anziehungskraft aus. Und was die Selbstobjekt-Bedürfnisse des Therapeuten anlangt: Wäre mir die Intersubjektivitätstheorie damals, vor zwanzig Jahren, ebenso geläufig gewesen wie heute, hätte ich über mein unbewusstes Bedürfnis nach einem das Selbst stützenden Kontakt in Form einer konflikthaften Übertragung der Patientin besser nachdenken und mich rascher von diesem Bedürfnis dezentrieren können – ich hätte es als ein vermutlich normales Vorkommnis im intersubjektiven Feld betrachtet und deshalb nicht versucht, eine solche Reflexion ins Niemandsland der Neutralität zu verdrängen.

Damit kommen wir zu einer weiteren Erschwernis der Introspektion, nämlich der Tatsache, dass das Konzept der wechselseitigen Regulierung bedeutet, Verantwortung für die Auswirkungen zu übernehmen, die der Bezugsrahmen unserer Wahrnehmungen auf unsere Patienten haben kann. Auch dazu ein Fallbeispiel von einem Supervisanden:

> Seine Patientin erzählte begeistert von einer Kommilitonin in ihrem Psychologie-Seminar, die sehr offen über ihre Suizidgedanken sprach. Der Supervisand versetzte sich in jene Studentin hinein, die in einem relativ ungeschützten Rahmen intime Details aus ihrem Leben offenbarte, und fragte seine Patientin deshalb, ob sie sich nicht mit der verwundbar machenden Selbstentblößung ihrer Kommilitonin identifiziere. Im Hinterkopf dachte er an die Schwierigkeit dieser Patientin, in der Behandlung Bereiche anzusprechen, in denen sie selbst verwundbar war, und an sein eigenes unreflektiertes Bedürfnis, sie zu beschützen; mit seiner Intervention aber betonte er die Gefahr, weil es ihn so wütend machte, das der Seminarleiter offenbar nicht für den nötigen Schutz sorgte. Die Patientin betonte etwas Anderes: Sie identifizierte sich mit der Unbefangenheit ih-

> rer Kommilitonin, nicht mit einem Gefühl der Gefährdung. In unserer Diskussion konnten wir uns klar machen, wie schwierig es sein kann, sich aus dem festen Griff der eigenen Überzeugungen zu lösen – auch wenn diese mit den allerbesten Absichten verbunden sein mögen – und erneut an das Erleben des Patienten anzuknüpfen; wir verstanden auch, wie der Therapeut die weitere Entfaltung der subjektiven Welt des Patienten behindern kann, indem er an dem kleben bleibt, was ihm selbst am Sinnvollsten erscheint. Auch wenn wir es für absolut vernünftig halten, die Wahrnehmung unserer Patienten in Frage zu stellen, können wir von ihrer subjektiven Realität meilenweit entfernt sein.

Das Beispiel illustriert auch Kohuts wissenschaftliche Definition der Empathie und zeigt, dass der Begriff keineswegs auf eine »verschwommene Sentimentalität oder Mystik« (Kohut [1982] 2001, S. 152) verweist. Kohut konzeptualisierte die Empathie, wie bereits mehrfach erwähnt, als ein Zusammentragen von Informationen, als einen Prozess, in dem Daten gesammelt werden. Er brachte die Empathie nicht mit einem bestimmten Gefühl, etwa dem Mitleid oder der Zuneigung, in Verbindung, sondern wies im Gegenteil darauf hin, dass Empathie auch durch feindselig-destruktive Ziele motiviert sein kann: Man muss seinen Feind kennen, um ihn an seinen Schwachstellen treffen zu können. Empathie wird zumeist nicht intuitiv eingesetzt, sondern tastend, im Trial-and-error-Verfahren. Sie kann nicht immer korrekt oder zutreffend sein. Sie schafft die Voraussetzung für eine unterstützende und therapeutische Haltung des Therapeuten, ist aber nicht an sich supportiv oder therapeutisch. Als Beobachtungsinstrument dient sie dem therapeutischen und psychoanalytischen Handeln als *Orientierungshilfe*.

Wir unterscheiden zwischen diesem Empathieverständnis und der Alltagsverwendung von Begriffen wie Einfühlung oder Mitgefühl, denn wenn wir jemanden als »einfühlsam« bezeichnen, geben wir damit gewöhnlich zu verstehen, dass sein Mit-empfinden dem Empfinden des Anderen entspricht. Ein solch erfahrungsfernes Empathieverständnis konnte den Therapeuten zu der Vermutung veranlassen, dass seine Patientin schutzbedürftig war. Wenn wir den Begriff Empathie in einem tiefenpsychologischen Sinn als Versuch ansehen, das innere Leben eines anderen Menschen zu verstehen, dann hätten wir uns gezwungen gefühlt, den tastenden Trial-and-error-Weg einzuschlagen, um zu klären, was die Erfahrung für diese spezifische Patientin tatsächlich bedeutete und wie sie selbst sich verstand. So gesehen, sind unsere Patienten unsere Lehrer, deren innere Welten wir unablässig kennen zu lernen versuchen. Im alltagssprachlichen Gebrauch bringt das Wort »Einfühlung« zum Ausdruck, dass man zu jemandem besonders freundlich ist, weil man Anteil an ihm nimmt. In der Psychoanalyse bedeutet Empathie *Verstehen* – nicht mehr und nicht weniger. Den Patienten aus seinem Bezugsrahmen heraus zu verstehen: ebendies ist das Primat der Subjektivität. Interessanterweise wird diese Aufgabe häufig keineswegs als fundamentale Aufgabe der Psychotherapie betrachtet, ein Punkt, der Anlass zu gravierenden Missverständnissen der zentralen Rolle gegeben hat, die die empathisch-introspektive Untersuchung in der Selbstpsychologie sowie in der intersubjektiven Theorie und Praxis spielt. Im Extremfall hat man die Empathie als Naivität kritisiert, als eine durch die rosarote Disneyland-Brille verstellte Sicht auf die Welt. Merkwürdigerweise scheint das Verstehen des Patienten mit einem Verhätscheln verwechselt zu werden, das die harten Realitäten des Lebens ausblendet.

Da diese Unklarheiten, um nicht zu sagen groben Missverständnisse der Empathie bis heute nicht aus der Welt geschafft werden konnten, ist es nachvollziehbar, weshalb Kohut ([1982] 2001) zögerte, scheinbar allem zu widersprechen, was er über die Empathie als einen – dem therapeutischen Handeln lediglich als Orientierungshilfe dienenden – Prozess der Informationssammlung gesagt hatte, und ergänzend hinzuzufügen, dass die Empathie an sich bereits eine positive therapeutische Wirkung ausübt. Er fürchtete, sich dem Verdacht auszusetzen, »mich zu Lasten wissenschaftlicher Sachlichkeit der Mystik oder Sentimentalität zu ergeben« (S. 151). Er vertrat allerdings auch die Hypothese, »dass sich hinter der Angst vor dem Tod und hinter der Angst vor der Psychose sehr häufig die Angst verbirgt, das empathische Umweltmilieu zu verlieren, das auf das Selbst eingeht und reagiert und es dadurch *psychisch* am Leben erhält« (ebd., S. 152). Seiner Ansicht nach ist der Mensch von der Wiege bis zum Grab auf empathische Responsivität angewiesen. Natürlich entspricht dies der intersubjektiven Auffassung von der unerträglichen Eingebettetheit des Seins. Die Verleugnung der Abhängigkeit oder der intersubjektiven Grundlage allen menschlichen Seins liegt dem Vorwurf zugrunde, dass die Empathie auf eine Bemitleidung des Selbst und des Anderen hinauslaufe und sich in einer verzärtelnden, unreifen, sentimentalen Haltung äußere – hier drängt sich allerdings die These auf, dass ebendiese Kritik ihren Entwicklungsursprung in einem fehlenden empathischen Milieu hat.

Die klinische Wirkung der introspektiv-empathischen Haltung[5]

Im Folgenden möchte ich mich, wie zu Beginn dieses Kapitels in Aussicht gestellt und um auf den Vorwurf der »Sentimentalität« zu antworten, der *klinischen* Anwendung und der *klinischen Wirkung* der introspektiv-empathischen Haltung zuwenden. Denn wie wir sehen werden, »hat die Empathie, das Verstehen der subjektiven Realität des Patienten, unmittelbare klinische Folgen. Für viele unserer Patienten gilt, dass die eigentliche Ursache ihres Leidens oder sogar ihres fehlenden (positiven) Gefühls der räumlichen und zeitlichen Selbstkohärenz darauf zurückzuführen ist, dass sie ihre eigenen Wahrnehmungen (und die damit einhergehenden Affektzustände) nicht kennen, ihnen nicht trauen oder durch sie in Konflikte geraten. Empathie oder die enge Orientierung an der Weltsicht des Patienten erfüllt deshalb insofern einen fundamentalen kurativen Zweck, als der Patient sein Erleben der Einzigartigkeit seiner Realitätssicht nicht länger als Gefährdung seiner selbst oder anderer Menschen empfinden muss« (Jaenicke, 1993, S. 257). »Für viele Patienten ist die Erfahrung neu, dass ihre Standpunkte konsequent und zuverlässig verstanden werden. Sie führt ihnen die Möglichkeit vor Augen, dass ihre Selbstwahrnehmung ebenso wie ihre Wahrnehmung des Anderen zuverlässig sein könnte« (ebd., S. 258). Im Laufe der Zeit führt dies zu einem stabileren Gefühl der Selbstheit und einer verbesserten Fähigkeit, an die emotionale Verfügbarkeit des Anderen zu glauben und sie für sich zu nutzen: »Verglichen mit der früheren Erfahrung ist diese Wirkung der Empathie tatsächlich eine korrigierende emotionale Erfahrung. Allerdings ist ein klarer Unterschied zu treffen zwischen dem Erleben von Empathie einerseits und einem direktiven, manipulativen Vorgehen des Analytikers andererseits« (ebd.). Ich werde diesen Punkt insbesondere in dem Kapitel über die zentrale Rolle, die den Affekten in der Intersubjektivitätstheorie zukommt, wieder aufgreifen. Bleiben wir für einen Augenblick bei dem Einfluss, den die Empathie auf das Selbst-

---

[5] Vergleiche Jaenicke 1987, 1993,1999.

gefühl des Patienten ausübt: »Die Reflexion des *manifesten* Inhalts der Produktionen des Patienten ermöglicht es ihm, sich mit dem, was er fühlt und denkt, zu *identifizieren*, und zwar häufig zum ersten Mal in seinem Leben« (ebd.). Unser Versuch, die *unbewussten* Organisationsprinzipien zu verstehen, die die Grundlage dieser Gedanken und Gefühle bilden und sich zu unreflektierten Überzeugungssystemen verbunden haben, kann hier ansetzen. Eine weitere Funktion der Empathie besteht also darin, »als Medium zu dienen, durch das solche Überzeugungssysteme kristallisiert, ins Bewusstsein gebracht und geprüft werden können« (ebd.).

In diesem Zusammenhang sind zwei Punkte zu betonen, die vielleicht deshalb häufig übersehen werden, weil sie sich unmittelbar vor unserer analytischen Nase befinden und daher auf analytische Geister, die es gewohnt sind, die Labyrinthe des Unbewussten zu verstehen und um drei Ecken zu denken, vielleicht zu wenig komplex wirken. Die scheinbar einfache Aufgabe, den Patienten auf der Ebene des manifesten Inhalts zu spiegeln, bedeutet nicht, dass man das Offenkundige nachplappert oder es ein wenig paraphrasiert, um den Patienten glauben zu machen, dass die Welt ein warmes Bad des Verstehens sei, das ihm in der grausamen Welt seiner Kindheit vorenthalten wurde. Es bedeutet vielmehr, ihm verlorene Anteile des Selbsterlebens zurückzugeben, die es ihm durch das Medium der Empathie oder durch Affektabstimmung ermöglichen, das, was er gesagt hat, zu empfinden und zu integrieren und auf diese Weise zu einem tieferen und stärker reflektierten Selbstgefühl zu finden. Oft kann der Patient das, was er gesagt hat, nur durch die Feedbackschleife der Reflexion mit sich selbst in Verbindung bringen. Ohne unsere Resonanz erleben Patienten die Sitzung möglicherweise wie einen Wortschwall, der sie am Ende verwirrt und ungeerdet zurücklässt. Diese klinische Beobachtung stimmt auch mit den Ergebnissen der Säuglingsforschung überein, zum Beispiel mit Daniel Sterns (1985) Auffassung, dass sich die Entstehung, Aufrechterhaltung und Transformation des Selbstgefühls und des Gewahrseins anderer Personen in einem intersubjektiven Kontext vollziehen. Das bedeutet erstens, dass Empathie oder das Verstehen der manifesten Ebene seiner Produktionen für den Patienten eine *Kohärenzfunktion* erfüllt. Dieser Punkt wird von Analytikern, deren Ausbildung sich am Trieb-Abwehr-Modell orientierte, gern übersehen, weil ihre Haltung des analytischen Zuhörens sie veranlassen kann, die manifeste Ebene zugunsten einer vorrangigen Konzentration auf verborgene Bedeutungen zu gering zu bewerten oder gänzlich zu ignorieren und das Selbstbild des Patienten auf diese Weise unabsichtlich zusätzlich zu destabilisieren. Statt ein instabiles Selbstgefühl stärken zu können, ist der Patient unter Umständen einer Fragmentierung ausgesetzt, weil ihm noch ein weiteres Bild seiner selbst präsentiert wird – als befände er sich in einer Spiegelhalle, in der er sich vielfach reflektiert sieht.

Der zweite Punkt, den ich betonen möchte, ist der, dass für die meisten Menschen die Erfahrung, *dass ein anderer sie so verstehen versucht, wie sie sich selbst zu verstehen*, völlig neu ist. Freunde neigen eher dazu, Ratschläge zu geben oder eigene, ähnliche Erfahrungen zu schildern, sofern sie es nicht überhaupt vermeiden, den Selbstzustand des Menschen, dem sie zuhören, an sich heran zu lassen, weil sie ihn als Bedrohung ihres eigenen Selbstgefühls empfinden und sich deshalb gezwungen fühlen, Lösungen vorzuschlagen und sich so von einem Verstehen zu distanzieren. Ursprünglich war es die unzulängliche Affektabstimmung der wichtigsten Bezugspersonen, die das Verstehen des Patienten auf dem niedrigprofilierten Weg der Empathie, wie Kohut es nannte, oder den erfahrungsnahen Modus des Zuhörens für das Begreifen der klinischen Wirkung des Verstehens so signifikant machte.

Den Patienten auf der manifesten Ebene zu verstehen ist indes kein linearer Prozess; inwieweit ein solches Verstehen erforderlich ist, hängt vom Grad der Verwundbarkeit und Fragilität des Selbsterlebens sowie vom Grad der Fehlabstimmungen in der Vergangenheit ab. »Keine Wahrnehmung des Selbsterlebens wird in Frage gestellt, solange sie eine lebenswichtige, die Kohärenz erhaltende Funktion erfüllt« (Jaenicke, 1993, S. 259). Für den Patienten, der kein kohärentes Selbsterleben besitzt, besteht das Problem darin, den Status quo seiner Selbstheit zu erhalten, »so unsicher etabliert und in seinen Funktionen eingeschränkt [diese] auch gewesen sein mag« (Kohut [1984] 1987, S. 169). Dieses kurze Kohut-Zitat bezieht sich nicht nur auf Patienten mit mangelnder Kohärenz; vielmehr enthält es den Schlüssel zum Verständnis der klinischen Funktion der Empathie sowie zum Verständnis eines fundamentalen Aspekts der selbstpsychologischen und intersubjektiven Haltung in der Behandlung aller Patienten. Hier geht es um die zentrale Bedeutung, die die *Sicherheit* für alle Patienten besitzt. Nur wenn Kliniker sich dieses basalsten Bedürfnisses bewusst sind, werden sie in der Lage sein, auch jene Produktionen des Patienten empathisch zu deuten, die auf den ersten Blick selbstzerstörerisch oder aggressiv wirken mögen und uns zunächst zu der verwunderten Frage veranlassen: »Wie können sie sich selbst oder uns so etwas antun?« In diesem Kontext möchte ich die berühmt gewordene Bemerkung von Bill Clinton paraphrasieren, dessen erster Präsidentschaftswahlkampf erfolgreich verlief, weil er etwas Entscheidendes begriffen hatte und sagte: »Es geht nicht um den Krieg, es geht um die Wirtschaft, du Esel!« Ganz ähnlich müssen wir uns selbst in Bezug auf viele Patienten zurückweisen: »Es geht nicht um Aggression, es geht um Angst, du Esel!« Ich werde hier lediglich zwei damit zusammenhängende Punkte erörtern: den Konflikt und die Frage von Abwehr und Widerstand. »Nur wenn Patienten die Möglichkeit erhalten haben, ein Grundvertrauen in ihre eigenen Wahrnehmungen, Gefühle und Gedanken zu entwickeln, können sie jene Aspekte ihrer selbst wahrzunehmen beginnen, die ihnen unvertraut sind oder widersprüchlich erscheinen« (Jaenicke, 1993, S. 258) und deshalb als bedrohlich und gefährlich erlebt werden. »An diesem Punkt (an dem sie sich sicher fühlen) werden sie die weniger logischen, weniger rationalen und bislang nicht anerkannten Aspekte ihrer selbst spontan zum Ausdruck bringen. Mit anderen Worten: Während das Unbewusste das Material fraglos die ganze Zeit mit determiniert hat, kann sich der Patient jetzt sicher genüg fühlen, um es anzuerkennen und zu integrieren. Nur unter diesem Blickwinkel wird der Konflikt eine Rolle von wachsender Bedeutung spielen, weil die Fähigkeit, Konflikt zu tolerieren, ein Minimum an Selbstkohärenz voraussetzt« (ebd., S. 259). In ihrem Buch *Psychoanalysis of Developmental Arrests* beschreiben Stolorow und Lachmann (1980) die Figur-Hintergrund-Beziehung zwischen dem Erleben von Sicherheit in der Selbstobjekt-Bindung und der Fähigkeit zur Konfliktwahrnehmung. Nach Kohuts (1984) Verständnis sind »Abwehr und Widerstand als psychische Strukturen im Kontext der gesamten psychischen Organisation zu begreifen und nicht als diskrete Mechanismen eines psychischen Apparats. Wenn man sie als Abwehrstrukturen versteht, die die Funktion der Selbsterhaltung haben, dann wird die Analyse der Abwehr sich mit der subjektiven Erfahrung der Bedrohung, die der Patient in der psychoanalytischen Beziehung erlebt, befassen« (ebd.). Die Aufgabe der Empathie »besteht darin, auf solche Gefühlszustände einzugehen und sie zu bearbeiten, bis sie nicht länger Teil eines prä-reflexiven (das heißt unbewussten) Organisationsprinzips sind. Erst nachdem sie anerkannt, validiert und integriert worden sind, wird die Möglichkeit der Konfliktwahrnehmung relevant. Sobald sie als valide Aspekte des Selbst/der Selbstheit anerkannt werden können, muss ein Konflikt, der durch ein anderes zentrales Bedürfnis ausgelöst wird, nicht länger als drohende Vernichtung der Integrität des Selbsterlebens wahrgenommen werden« (Stolorow, 1985, zit. nach Jaenicke, 1993, S. 259). In der Intersubjektivitätstheorie werden Konflikt sowie Abwehr und Widerstand nicht als lediglich intrapsychische Phänomene verstanden; vielmehr wird das Intrapsychische kontextualisiert, so dass Konflikt und Abwehr/Widerstand im Zusammenhang mit ihren Ursprüngen in intersubjektiven Feldern der Vergangenheit gesehen werden können. Unter diesem Blickwinkel betrachtet, werden sie in der Behandlung auftauchen und in den Hintergrund zurückweichen, je nachdem, wie der Patient das durch die Patient-Therapeut-Dyade erzeugte intersubjektive Feld sowie die intersubjektiven Welten, in die sie beide eingebettet sind, erlebt.

Missverständnisse über die Empathie

Was den Empathiebegriff anlangt, so müssen wir eingehender untersuchen, weshalb man die Empathie als mitfühlende Anteilnahme missverstanden hat, und gleichzeitig der Frage nachgehen, weshalb der Selbstpsychologie der von manchen Analytikern als vernichtend betrachtete Vorwurf gemacht wird, dass sie keine Psychoanalyse im strengen Sinn sei, sondern stützende Psychotherapie. Diese Kritiker sehen in der Selbstpsychologie eine hilfreiche Ergänzung der traditionellen Psychoanalyse, wollen sie aber für eine bestimmte Untergruppe von Patienten reservieren, nämlich solche mit narzisstischen Persönlichkeitsstörungen. Diese Sichtweise impliziert, dass Selbstpsychologie und empathische Haltung für die instabileren, präödipal gestörten Patienten relevant seien, während die »eigentliche« Analyse sich mit den »großen« Themen des Menschen, nämlich Sexualität und Aggression, auseinandersetzt. Intersubjektivisten betrachten narzisstische Schwierigkeiten nicht als ein distinktes Diagnosekriterium, sondern verstehen den Narzissmus als *Dimension* des Selbsterlebens eines jeden Menschen und sämtlicher Übertragungen. Kohut (1980, 1982) hat als erster auf die Moral der Reife verwiesen, die in Freuds Konzeptualisierung der Entwicklungslinie vom

Narzissmus zur reifen Objektliebe impliziert ist. Hier werden die Dinge unscharf, weil psychoanalytische Konzepte wie allzu viele Farbschichten ineinander fließen: Selbstpsychologie und empathisch-introspektive Haltung werden als stützende Methoden für die Behandlung einer Population sehr instabiler Patienten betrachtet, die auf eine mitfühlende Einstellung des Therapeuten angewiesen sind. Ich höre gewissermaßen den Aufschrei vieler Kollegen, die mit dieser Beschreibung nicht einverstanden wären und ihn als eine polemische Unterschätzung bezeichnen würden. Da ich aber über ein Kontinuum analytischer Grundhaltungen spreche, das von einer differenzierten Diskussion analytischer Konzepte bis hin zu den diffuseren, tief verwurzelten Überzeugungen reicht, die sich zu schwer fassbaren Haltungen gegenüber den Patienten amalgamieren, muss ich mit der detaillierten Diskussion darüber, was Empathie ist und was sie nicht ist, fortfahren. Ich würde sehr gern darauf verzichten, Dinge zu wiederholen, über die Kohut vor mehr als vierzig Jahren zu schreiben begonnen hat, aber die Empathie spielt in der Entwicklung der Psychoanalyse sowie in der Intersubjektivitätstheorie nun einmal eine zentrale Rolle.

»Wenn Empathie mitfühlende Anteilnahme wäre und nicht der Versuch, den Patienten möglichst korrekt, seiner Subjektivität entsprechend, zu verstehen, dann würde der Analytiker eine Funktion der Zustimmung oder Missbilligung erfüllen. In diesem Fall wäre die Analyse statt des revolutionären Mediums, das Freud vorschwebte, lediglich eine Unterweisung in der subjektiven Moral des Analytikers. Wenn diese Kritik zuträfe, dann entspräche die Selbstpsychologie tatsächlich Alexanders Sicht der Analyse als einer manipulativen korrigierenden emotionalen Erfahrung. Ironischerweise wird Kohuts (1959, 1982) Empathiekonzept, das die Einzigartigkeit des Individuums unterstreicht und somit in Freuds Tradition der Umwälzung kultureller Normen steht, als eine direktive Technik missverstanden« (Jaenicke, 1993 S. 260).

Nun stellt sich die Frage: Warum hat man die Empathie mit anteilnehmender Sympathie verwechselt? Diese Frage ist entscheidend, weil der implizite Subtext, der die Diskussionen über die Selbstpsychologie färbt, noch immer überschattet wird von dem Stigma der stützenden Psychotherapie. »Dieser Sichtweise liegt die stillschweigende Annahme zugrunde, dass der bewusste Inhalt, die manifesten Produktionen des Patienten, als weniger gewichtig und klinisch weniger ergiebig zu betrachten sei als der unbewusste, latente Inhalt. Hier haben wir es mit einem wichtigen Unterschied in der *klinischen Herangehensweise* ans Unbewusste zu tun. Die Selbstpsychologie wird attackiert, weil man die klinische *Funktion* der Empathie missversteht. Während das konsequente empathische Verstehen des *augenblicklichen* Zustands des Patienten die unbewussten Motive außer Acht zu lassen scheint, *fördert* es in Wirklichkeit das Auftauchen vereitelter Entwicklungsbedürfnisse, archaischer Zustände und das Zutagetreten einer archaischen Bindung« (ebd.). Es erzeugt zugleich einen intersubjektiven Kontext, in dem alle verleugneten oder verdrängten Affekte oder Bedürfnisse – gleichgültig, wo sie ihren Platz auf dem Kontinuum der narzisstischen Übertragungsdimension finden oder ob sie Konfliktmaterial zum Ausdruck bringen – gefahrlos an die Oberfläche treten können. »Die beharrliche Verbalisierung der augenblicklichen inneren Zustände des Patienten fördert archaische Zustände und die archaische Bindung, weil sie es ermöglicht, dass sich zwischen dem Patienten und dem Analytiker eine imaginierte Identität des inneren Erlebens entwickeln kann« (ebd., S. 261). »Beispiele für solche Zustände betreffen die Wiederherstellung einer symbioseähnlichen Verschmelzung, die vorzeitig oder phasenadäquat zerstört worden war«, und geben dem Patienten die Möglichkeit, »in archaischen Selbstobjekt-Konfigurationen Halt zu finden, die eine verwundbare Selbstrepräsentation stärken« (Stolorow und Lachmann, 1980, S. 175 f.). Die zuvor fragilen und tastenden Selbstwahrnehmungen oder Affekte können wieder auftauchen, größeren Raum gewinnen und in der Phantasie mit der imaginierten perfekten Selbstheit des Analytikers verschmelzen. Weil dieser vom Patienten als Quelle untrüglicher Stärke erlebt wird, stellt er ihm sozusagen einen Kokon zur Verfügung, in dem sich die weitere Entfaltung und Erforschung des Selbsterlebens vollziehen können (Jaenicke, 1993).

Der Umgang mit Geschenken und Fragen

Die Verschmelzung mit der phantasierten Stärke des Analytikers ermöglicht die Entwicklung einer haltenden Umwelt (Winnicott, 1965), die dem Patienten die nötige Sicherheit verleiht, die er braucht, um Affekte ausdrücken zu können, die er zuvor als bedrohlich empfand. Eine meiner Patientinnen beispielsweise, die nicht in der Lage gewesen war, ihre Liebe zu ihrem Vater und die Bewunderung, die sie für ihn empfand, auszudrücken, konnte solche Gefühle erleben und in konkreter Form zeigen, indem sie mir Blumen mitbrachte. In dieser Behandlungsphase war es nicht erforderlich, die zugrunde liegende unbewusste Motivation zu deuten; es reichte, diesen Ausdruck einer idealisierenden Selbstobjekt-Übertragung mit einem schlichten Dankeschön zu akzeptieren. Eine Deutung hätte die Bindung lediglich unterbrochen und die Patientin veranlasst, ihren expansiven Wunsch, ein Entwicklungsbedürfnis zu äußern, das aufgrund eines vergleichbaren Mangels an Responsivität in ihrer Kindheit frustriert worden war, auch in der Gegenwart zu verdrängen. Die Frage, ob dieses Bedürfnis auch eine Abwehrfunktion erfüllte und zum Beispiel aggressive Gefühle gegenüber dem Analytiker ungeschehen machen oder einen alten Modus der Bezogenheit wiederherstellen sollte, dem die Überzeugung zugrunde lag, dass die Aufmerksamkeit oder das Interesse des Anderen nur um einen bestimmten Preis oder im Gegenzug für eine Selbsterniedrigung zu haben seien, kann in einem solchen Fall zu einem späteren Zeitpunkt in den Vordergrund rücken – am ehesten in einer Phase, in der die beruhigende Funktion der Idealisierung eine Integration expansiver und erregender Affekte ermöglicht hat, die der Patient zuvor als Gefährdung seines eigenen Selbsterlebens oder als Gefahr für den Anderen wahrgenommen hat. Allerdings fragte ich meine Patientin, was sie dabei empfinde, wenn sie mir Blumen mitbringe; als Antwort beschrieb sie das Bild eines kleinen Mädchens, das erwartungsvoll auf seinen Vater zuläuft und die Arme um seine Beine schlingt. Es ist schwierig, diese Äußerungsformen der Idealisierung zu akzeptieren, da sie im Analytiker Gefühle der Expansivität mobilisieren können, die nicht leicht zu integrieren sind, weil sie an schmerzvolle Affekte oder an das verleugnete Bedürfnis rühren, bewundert zu werden oder sich wertvoll zu fühlen.

Wenn wir die traditionelle analytische Regel akzeptieren, keine Geschenke von unseren Patienten anzunehmen, um ihre libidinösen Bedürfnisse nicht zu befriedigen und dadurch die Gelegenheit zu vereiteln, dass diese Bedürfnisse symbolisiert und somit transformiert werden können, dann arbeiten wir innerhalb eines Trieb-Abwehr-Modells, das kein psychologisches Verständnis der Entwicklungsbedürfnisse impliziert, die in Form von Selbstobjekt-Übertragungen wiederaufleben. Warum versteht die Selbstpsychologie die stillschweigende Akzeptanz – selbst in der konkretisierten Form meines klinischen Beispiels – nicht als Agieren und somit als Beeinträchtigung der psychoanalytischen Arbeit? Wir haben diese Frage zum Teil bereits mit der Erklärung der affekt-integrierenden Funktion der idealisierenden Übertragung beantwortet. Eine weitere Antwort hängt damit zusammen, dass wir empathisch zu verstehen versuchen, wo sich der Patient auf dem Kontinuum der Entwicklungsbedürfnisse befindet. In diesem Fall beruhte mein Verständnis der Patientin auf ihrem frühen Entwicklungsbedürfnis, das es ihr ermöglichte, Gefühle der Bewunderung auf eine konkrete, nichtsymbolische Weise zu äußern. Daher brachte ich meine Reaktion in einer Form zum Ausdruck, die ich als *konkretistische Empathie* oder *agierte* bzw. »enacted« Empathie bezeichnet habe (Jaenicke, 2001, S. 312). Meine Reaktion war nicht darauf zurückzuführen, dass es mir an einem analytischen, deutenden Verstehen fehlte, worauf die traditionelle Bedeutung des Begriffs »Agieren« verweist. Vielmehr war es mein *analytisches* – oder empathisches – Verstehen der Bedeutung jener Geste der Patientin, das mich bewog, meine Deutung für mich zu behalten. Bei einem anderen Patienten, dem es tatsächlich um die Verleugnung von Wutgefühlen gegangen wäre, wäre es selbstverständlich angemessen gewesen, dies zu thematisieren. In einem solchen Fall hätten wir es mit einer Form der Idealisierung zu tun, wie sie Kernberg (1975) beschrieben hat: Die Aggression spielt eine zentrale Rolle für das Organisationsprinzip des Patienten, und die Idealisierung erfüllt die Funktion, den aggressiven Affekt abzuwehren.

Natürlich besteht ein zentrales Ziel der an der Intersubjektivitätstheorie orientierten Analyse ebenso wie der klassischen Analyse darin, das reflexive Gewahrsein der unbewussten Organisationsprinzipien des Patienten zu erweitern.[6] Gleichwohl müssen sich unsere Interventionen daran orientieren, wie wir den Patienten in der spezifischen Situation des therapeutischen Prozesses empathisch verstehen. Geschenke haben in aller Regel weder die Dimensionen eines Hauses noch einer Jacht oder eines Pferdes. Ihr Materialwert entspricht gewöhnlich eher dem einer CD. Manchmal schenken uns Patienten auch etwas, das sie selbst hergestellt haben. So bekam ich am Ende einer Analyse einmal einen

[6] Die unbewussten Organisationsprinzipien sind die Bausteine der Persönlichkeit. Sie beruhen auf den unbewussten emotionalen Schlussfolgerungen, die wir aus den wiederholten Interaktionen mit unseren wichtigsten Betreuungspersonen gezogen haben, und bilden die »zentralen Themen oder emotionalen Überzeugungen, die für die Erfahrungswelt eines Individuums charakteristisch sind« (Stolorow, Atwood und Orange, 2001, S. 117).

Papiertuch-Behälter in Form einer Couch geschenkt. Im Allgemeinen habe ich die Erfahrung gemacht, dass es hilfreich ist, Geschenke anzunehmen – wobei ich hinzufügen möchte, dass man aus einer spezifischen Intervention grundsätzlich keine technische Regel ableiten sollte –, sofern uns unsere Empathie nicht zur gegenteiligen Reaktion veranlasst. Nicht selten kann ein Geschenk eine Annäherung an uns repräsentieren, einen neuen Entwicklungsschritt, eine Erweiterung der Selbstobjekt-Bindung, die es dem Patienten ermöglicht, ein größeres Affektspektrum zu entwickeln und den Mut aufzubringen, Gefühle zu empfinden, die zuvor nicht akzeptabel für ihn waren. In einem solchen Fall wäre es schlicht unmenschlich (Stone, 1960) oder unhöflich, sein Geschenk zurückzuweisen; ebenso verletzend wäre es, einem Patienten, der erwähnt, dass er Geburtstag hat, nicht zu gratulieren. Mitunter müssen wir begreifen, dass unsere Patienten sich wünschen, für uns etwas tun zu können. Ein solches Bedürfnis kann natürlich – wie alles andere auch – zahlreiche Bedeutungen haben. Vielleicht signalisiert es eine Veränderung in der Übertragung, zum Beispiel ein Sich-Lösen aus einer symbioseähnlichen Verschmelzung mit dem Ergebnis, dass sich der Patient getrennter und uns ebenbürtiger fühlt. Umgekehrt kann es aber auch eine Intensivierung der idealisierenden Selbstobjekt-Bindung signalisieren. Man kann nicht oft genug betonen, dass der Patient nur dann den Mut aufbringen wird, eine aus einer signifikanten Verbesserung seines Selbstwertgefühls und seines Respekts vor dem Anderen resultierende tiefe Zuneigung für uns zu empfinden, wenn er sich auf unsere Fähigkeit und unseren Mut verlassen kann, solche Gefühle vorbehaltlos zu akzeptieren. Dies ist, denken wir nur an die Risiken der Verbundenheit, nicht unbedingt einfach, weil es auch unsere Bereitschaft berührt, uns berühren zu lassen, uns zu öffnen und den Patienten in uns aufzunehmen, ihm einen Platz in unserem Affekt»haushalt« einzuräumen. Selbst wenn die primäre Motivation defensiv ist, wird sie sich dennoch mit einem gewissen Nähegefühl uns gegenüber mischen. Wie wir unsere Intervention formulieren, hängt davon ab, wie wir die Relevanz der Leading-edge bzw. Trailing-edge der Übertragung beurteilen. Haben wir es in erster Linie mit einem neuen Entwicklungsschritt zu tun, mit der Angst vor einer Retraumatisierung, oder geht es vor allem um einen Zustand der Ambivalenz? Wenn wir den Patienten, der uns etwas schenken will, um eines analytischen Ideals der Abstinenz willen zurückweisen, fühlt er sich unter Umständen gezwungen, sich wie eine Auster zu verschließen. In diesem Fall bleiben beide Motivationen, die defensiven und die expansiven Bedeutungen, unberücksichtigt. Den Patienten absichtlich zu frustrieren kann, wie bereits erwähnt, nicht als Neutralität betrachtet werden, sondern reflektiert ein spezifisches, tief verwurzeltes Überzeugungssystem des Therapeuten einschließlich bestimmter Grundannahmen über die menschliche Natur; in analoger Weise wird die gezielte Frustration seiner Bedürfnisse und Wünsche unter dem Blickwinkel des Patienten kaum als neutral erlebt (vgl. Orange, Atwood und Stolorow, 1997).

Dazu ein weiteres klinisches Beispiel:

> Ein erfahrener Kollege, der einige Zeit zuvor eine Analyse abgeschlossen hatte, aber die Behandlung fortsetzen wollte, schenkte mir eine CD. Ich dankte ihm ohne weiteren Kommentar. Ich wusste, dass sein Problem in einem bestimmten Song thematisiert wurde, denn wir hatten darüber gesprochen. Ich verstand sein Geschenk als eine Geste des Vertrauens und der Zuneigung. Ich deutete sie insgeheim als ein Wiederaufleben einer arretierten, idealisierten Selbstobjekt-Übertragung gegenüber dem häufig abwesenden Vater. In der nächsten Sitzung dankte mir der Patient dafür, dass ich auf eine Deutung seines Geschenks verzichtet hatte.

Kohut hat wiederholt betont, dass es häufig am besten ist, diese Übertragungen zunächst nicht zu deuten, sondern ihnen Raum zu geben, damit sie sich entfalten können. In diesem Fall ließ ich mich von meinem Verständnis des Bedürfnisses des Patienten leiten, intensive Gefühle in einer abgeschwächten Form auszudrücken, um sein Integritätsgefühl nicht zu verlieren. Deshalb wäre eine Deutung seiner Zuneigung zu diesem Zeitpunkt kontraproduktiv gewesen. Sie hätte die Asymmetrie akzentuiert, die der Patient gleichwohl stillschweigend akzeptieren und als Kraftquelle nutzen konnte, ohne dies als einen Verlust seines Selbstwertgefühls zu empfinden. In der Therapie der Patientin, die mir Blumen brachte, konnte die symbolische Bedeutung ihres Geschenks zu einem späteren Zeitpunkt verbalisiert werden, als dies die analytische Bindung nicht mehr bedrohte. Ob wir ein Geschenk deuten oder nicht, hängt davon ab, wie wir seine Bedeutung verstehen. Das Gleiche gilt für die Beantwortung von Fragen. Man könnte diese Einstellung gegenüber Geschenken und Fragen unserer Patienten als Ausdruck meiner eigenen theoretischen Voreingenommenheit kritisieren. Dies ist durchaus richtig, aber gleichzeitig entspricht diese Einstellung der intersubjektiven Grundannahme, dass jede Form der Behandlung die Subjektivität des Klinikers – einschließlich seiner Theorien – widerspiegelt. Entschcidend ist es auch hier, sich dessen bewusst zu bleiben, wie die eigene Subjektivität in die Behandlung eingeht, und sich vor Augen zu führen, dass sämtliche Entscheidungen bezüglich unserer Interventionen deren Auswirkungen auf den Patienten berücksichtigen müssen.

Kommen wir nun zur klinischen Funktion der Empathie zurück: »Die Selbstpsychologie verortet die manifesten Produktionen des Patienten irgendwo auf einem Kontinuum, das von archaisch-verwurzelten, unbewussten Selbstzuständen bis zu bewussten, differenzierten und integrierten Selbstzuständen reicht. Die Funktion der Empathie besteht darin, als Medium zu dienen, durch das lediglich partiell gebildete oder aber verdrängte oder verleugnete Selbstzustände auf dem Kontinuum der Subjektivität des Individuums gefahrlos von einer prä-reflexiven Erfahrung in ein stärker reflektiertes Erleben transformiert werden können. Selbstpsychologie und Intersubjektivitätstheorie haben rekonzeptualisiert, inwieweit es klinisch von Nutzen ist, die manifeste Ebene der Produktionen des Patienten zu bearbeiten, indem sie demonstrierten, wie sich fixierte, unbewusste Strukturen [...] durch das Medium der Empathie, das auch das Verstehen und die Deutung von Abwehr und Widerstand umfasst, in zunehmend flexiblere, artikulierte, bewusste Strukturen der Subjektivität verwandeln« (Jaenicke, 1993, S. 261).

In diesem Kapitel über den introspektiv-empathischen Modus der Untersuchung habe ich ausführlich Kohuts unschätzbar wertvollen Beitrag »zur Entwicklung einer post-cartesianischen, wirklich kontextuellen psychoanalytischen Psychologie« beschrieben, »die die für jede Erfahrung konstitutive Rolle der Bezogenheit anerkennt« (Stolorow, Atwood und Orange, 1999, S. 381). Wir haben gesehen, dass es Kohut schon in seinem Empathie-Beitrag von 1959 gelang, den Bereich der psychoanalytischen Untersuchung und Theorie zu erweitern. Indem er darlegte, dass eine wissenschaftliche Theorie mit der wissenschaftlichen Untersuchungsmethode vereinbar sein muss, zeigte er, dass »Introspektion und Empathie immer zentrale Bestandteile der psychoanalytischen Methode waren und dass lediglich das, was im Prinzip introspektiv und empathisch zugänglich ist, in den Bereich der psychoanalytischen Theorie fällt« (Stolorow, Atwood und Orange, 1999, S. 382). Damit formulierte Kohut eine neue Definition der Psychoanalyse als Tiefenpsychologie des persönlichen Erlebens, weil einzig das persönliche Erleben und seine Schicksale der psychoanalytischen Untersuchungsmethode zugänglich sind.

Ähnlichkeiten und Unterschiede zwischen Selbstpsychologie und Intersubjektivitätstheorie

Da dies kein Buch über die Selbstpsychologie ist, sondern über die Intersubjektivitätstheorie in der Praxis im Allgemeinen und über die Risiken der Verbundenheit im Besonderen – ein Versuch, Licht auf die Kontextualität der psychoanalytischen Erfahrung des Patienten wie auch des Therapeuten zu werfen –, müssen wir nun einige der grundlegenden Ähnlichkeiten und Unterschiede zwischen Kohuts Konzepten und denen der Intersubjektivitätstheorie untersuchen. Dies wiederum soll als Grundlage für eine Erörterung der Ähnlichkeiten und Unterschiede zwischen Kohuts Empathiekonzept und dem intersubjektiven Konzept der introspektiv-empathischen Untersuchung dienen. Es ist ein häufig anzutreffendes Missverständnis, dass die Intersubjektivitätstheorie aus der Selbstpsychologie hervorgegangen sei oder eine Erweiterung derselben darstelle. In Wirklichkeit wurden beide Theorien unabhängig voneinander entwickelt; sie haben unterschiedliche Ausgangspunkte, gelangen aber, was die Neudefinition der Psychoanalyse als reine Psychologie angeht, zu einer ähnlichen Schlussfolgerung. Wie bereits erwähnt, nahm die Intersubjektivitätstheorie ihren Anfang in der Erforschung der subjektiven Ursprünge psychoanalytischer Theoriesysteme. Die Erkenntnis, dass die subjektive Welt des Theoretikers grundsätzlich Einfluss darauf ausübt, wie er die Erfahrungen anderer Menschen versteht, bewog Stolorow und Atwood (1979) zu dem Schluss, dass die Psychoanalyse eine Theorie der Subjektivität an sich benötige, »einen vereinheitlichenden Rahmen, der nicht nur die Phänomene zu erklären vermag, die andere Theorien behandeln, sondern auch die Theorien selbst« (zit. nach Stolorow, Atwood und Orange, 1999, S. 381). Ihrer Ansicht nach sollte die psychoanalytische Theorie auf sämtlichen Ebenen der Abstraktion und Verallgemeinerung »eine Tiefenpsychologie der persönlichen Erfahrung sein, die sich mit der Entwicklung, ihrer unbewussten Organisation und ihrer therapeutischen Transformation beschäftigt« (ebd.). Die subjektiven Ursprünge psychoanalytischer Theorien führten die Intersubjektivisten zur Zentralität der Phänomenologie, die wiederum die Einsicht in das Primat einer durch und durch kontextualisierten Subjektivität nach sich zog:

> »Subjektivität, so wurde uns klar, kann nur das Erleben eines historisch situierten Subjekts sein. Ein erlebendes Subjekt zu sein bedeutet, in den intersubjektiven Kontexten der Vergangenheit, Gegenwart und Zukunft positioniert zu sein. Husserls phänomenologische Reduktion wird in eine phänomenologische Elaboration von Komplexität und Prozess als Eigenschaften größerer relationaler Systeme transformiert. Die konsequente Fokussierung der Organisation persönlicher Erfahrung, der Verzicht auf alle isolierten, reifizierten mentalen Entitäten lässt die unvermeidbare Einbindung des persönlichen Erlebens in konstitutive intersubjektive Felder erkennbar werden. Freuds [...] intrapsychischer Determinismus weicht einer tief greifenden intersubjektiven Kontextualisierung.« (Stolorow, Atwood und Orange, 1999, S. 382).

Ohne dass die Intersubjektivisten es zur Kenntnis genommen hätten, war auch Kohut (1959) infolge seiner Untersuchung der Empathie von der Phänomenologie zum Kontextualismus gelangt. Eine weitere Ähnlichkeit zwischen Kohuts Selbstpsychologie und der Intersubjektivitätstheorie, die auch die Annäherung an eine kontextualistische Theorie der Psychoanalyse exemplifiziert, besteht darin, dass Kohut das Triebkonzept durch die subjektive Erfahrung der Getriebenheit, d.h. durch einen Affektzustand, ersetzte. Dies ist von herausragender theoretischer Bedeutung, weil es den psychoanalytischen Paradigmenwechsel von einer Triebtheorie zu einer Affekttheorie einleitete. Dieser Wechsel ist ein Kennzeichen der Intersubjektivitätstheorie, »weil Affektivität im Unterschied zu den Trieben, die tief im Innern eines isolierten psychischen Apparates entspringen, etwas ist, das von Geburt an innerhalb eines fortbestehenden intersubjektiven Systems reguliert oder fehlreguliert wird. So beinhaltet der Wechsel vom Trieb zum Affekt automatisch eine Kontextualisierung der menschlichen Motivation« (Stolorow, Atwood und Orange, 1999, S. 283).

Stolorow und Atwood, die ursprünglich aus der akademischen Psychologie kamen, hatten gehofft, mit ihrer psychoanalytischen Phänomenologie einen vereinheitlichenden Rahmen für das fragmentierte Feld der komparativen Persönlichkeitstheorie zu entwickeln und auf diese Weise die Untersuchung des Erlebens und Verhaltens von Menschen in die akademische Persönlichkeitspsychologie zurückführen zu können. Kohut hingegen war kein akademischer Psychologe, sondern psychoanalytischer Kliniker (Stolorow, Atwood, Orange, 1999; vgl. Jaenicke, 1999). In seiner Zeit als »Mr. Psychoanalyse« bekannt und vorübergehend Vize-Präsident der Internationalen Psychoanalytischen Vereinigung, war Kohut zunächst ein prominenter Repräsentant und begabter Lehrer der klassischen Psychoanalyse. Seine klinische Erfahrung, dass seine Patienten offenbar seinem klassischen psychoanalytischen Verständnis *ihrer* Erfahrungen nicht entsprachen oder sich in ihm nicht wiederfanden, veranlasste ihn Mitte der 1960er Jahre, sich auf die narzisstische Dimension ihrer Probleme zu konzentrieren. So führte sein phänomenologisches Verständnis seiner Patienten zu einer Spielart des Kontextualismus, die den Weg zu einem – bislang durch das cartesianische Denken verstellte – Verstehen persönlicher Vernichtungserfahrungen (Orange, Atwood und Stolorow, 1997) bahnte, das auf die Intersubjektivisten einen großen Einfluss ausüben sollte. Das Konzept der Selbstobjekt-Funktion (Kohut, 1971), das in Kohuts Empathie-Beitrag von 1959 bereits angelegt war, wurde zu einem zentralen Konzept der Selbstpsychologie. Indem er demonstrierte, dass die Organisation des Selbsterlebens grundsätzlich durch das Erleben der Responsivität des Anderen mit determiniert wird, entwickelte er ein kontextualistisches Verständnis der Psychoanalyse, das der Intersubjektivitätstheorie sehr nahe kam. Der Analytiker nahm nicht länger für sich in Anspruch, im therapeutischen Prozess eine neutrale Position zu vertreten und als leere Leinwand für die Übertragungen seiner Patienten zu dienen. Vielmehr wurde der Beobachter zum Beobachteten – der Analytiker ist an sämtlichen Reaktionen des Patienten beteiligt. Somit ist die Selbstobjekt-Funktion ein hervorragendes Beispiel für Kontextualismus. Die Untrennbarkeit von Beobachter und Beobachtetem in Kohuts Theorie weist eine große Ähnlichkeit mit der frühen intersubjektivistischen Betonung der Rolle auf, die die Subjektivität des Theoretikers in der Formulierung seiner Theorie spielt.

Kohuts spätere Entwicklung seiner Theorie des Narzissmus und der narzisstischen Störungen beruhte auf seiner Einsicht, dass das Leiden seiner Patienten nicht auf verdrängte Triebabkömmlinge zurückzuführen war, die es zu symbolisieren, zu sublimieren und zu transformieren galt (das heißt letztlich auf Triebstrebungen, denen der Patient um seiner Weiterentwicklung willen entsagen muss), sondern auf das unbefriedigt gebliebene Bedürfnis nach der für die Entwicklung notwendigen psychischen Nahrung. Das Empathiekonzept, das zum Konzept des Selbstobjekts führte, und die bahnbrechende Kontextualisierung des Narzissmus sind also zwei der drei einzigartigen Beiträge, um die Kohut die Psychoanalyse bereichert hat. Bei dem dritten Beitrag handelt es sich um das Primat der Subjektivität. Diese drei Säulen der Selbstpsychologie sind zentrale Bestandteile der Intersubjektivitätstheorie, während Kohuts spätere »Erhöhung seiner Psychologie des Narzissmus zu einer Metatheorie der Gesamtpersönlichkeit – einer psychoanalytischen Psychologie des Selbst – etliche knifflige Probleme aufwirft« (Stolorow, Atwood und Orange, 1999, S. 384), weil er dabei, wie wir sehen werden, den Weg der Neuformulierung der Psychoanalyse als reine Psychologie verließ. Die Kritik der Intersubjektivitätstheorie betrifft tatsächlich Kohuts De-kontextualisierung seiner eigenen, ursprünglich stringent kontextuellen Definition der Empathie und läuft darauf hinaus, dass Kohut auf die introspektiv-empathische Haltung zugunsten einer extrospektiven verzichtete.

> »Durch Kohuts Sprung von der Phänomenologie zur Ontologie wird das Selbst als eine sich lebendig entfaltende Dimension der Erfahrung, die innerhalb einer fortdauernden kontextuellen Matrix Gestalt annimmt, durch ein Selbst als objektivierte, übergeordnete, urheberhafte Entität, ein ontisches Sein, ersetzt, das über Pole und einen Spannungsbogen verfügt und Aktion initiiert, um seine eigene, beeinträchtigte Kohärenz wiederherzustellen. Diese Verdinglichung, die seine klinischen Beobachtungen verabsolutierte und generalisierte, machte Kohuts mühsam errungene Kontextualisierung des Narzissmus teilweise wieder rückgängig und führte zu einer Idolatrie des psychischen Defizits, der Doktrin der Defizite des Selbst […]. Der cartesianische isolierte Geist kehrt hier in der romantischen Vision eines ursprünglichen Kernselbst mit inhärentem, vorprogrammiertem Entwurf zurück, das auf ein responsives, seiner Entfaltung zuträgliches Milieu hofft« (Stolorow, Atwood und Orange, 1999, S. 384).

Dieses Zitat enthält gleich mehrere erläuterungsbedürftige Kritikpunkte. Im Zusammenhang mit unserem Versuch, die Haltung der empathischen Untersuchung zu verstehen, besagt die Hauptkritik, dass wir durch die Absolutsetzung eines Selbst mit reifizierten Inhalten wie Ambitionen und Idealen die Gelegenheit verlieren, eine spezifische Selbsterfahrung, so wie sie »an jedem Punkt des Lebenszyklus durch den intersubjektiven Kontext geprägt wird, in dem sie sich herauskristallisiert« (ebd.), zu untersuchen. »Die Phänomenologie hält uns immer im Kontext fest« (ebd.). Die Kritik richtet sich auch gegen die Übergewichtung von Defiziterfahrungen sowie gegen eine allzu verengte Fokussierung der Selbstobjekt-Dimension der Erfahrung und der Übertragung, die »andere wichtige Dimensionen ignoriert und nicht kontextualisiert« (ebd.). Sie gilt gleichfalls der fehlenden Berücksichtigung von wechselseitigen Regulierungsvorgängen. Offenbar, so die Kritik, widerstrebte es Kohut, »seinen Bezugsrahmen als relationale Theorie oder als Zwei-Personen-Theorie zu betrachten, weil er seine Verbindung zur intrapsychischen (und somit cartesianischen) Tradition der freudianischen Psychoanalyse wahren und verhindern wollte, dass man seinen Ansatz als interpersonal einordnete oder als Sozialpsychologie charakterisierte« (ebd.).

> »Wenn man die Entwicklung von Kohuts Denken betrachtet, angefangen mit *The Analysis of the Self* bis zu *Restoration of the Self*, dann wird deutlich, dass er wichtige Erkenntnisse über den Narzissmus und die narzisstische Persönlichkeitsstörung zu einer Theorie der Gesamtpersönlichkeit und der Gesamtheit analytischer Übertragungen verallgemeinerte. Eine generalisierte Theorie des Narzissmus lässt per definitionem viele andere signifikante Dimension der Erfahrung und Bezogenheit unberücksichtigt. Unsere intersubjektive Systemtheorie verweist auf einige solcher Dimensionen, doch meiner Ansicht nach wird eine derartige Aufzählung immer unvollständig bleiben. Die möglichen Dimensionen der Erfahrung und Bezogenheit sind im Prinzip unbegrenzt« (Stolorow, pers. Mitteilung, 2004).

Dies ist zwar eine recht vernünftige und theoretisch zweifellos stringente Einschätzung und historische Kontextualisierung von Kohuts Beitrag, der ich mich anschließe; ich möchte allerdings hinzufügen, dass eine weitere historische Kontextualisierung vonnöten ist, wenn wir Kohut verstehen wollen. Wir müssen an die emotionale Schroffheit erinnern, die Mauer der Ablehnung, mit der Kohut von seinen internationalen Kollegen konfrontiert wurde, die zum Teil sogar den Raum verließen, wenn er ihn betrat; selbst an seinem eigenen Institut wurde ihm die Mitarbeit in den Komitees vorübergehend verweigert. Eine hervorragende und einsichtige Beschreibung des psychoanalytischen Feldes, in das Kohut eingebettet war, hat Charles Strozier (2001) mit seiner Biographie *Heinz Kohut. The Making of a Psychoanalyst* verfasst. Wenn wir seinen Wunsch nachfühlen, die Verbindung zur analytischen Welt seiner Zeit nicht zu verlieren – er *hatte* zu den meisten berühmten Analytikern, beispielsweise zu Anna Freud, um nur einen Namen zu nennen, engen Kontakt –, können wir seinen ungeheuren Mut besser verstehen, mit dem er den Verlust seines empathischen Milieus riskierte, indem er seine revolutionären Ideen zur Diskussion stellte.

Kehren wir nun zur intersubjektivistischen Sicht zurück: Auch wenn ich bereits mehrfach darauf hingewiesen habe, schadet es nichts, noch einmal zu betonen, dass die Intersubjektivitätstheorie weder für eine einseitige Gewichtung des Intrapsychischen noch des Interpersonalen plädiert, sondern vielmehr für die *Kontextualisierung des Intrapsychischen*. Die »Dichotomie zwischen Eine-Person- und Zwei-Personen-Psychologien ist ein obsoletes, reifiziertes, verabsolutiertes Überbleibsel des cartesianischen Dualismus. Die Formulierung *Zwei-Personen-Psychologie* beinhaltet bereits eine Philosophie des atomistischen, isolierten Geistes, weil sie zwei getrennte mentale Entitäten, zwei denkende Wesen voraussetzt, die zufällig aufeinander treffen. Wir sollten stattdessen von einer kontextuellen Psychologie sprechen, in der das Individuum und seine persönliche Erfahrungswelt als ein Subsystem von größeren relationalen oder intersubjektiven Suprasystemen anerkannt werden« (Stolorow, 1997, zit. nach Stolorow, Atwood und Orange, 1999, S. 384).

Wenn wir von einem Bias zugunsten einer Defizitpsychologie in der selbstpsychologischen Theorie sprechen – und diese Kritik wird auch von traditionellen psychoanalytischen Theoretikern formuliert, wenngleich aus anderen, später zu erörternden Gründen –, müssen wir erneut den Beitrag der Selbstpsychologie zur Psychoanalyse kontextualisieren, spezifischer: eine fundamentale klinische Haltung oder Sensibilität, die diese Theorie in die Psychoanalyse eingebracht hat. Zum einen war es für Psychoanalytiker tatsächlich neu zu sagen, dass die Behandlung den Patienten »in einer sicheren emotionalen Bindung eine ›zweite Entwicklungschance‹« biete (Orange 1995, S. 9): »Innerhalb einer solchen Bindung können sie die primäre Selbstobjekt-Bezogenheit erleben, die notwendig ist, damit sie ein starkes Selbst- und Selbstwertgefühl entwickeln« (ebd.). Neu war auch die Sichtweise, dass die Selbstpsychologie »das intersubjektive Behandlungsfeld als eine Form der Bezogenheit« beschreibt, »*in der der Analytiker oder der Therapeut unmissverständlich auf der Seite des Patienten stehen kann* [...] und sich in dessen Selbst- und Beziehungserleben hinein begibt« (ebd.). »Zudem«, und hier stimme ich Orange nachdrücklich zu, »übt die Aufmerksamkeit, die die Selbstpsychologie den Auswirkungen von relationaler Deprivation und Traumata widmet, auf mein klinisches Denken einen konkreten Einfluss aus. Meiner Ansicht nach konzentriert sich keine andere psychoanalytische Theorie derart unmittelbar auf das emotionale Leiden und die Verwirrtheit unserer Patienten. Unabhängig davon, welchen Abstraktions- oder Verallgemeinerungsgrad mein Theoretisieren erreichen mag – die Selbstpsychologie gewährleistet meine stetige emotional Nähe zum Patienten« (ebd.). Den Patienten nicht als Individuum zu betrachten, dem es in erster Linie darum geht, den Therapeuten zu manipulieren oder ihn um eines sekundären Gewinns wegen auf maligne Weise in ein Rollenagieren zu verwickeln, das heißt, ihn nicht antagonistisch zu sehen, nicht nach mutmaßlichen »wahren Motiven« zu suchen, sondern sein emotionales Leiden, selbst wenn der äußere Anschein das Gegenteil auszudrücken scheint, als Prüfstein für unser Verstehen zu betrachten, ist für diese Art der klinischen Sensibilität entscheidend. Leiden und Deprivation nicht aus dem Auge zu verlieren – dies kann uns als Richtschnur dienen, wenn uns die Dunkelheit hasserfüllter oder leerer Verzweiflung zu verschlucken droht.

Vergleich des Empathiekonzepts und der introspektiv-empathischen Untersuchung

Konzentrieren wir uns nun auf einige Ähnlichkeiten und Unterschiede zwischen Kohuts Empathiekonzept und dem intersubjektiven Konzept der introspektiv-empathischen Untersuchung, denn beide versuchen, den Prozess des analytischen Wissens zu erklären. Beide distanzieren sich von der für die traditionelle Psychoanalyse charakteristischen cartesianischen Annahme des isolierten Geistes, die sich mit einer technischen Rationalität und einer objektivistischen Epistemologie verband. Wie bereits erwähnt, »erscheint der Geist unter diesem Blickwinkel isoliert, radikal getrennt von der äußeren Realität, die er entweder korrekt erfasst oder aber falsch wahrnimmt. Analytiker, die eine objektivistische Epistemologie vertreten, setzen voraus, dass sie Zugang sowohl zum Kern der Realität des Patienten als auch zu objektiven Wahrheiten haben, die diese Realität in Form der Übertragung entstellt« (Stolorow, Atwood und Orange, 1999, S. 385). Im Gegensatz dazu konzeptualisieren Intersubjektivisten den Prozess des psychoanalytischen Wissens als eine Form des *Perspektivismus* oder *perspektivischen Realismus*. Diese Haltung impliziert nicht, dass die subjektive Realität des Analytikers der Wahrheit in höherem Maße entspricht als die des Patienten, und sie setzt auch nicht voraus, dass wir als Therapeuten einen direkten Zugang zur subjektiven Welt unserer Patienten haben können. Der Analytiker kann sich »dieser Realität innerhalb des spezifizierten Bereichs seiner eigenen Perspektive« lediglich *annähern* (ebd., S. 385). Diese Sichtweise hat große Ähnlichkeit mit Kohuts bereits erwähnter Behauptung, dass wir das, was wir sehen, nur im Rahmen dessen, was wir getan haben, um es zu sehen, beschreiben können. Sie entspricht außerdem auch seiner Überzeugung, dass »die Relativität unserer Realitätswahrnehmungen und des Rahmens der Ordnungskonzepte [...] unsere Beobachtungen und Erklärungen prägen« (Kohut [1982] 2001, S. 157).

Als Kohut versuchte, die Empathie als eine wissenschaftliche Beobachtungsmethode zu definieren, erklärte er, dass »Empathie (stellvertretende Introspektion) ihrem Wesen nach *neutral und objektiv* und nicht subjektiv« sei (Kohut, 1980, S. 483). Er charakterisierte die Empathie als einen Versuch, sich ein zutreffendes Bild vom inneren Leben eines Individuums zu machen – ein Versuch, der nicht mit gefühliger Anteilnahme verwechselt werden dürfe und auch nicht primär durch Mitgefühl motiviert sei. Um auf die Sentimentalitäts- und Mystikkritik zu reagieren, zog sich Kohut also von seiner eigenen kontextualistischen Haltung und der Sichtweise, dass der Beobachter das Beobachtete ist, zurück. Damit aber dekontextualisierte er die Empathie, ohne dies zu beabsichtigen. Natürlich kann man die Empathie aus verschiedenen Gründen nicht als eine neutrale Einstellung betrachten: Zum einen ist die Betonung der emotionalen Responsivität als Unterstützung der Entwicklung der Selbstheit Teil eines Systems theoretischer Überzeugungen; zweitens wird der Patient, wie Kohut (1980) selbst erläuterte, die Empathie nicht als etwas Neutrales empfinden, weil sie nämlich eine tiefe Sehnsucht, verstanden zu werden, befriedigt. Umgekehrt können Patienten aber auch mit Angst, Verärgerung oder Wut reagieren, wenn unsere Empathie eingekapselte Selbstobjekt-Wünsche in ihnen wiederbelebt, die sie als Gefahr empfinden, weil sie das Risiko mit sich bringen, erneut fallengelassen zu werden. Drittens – und dies ist der entscheidende Kritikpunkt der Intersubjektivitätstheorie – ist es nicht möglich, dass ein isolierter Geist, der Analytiker, sich in einen anderen isolierten Geist, den Patienten, hineinversetzt, um dessen inneres Erleben direkt und völlig unvoreingenommen zu betrachten und seine eigene psychische Welt dabei sozusagen »außen vor« zu lassen. »Diese Doktrin der unbefleckten Wahrnehmung impliziert eine Verleugnung des inhärent intersubjektiven Charakters des analytischen Verstehens, zu dem die Subjektivität des Analytikers einen ständigen, unvermeidbaren Beitrag leistet« (Stolorow, Atwood und Orange, 1999, S. 386). Statt zu versuchen, objektiv zu sein und unsere Subjektivität auszuschalten, müssen wir uns dezentrieren (Atwood und Stolorow, 1984; Piaget, 1970), indem wir uns reflexiv klar machen, wie unsere persönlichen Organisationsprinzipien unsere analytischen Erkenntnisse beeinflussen.

Perspektivischer Realismus und das Risiko der Verbundenheit

Der Perspektivismus ist eine Haltung, die unter anderem durch die hermeneutische Ontologie Hans-Georg Gadamers (1960) beeinflusst wurde. In Anlehnung an seine (auf die Textinterpretation bezogene) Aufforderung, davon Abstand zu nehmen, Bedeutung einzig im Geist des (Autors) Patienten zu suchen, sondern stattdessen den dialogischen Austausch des hermeneutischen Prozesses zu fokussieren, schreibt Orange: »Verstehen geht nicht aus dem Sich-Versenken in den Geist des Anderen hervor, sondern aus dem Gespräch zwischen und unter jenen, die zu verstehen versuchen, während sie die eigenen Vorurteile prüfen und alternative Blickwinkel positiv aufnehmen. Wir befinden uns nie im Denken und Fühlen des Anderen, und ebenso wenig sind wir je außerhalb des Gesprächs. Nicht wir suchen das Gespräch, sondern es scheint – wie Gadamer oft gesagt hat – uns zu suchen und uns herauszufordern, uns durch diesen Austausch verändern zu lassen. So gesehen, gibt es für den

Analytiker keine Möglichkeit, ›korrekt empathisch‹ zu sein oder sich soweit aus der relationalen Erfahrung herauszuhalten, dass er zutreffend zu beurteilen vermag, was der Patient mit anderen, einschließlich des Analytikers, macht« (Orange, 2002, S. 694).

Die Tatsache, dass der Fokus der Intersubjektivitätstheorie nicht der isolierte Geist ist, sondern das umfassendere, durch die Wechselwirkung der subjektiven Welten des Patienten und des Analytikers (oder des Kindes und der Bezugsperson) erzeugte System, entspricht in höchstem Grad der epistemologischen Einstellung des perspektivischen Realismus: »[…] die einzige Wahrheit oder Realität, zu der die Psychoanalyse Zugang gewährt, ist die subjektive Organisation der in einem intersubjektiven Kontext verstandenen Erfahrung« (Orange, 1995, S. 61). »Die perspektivische Haltung übt einen tiefen Einfluss auf die *Atmosphäre* der psychoanalytischen Situation aus« (Stolorow, Atwood und Orange, 2001, S. 103; Hervorhebung C. J.). Ich möchte diesen Punkt zunächst unter dem Blickwinkel des Risikos betrachten, das für den Therapeuten mit der Verbundenheit einhergeht: Sie ist gleichermaßen erleichternd wie Angst erregend. Zu verstehen, dass man nicht über den »göttlichen Blick« (Putnam, 1990) verfügt, das heißt, nicht sämtliche Perspektiven auf eine Situation einzunehmen vermag, kann ungeheuer erleichternd sein. Von vornherein zu begreifen, wie begrenzt der Realitätsausschnitt ist, der sich unserem Blick erschließt, weil unser Verständnis immer nur eine durch unsere Subjektivität und unsere Vorurteile (Gadamer) eingeschränkte Interpretation sein kann, befreit uns von der Bürde der Allwissenheit. Diese Allwissenheit kann durch Selbstüberschätzung genährt werden; wahrscheinlicher aber ist es nach meiner Erfahrung, dass sie aus dem Druck resultiert, der entsteht, wenn wir auf dem therapeutischen Territorium eine so ungemein wichtige Rolle für die zweite Entwicklungschance unserer Patienten spielen. Während diese hohe Bedeutung unser Gefühl, eine bedeutsame Aufgabe zu erfüllen, zweifellos ganz wesentlich stärkt und somit eine der Quellen ist, die uns am Leben erhält, kenne ich doch kaum Therapeuten, die diese Verantwortung nicht auch als eine beträchtliche Belastung empfinden. Ein wenig erinnert dies an die Situation eines Seiltänzers, der eine Stange benutzen muss, um auf einem dünnen Draht das Gleichgewicht zwischen Belastung und Inspiration halten zu können. Um noch einmal Gadamer (1960) zu paraphrasieren: Er war der Ansicht, dass wir im Prozess des

Verstehens nicht versuchen sollten, unsere Subjektivität auszuschließen. Im Gegenteil, eine wahrhaftige hermeneutische Haltung führe zu einer Hervorhebung der Voreingenommenheiten unserer Subjektivität, entschärfe dadurch ihren extremen Charakter und erlaube eine klarere Wahrnehmung des Fremden. Statt also anzunehmen, dass wir unsere Vorurteile einklammern müssten, können wir sie durch unser Gewahrsein – und durch Gewöhnung – als einen Hintergrund benutzen, vor dem die Fremdheit des Anderen deutlich hervortritt. Wie bereits erwähnt, können wir an der Fremdheit Gefallen finden, wenn wir grundsätzlich davon ausgehen, vom Anderen etwas lernen zu können. So sind wir in der Lage, unsere Tendenz, die eigene Meinung als zutreffende Repräsentation des Ganzen zu betrachten, in eine positive Haltung der Neugierde zu wenden. Diese spielerische Einstellung wiederum kann einen Ausgleich zur Last der Verantwortung schaffen. Der Peirce'sche Fallibilismus, der uns auffordert, die Mäntel unserer Theorien und Wahrnehmungen nur locker umzulegen, damit wir sie jederzeit abwerfen können, sobald es etwas Neues zu lernen gilt, gewährleistet, dass wir für die Perspektiven anderer offen und empfänglich bleiben. Gleichwohl scheint uns die Idee, dass wir wissen sollten, was was ist, irgendwie zu fesseln, so dass die Vorstellung, diese Haltung aufzugeben, wie der Ruf der Sirenen im strukturlosen Chaos der Bezogenheit wirkt, dem wir uns lieber entziehen würden, indem wir uns an den Mast des isolierten Geistes binden. Mit welchen Gefahren scheint uns das Nicht-Wissen, das wir wie einen Kontrollverlust empfinden, zu drohen?

Wir haben bereits gesagt, dass die Funktion des isolierten Geistes darin bestand, die »cartesianische Angst« oder die unerträgliche Einbettung des Seins zu vermeiden. Wenn wir jede Sitzung mit einer hermeneutischen, perspektivischen Einstellung beginnen – sagen wir dann, dass es keine Realität gibt, keine innere oder äußere Wahrheit? Nein, denn das hieße, den intersubjektiven Kontextualismus mit einem postmodernen Nihilismus oder Relativismus zu verwechseln. Wir flüchten uns keineswegs in eine relativistische »Erlaubt ist, was gefällt«-Haltung, für die ein Bezugsrahmen so gut ist wie jeder andere und keine Deutung der anderen etwas voraus hat (Orange, 1995). Natürlich werden, ganz pragmatisch gesehen, manche Ideen besser als andere geeignet sein, den psychoanalytischen Prozess voranzubringen. Daher sprechen wir von der Relativität gegenüber dem *Kontext*: Es gibt Realität, aber unsere

Kenntnis dieser Realität wird durch Perspektive und Kultur beschränkt (Stolorow, Atwood und Orange, 2001). Was die Wahrheit betrifft, so müssen wir zwischen Fragen nach Bedeutung und solchen nach Wahrheit unterscheiden. Wir sprechen nicht von einer die Fakten wiedergebenden Wahrheit, sondern davon, dass im intersubjektiven Feld der Subjektivitäten des Analytikers und des Patienten Bedeutungen mitsamt ihren perspektivischen Unterschieden auftauchen werden und nur innerhalb dieses Kontextes bestimmt werden können. So erklärt die Intersubjektivitätstheorie, dass Aussagen über Realität und Wahrheit oder Unwahrheit »lediglich innerhalb des Systems bedeutsam« seien und dass »das Gespräch Voraussetzung dafür ist, dass Bedeutungen zutage treten können. Der Prozess des gemeinsamen Findens von Bedeutung ist das, was wir als *Verstehen* bezeichnen« (ebd., S. 116f.). »Und hier kommen wir zu einem Grundprinzip unseres psychoanalytischen Kontextualismus: Wahrheit ist dialogisch und kristallisiert sich in dem unausweichlichen Zusammenspiel von Beobachter und Beobachtetem« (Stolorow, Atwood und Orange, 1999, S. 387). »Die Behauptung, dass jedes psychoanalytische Verstehen deutend ist, besagt, dass es keine entkontextualisierten Absolutheiten oder Universalia gibt, keine neutralen oder objektiven Analytiker, keine unbefleckten Wahrnehmungen, kein Blick durchs göttliche Auge [...] auf irgend etwas oder irgend jemanden. Diese fallibilistische Einstellung ermutigt uns, nicht nur die Theorie, sondern auch jede spezifische Bedeutung in der gemeinsam erzeugten Erfahrung im intersubjektiven Behandlungsfeld in lockerem Griff zu halten« (Stolorow, Atwood und Orange, 2001, S. 76). Es ist erleichternd, dass unsere Horizonte durch multiple Bedeutungsmöglichkeiten erweitert werden und wir uns von der »Tyrannei starrer Horizonte und eingefrorener Bedeutung« (Orange, 2002, S. 693) befreien können; Angst aber macht die Tatsache, dass wir damit gleichzeitig den Mast verlieren, an den wir uns zu unserer eigenen Sicherheit binden können.

Ich möchte noch einmal darauf zurückkommen, dass wir uns bedroht fühlen und den Eindruck gewinnen, der Kontrolle verlustig zu gehen, wenn wir uns die Sichtweise der Intersubjektivitätstheorie zu Eigen machen. Nur ungern geben wir unser Gefühl der Allwissenheit auf. Allwissenheit ist ein starkes Wort, in das man leicht eine pathologische Überschätzung hineinlesen könnte. Aber ich benutze es deskriptiv, um ein Erleben zu bezeichnen, das wir wahrscheinlich vor uns selbst verbergen. Welcher Therapeut würde allen Ernstes behaupten, allwissend zu sein? Betrachten wir diesen Zustand also etwas genauer. Wenn das Gespräch, wie Gadamer sagt, uns sucht und unsere Bereitschaft zur Veränderung herausfordert und wenn wir uns nie außerhalb des Gesprächs befinden, nie außerhalb der Beziehungserfahrung, oder wenn es, wie Orange (2002, S. 699) so treffend sagt, »kein außerhalb gibt«, dann können wir dies als Gefahr für unser *Gefühl* der Andersheit erleben – eine Gefährdung unserer Wahrnehmung der Grenzen zwischen Selbst und Anderem, unserer empfundenen Selbstheit, das Gefühl, ein Tropfen in einem Ozean zu sein, verschwindend klein und klaustrophobisch verloren im grenzenlosen Meer des Seins, so als wäre das Universum eine uns atmende Lunge. Die Frage lautet: Begrüßen wir die Erfahrung, Teil des Universums zu sein, oder revoltieren wir mit einem Gefühl, das etwa sagt: »Lass' mich hier raus, ich will ich selbst sein.« Damit kehren wir zu den Grundthesen der intersubjektivistischen Lebensphilosophie zurück, die im 1. Kapitel beschrieben wurden: Können wir unserer existenziellen Verwundbarkeit entkommen, indem wir behaupten, getrennt von all dem, was uns am Leben erhält, zu existieren?

Auf die psychotherapeutische Behandlung bezogen, hieße dies: »Sobald wir den radikalen Schritt zur verkörperten Erfahrung (anstelle hypothetischer triebbedingter Motivationen) als Gegenstand der psychoanalytischen Theorie und Praxis vollziehen, stehen wir augenblicklich vor der Unmöglichkeit zu entscheiden, zu wem die Erfahrung im Sinne eines inneren Besitzes gehört. Ein Subjekt zu sein bedeutet, eine starre oder auch flexible Perspektive zu besitzen, die meine Erfahrungswelt organisiert, und zwar nicht als Objekt, sondern als ein System, das in [...] menschliche Lebensformen eingebettet ist« (Orange, 2002, S. 693), denn wir »leben immer innerhalb solcher Systeme und können höchstens so tun, als befänden wir uns außen vor« (ebd., S. 694). Orange schreibt über die Sprachen und Kommunikationssysteme, in denen wir leben, aber ihre Überlegungen sind auch für die Gesamtheit der gelebten Erfahrung einschließlich des psychotherapeutischen Prozesses relevant.

Die irreführende Dichotomie von Innen und Außen

Wir haben die Fragen von Realität und Wahrheit behandelt und wenden uns nun dem Thema des Inneren und des Äußeren zu, um die Diskussion der intersubjektivistischen Sichtweise der empathischen Untersuchung abzuschließen. Diesem Verständnis der empathischen Untersuchung zufolge versetzen wir uns weder, von außen kommend, in die innere Verfassung oder in das Erleben des Patienten hinein, noch suchen wir nach einer objektiv verifizierbaren Wahrheit. Vielmehr leben wir innerhalb der Erfahrungswelt, die wir gemeinsam mit dem Patienten konstruieren und in der wir uns dessen subjektiver Realität durch den gemeinsamen Dialog anzunähern versuchen. Wenn wir nicht weiter wissen oder mit dem Patienten zusammen in eine missliche Situation dieser oder jener Art geraten, müssen wir daher uns selbst und den Patienten fragen: Wie haben wir das geschafft? Der Verzicht auf die Innen-Außen-Aufspaltung sollte nicht als Verzicht auf das Innere zugunsten des Äußeren missverstanden werden. In ihrem zukunftsweisenden Beitrag »There is no outside: empathy and authenticity in psychoanalytic practice« diskutiert Orange (2002) Merton Gills (1994) Untersuchung verschiedener irreführender Dichotomien, etwa Innen und Außen, Subjekt und Objekt, Konflikt und Defizit. Gill erklärt, dass »alle solche Dichotomien als unterschiedliche Denkschulen in der Psychoanalyse betrachtet werden können« (zit. nach Orange, 2002, S. 697), und Orange hält fest, dass jede Schule jeweils einer Seite der Dichotomie einen größeren Realitätsgehalt zuschreibt.

Gill setzt bei Freud an, der die Innen-Außen-Diskussion in die Psychoanalyse einbrachte, wobei er entweder die eine oder aber die andere Seite der Anlage-Erziehung- oder Konstitution-Umwelt-Dichotomie besonders hervorhob, um seiner Position allerdings danach selbst zu widersprechen und sie umzukehren und auf diese Weise zu zeigen, dass die Dinge keineswegs einseitig oder säuberlich voneinander abgegrenzt sind. Nach Gill, dessen Sichtweise dem intersubjektivistischen Verständnis nahe kommt, »ist Andersheit kein Ding-an-Sich, sondern vielmehr ein Aspekt einer sich kontinuierlich selbst organisierenden Erfahrung innerhalb relationaler Systeme« (zit. nach Orange, 2002, S. 696). Gill behält die Begriffe Subjekt und Objekt bei, definiert aber Übertragung und Gegenübertragung neu, nämlich als Produkt beider Beteiligter. Er formuliert eine Auflösung der Dichotomie, indem er erklärt, dass »das Innere eine Rolle bei der Gestaltung des Äußeren und das Äußere eine Rolle bei der Gestaltung des Inneren spielt, und dieses Prinzip auf die Beziehung zwischen Übertragung und Gegenübertragung anwendet. Das Postulat einer Getrenntheit zwischen Innen und Außen ist irreführrend, sofern es nicht anerkennt, dass jeder den Anderen mit prägt« (Gill, 1994, S. 27). Gill verweist auf die Ähnlichkeit zwischen seiner Sichtweise und der intersubjektivistischen Beschreibung der Wechselwirkung subjektiver Welten. Schließlich untersucht er die Konflikt-Defizit-Dichotomie und zitiert die klassische Analyse mit ihrer harschen Kritik, dass die Selbstpsychologie den inneren Konflikt vernachlässige und den mutmaßlich durch äußere Faktoren hervorgerufenen Defiziten Priorität beimesse. (Diskutiert wird diese Kritik an der Selbstpsychologie bei Jaenicke, 1993.) Erneut stützt sich seine Lösung auf den Hinweis, dass Konflikte und Defizite nicht für sich allein existieren, sondern einander wechselseitig erzeugen. Was die verschiedenen psychoanalytischen Schulen anlangt, so zeigt er auf, welche Seite der Dichotomie sie jeweils favorisieren: Bei Freudianern und Kleinianern ist der innere, konflikthafte und subjektive Gesichtspunkt primär, der äußere sekundär. Selbstpsychologen betonen Entwicklungsdefizite und lehnen das triebtheoretische Konfliktmodell ab. Interpersonalisten messen dem Außen, dem Hier und Jetzt Priorität bei und betrachten alles andere als sekundär und defensiv, denn »das Äußere prägt das Innere stärker als umgekehrt« (Orange, 2002, S. 697): »Es ist sicherlich hilfreich zu erwähnen, dass Innen und Außen, Subjekt und Objekt (oder, in der Terminologie anderer Theorien, Subjektivität und Intersubjektivität), Konflikt und Defizit einander wechselseitig definieren und nicht voneinander zu trennen sind« (ebd.).

Orange betont, dass das grundsätzliche Problem, das diese Gegensatzbildungen aufwerfen, darin besteht, dass sie uns den metaphorischen Charakter von Konzepten vergessen lassen und uns zum Beispiel glauben machen, dass wir Innen und Außen als separate Zustände außerhalb der intersubjektiven Systeme verstehen könnten, in die sie eingebettet sind. So können wir irrtümlich annehmen, dass es möglich sei, »zu beschreiben, was hier geschieht, was der Patient mit mir macht oder was ich mit dem Patienten mache, so als ob einer von uns oder auch wir beide für einen Augenblick aus dem System heraustreten könnten, das wir zusammen konstituieren« (ebd., S. 698). In einem Winnicottschen Sinn[7], so fährt Orange fort, »gibt es ›so etwas wie einen Patienten‹ nicht. Es gibt nur einen Patienten im Kontext der Fürsorge des Analytikers, so

[7] Säugling und mütterliche Fürsorge bilden eine Einheit.

wie es umgekehrt auch ›so etwas wie einen Analytiker‹ nicht gibt, sondern nur einen Analytiker für diesen und bei diesem bestimmten Patienten« (ebd.). Was die klinischen Konsequenzen betrifft, so veranlasst uns der perspektivische Realismus oder die Haltung der konsequenten empathischen Untersuchung immer zu der Frage, was in unserer spezifischen Beziehung geschieht (oder nicht geschieht) und im Patienten ein spezifisches Gefühl hervorruft. »Die Frage lautet nicht Hier und Jetzt versus Dort und Damals, und sie lautet auch nicht Konflikt versus Defizit. Vielmehr erkennen wir mit Gadamer an, dass alles die Vergangenheit in sich trägt, dass wir uns in einem Gespräch, das teils von uns selbst geschaffen wird, in dem wir uns aber gleichzeitig auch befinden, austauschen und forschen. Wir befinden uns im Gespräch, das selbst wiederum grundsätzlich in größere kulturelle (politische, rassische, sexuelle usw.) Kontexte eingebettet ist. Es gibt kein Außen« (ebd., S. 698f.).

Empathie versus Authentizität?

Wenn wir die Überlegung teilen, dass es kein Außen gibt, dann haben wir auch eine Antwort auf die Frage, ob Empathie und Authentizität Gegensätze bilden: Verlangt Empathie – die enge Verbindung zur emotionalen Perspektive des Patienten – von uns, dass wir inauthentisch und unehrlich sind, oder – umgekehrt gefragt – bedeutet authentisch zu sein, dass wir uns von unseren Patienten distanzieren? Tatsächlich bleibt uns gar keine Wahl, denn wenn wir empathisch sind, können wir unsere eigene Subjektivität, unsere eigene, ständige Erfahrungsorganisation, nicht ausschalten. Und wenn wir authentisch sind, können wir uns von unseren Patienten auch nicht in dem Sinn distanzieren, dass wir auf eine Perspektive außerhalb des Gesprächs oder des Systems, in dem wir uns befinden, Bezug nehmen. Wir könnten beschließen (und tun dies), eine bestimmte Reaktion auf den Patienten beiseite zu schieben – wir können zum Beispiel ein Gefühl der Verletztheit, wenn der Patient wuterfüllte Enttäuschung über uns äußert, außer Acht lassen und uns stattdessen an einem authentischen analytischen Ideal orientieren, nämlich dem Wunsch zu erforschen, was das Gefühl des Patienten bedeutet. Wenn wir dies tun, sind wir nicht inauthentisch. Wir können aber auch annehmen, dass der therapeutische Prozess profitieren wird, wenn wir uns an ihm innerhalb des Systems auf eine konfrontative Art und Weise beteiligen, was nicht bedeutet, dass wir nicht empathisch seien. Orange zitiert Aron: »[...] die relationale Theorie schreibt keine bestimmte Form der analytischen Aktivität vor und beharrt auf der Anerkennung der unvermeidbaren und ständigen Beteiligung« (Aron, 1996, zit. nach Orange, 2002, S. 699). »Ich verstehe Empathie als emotionales Wissen, das durch die Teilnahme an einer gemeinsamen Realität erzeugt wird« (Orange, 1995, S. 21).

Was ist eine empathische Intervention?

Ich werde häufig um Beispiele für eine selbstpsychologische, empathische Intervention gebeten. Als Intersubjektivst mit Wurzeln in der Selbstpsychologie gebe ich in solchen Fällen gern eine Antwort, die ich oft von den berühmten Selbstpsychologen Anna und Paul Ornstein gehört habe: »Lass mich den Text sehen, schildere mir den therapeutischen Dialog.« Als Modus des Verstehens ist Empathie kontextgebunden. Sie lässt sich zum Beispiel nicht, wie zu Unrecht auch heute noch gelegentlich vermutet wird, auf eine so genannte »stützende« Spiegelungsfunktion reduzieren. Ebenso wenig ist sie mit einer klientenzentrierten Therapie à la Rogers zu verwechseln. In einem frühen Beitrag wies Stolorow (1976) auf die wertvollen Beiträge der klientenzentrierten Therapie und auf bestimmte Ähnlichkeiten beider Ansätze hin, insbesondere was die klinische Sensibilität und den Umgang mit der narzisstischen Dimension der Übertragung betrifft. Aber es gibt auch gravierende Unterschiede. Abgesehen von jenen, die sich in der theoretischen und klinischen analytischen Literatur finden, möchte ich zwei nennen, die für diese Diskussion relevant sind: Liebe, Warmherzigkeit und Wertschätzung werden von uns nicht operationalisiert und schon gar nicht als Technik empfohlen. Und ebenso wenig lässt sich Empathie auf ein Paraphrasieren der Äußerungen des Patienten reduzieren. Wenn ein Patient zum Beispiel das Gefühl hat, auf extrem schwankendem Boden zu stehen, kann die Empathie uns veranlassen zu sagen: »Ich glaube, dass es Ihnen bald wieder besser gehen wird.« Dies ist ein weiteres Beispiel für konkretistische Empathie. Eine solche Bemerkung berücksichtigt selbstverständlich unsere Einschätzung, wo sich der Patient auf dem Entwicklungskontinuum befindet und wie sich dies ins intersubjektive Feld einfügt. Bei anderen Patienten kann uns die Empathie zu einer Deutung veranlassen, die weniger auf dem Bedürfnis nach der unbeirrbaren Anerkennung eines Verschmelzungszustands beruht, sondern eher symbolisch zum Ausdruck bringt: »Sie brauchen mich, damit ich Ihnen sage, dass es Ihnen auch wieder besser gehen wird«, oder: »Wenn ich Ihnen sagte, dass es Ihnen auch wieder besser gehen wird, würde ich mit jenem Teil Ihrer selbst gemeinsame Sache machen, der unsicher ist«, oder: »Ja, Sie sind sehr verzweifelt.« Die traditionelle Sichtweise, derzufolge lediglich solche Deutungen analytisch sind, die auf einer symbolischen Ebene erfolgen – und deren ursprüngliche theoretische Rechtfertigung die Vermeidung von Gratifikation war –, lässt unter Umständen die kontextuelle Beurteilung des Patienten, was seine Entwicklung und das therapeutische Feld betrifft, außer Acht. Diese hypothetischen Beispiele sind insofern mit Vorbehalt zu betrachten, als sie nicht in dem spezifischen intersubjektiven Feld einer individuellen therapeutischen Dyade wurzeln. Ich habe mir diese leichte Dekontextualisierung erlaubt, um die Überlegung zu betonen, dass jede Intervention – die innerhalb der ethischen Grenzen unserer Profession bleibt – analytisch ist, solange sie das spezifische empathische Verstehen eines intersubjektiven Feldes widerspiegelt. Die Empathie eröffnet, was unsere Interventionen betrifft, unbegrenzte Möglichkeiten – ebenso viele, wie es Bedeutungen zu entdecken gibt. Dazu zählt auch die Möglichkeit der Konfrontation, wenn die Empathie sie erfordert und der intersubjektive Prozess durch sie gefördert wird. Vielleicht waren Kohuts (1984) Bemerkungen über die Konfrontation ein wenig irreführend, so dass sie zu den Missverständnissen bezüglich der Empathie Vorschub leisteten. Er glaubte, dass das Leben selbst unseren Patienten gewöhnlich genügend konfrontative Felder beschert und wir sie in der Therapie nicht unbedingt vermehren müssten – doch dann widersprach er sich selbst, als er von einem Patienten berichtete, der sich durch sein waghalsiges Autofahren in Lebensgefahr brachte. Zu diesem Patienten sagte Kohut – ein weiteres Beispiel für konkretistische Empathie – in etwa: »Sie benehmen sich wie ein Idiot!«

Beschließen möchte ich diese Betrachtung der introspektiv-empathischen Untersuchung mit einem Zitat von Hans-Georg Gadamer (1960): »Auch hier zeigt sich also, daß der, der Verständnis hat, nicht in einem unbetroffenen Gegenüber stehend weiß und urteilt, sondern aus einer spezifischen Zugehörigkeit mitdenkt, die ihn mit dem anderen verbindet, als wäre man mitbetroffen« (S. 328).

3. Kapitel

Affekte: der Paradigmenwechsel in der Psychoanalyse

»Der Psychoanalytiker weiß, dass er mit den explosivsten Kräften arbeitet …«[8]

»All torment, trouble, wonder and amazement inhabits here. Some heavenly power guide us out of this fearful country.«

The Tempest. Shakespeare

»There's just the three of us, you, me and what we're so scared of.«

Bruce Springsteen

»Nobody said it was easy,
Noone ever said it would be this hard.
Oh, take me back to the start.« *The Scientist. Coldplay*

»Vous ne voyez pas une chaise avant vous«[9], tadelte mich mein erster Analytiker, ein Franzose. »Man sollte nie das Offensichtliche ignorieren«, fügte er ein wenig freundlicher hinzu, als er meinen finsteren Gesichtsausdruck bemerkte. Da er nicht zu den Menschen gehörte, die ihren eigenen Ratschläge nicht folgen, bat er mich einmal, seine »poulet froid« in der Sitzung essen zu dürfen – er habe keine Mittagspause gehabt. Er hatte eine jungianische Ausbildung absolviert und war ein eingeschworener Individualist. Damit niemand auf falsche Gedanken kommt: Ich bin außerdem auch bei einem orthodoxen deutschen und einem intersubjektivistisch orientierten amerikanischen Analytiker in Analyse gewesen. Ihre einzige Gemeinsamkeit bestand darin, dass alle drei Phänomenologen waren. Der erste, der mir sagte, dass ich einen guten Analytiker abgäbe, war jedoch mein französischer Analytiker, ein leidenschaftlicher und intelligenter Mann. Damals erschien mir die Idee,

[8] Sigmund Freud

[9] »Sie würden einen Stuhl auch dann nicht sehen, wenn er direkt vor Ihnen stünde.«

bis an mein Lebensende unbeweglich hinter einer Couch sitzen und mir die Klagen anderer Leute anhören zu müssen, völlig absurd. Ein unattraktiverer Beruf erschien mir kaum vorstellbar, waren meine Idole doch Bob Dylan und Mick Jagger. Gleichwohl trug der Samen, den er aussäte, Früchte, denn mittlerweile habe ich den Großteil meines Lebens mit der Psychoanalyse verbracht, und von seinem Rat, niemals das Offensichtliche aus dem Blick zu verlieren, kann ich auch gut vierzig Jahre später noch profitieren.

In der Psychotherapie ist »das Offensichtliche« der Affekt. Da wir noch immer unter dem Bann der »Redekur« stehen, laufen wir häufig Gefahr, uns vom Inhalt der Produktionen unserer Patienten irreführen zu lassen, statt uns zu vergewissern, welches Gefühl auf ihren Gesichtern geschrieben steht und wovon ihr Tonfall kündet. Wir sehen sozusagen den »Gefühlswald« vor lauter »Inhaltsbäumen« nicht. Doch bevor wir uns anschauen, welche Konsequenzen es mit sich bringt, den Affekt ins Zentrum unserer therapeutischen Aufmerksamkeit zu rücken, müssen wir die zentrale Bedeutung der Affekte für die psychoanalytische Praxis und Theorie untersuchen.

Wer, um alles in der Welt, ist schuld daran, dass ich mir diesen Beruf ausgesucht habe?[10]

Zu Beginn meiner Darstellung der Rolle, die die Emotionen oder die Affekte[11] spielen, möchte ich versuchen, kurz zu beschreiben, wie es sich anfühlt, die Psychoanalyse zu praktizieren. Die Psychotherapie untersucht die sehr spezifische Begegnung zweier Menschen: Was geschieht, wenn Sie sich über lange Zeit auf einer sehr persönlichen Ebene voreinander exponieren? In der Psychoanalyse geht es um Emotionen, und Emotionen sind emotional.[12] Es ist so, als ob man bestimmte Ingredienzien in einen Topf wirft, um zu beobachten – und zu erklären –, wie sie miteinander interagieren. Auch der Therapeut gelangt in den Topf hin-

---

[10] »Nicht selten würden wir vor so viel psychischem Leid am liebsten weglaufen [...] und stellen uns womöglich selbst die Frage: ›Wer, um alles in der Welt, ist schuld daran, dass ich mir diesen Beruf ausgesucht habe?‹« (Nissim Momigliano und Robutti, 1992, S. 169)

[11] Donna Orange (1995) zieht es vor, statt vom Affekt [affect] von Emotion oder Gefühl [emotion] zu sprechen, weil der Begriff »Affekt« ihrer Ansicht nach eine Distanz impliziert, die unserer Arbeit von Grund auf abträglich ist.

[12] »Diese scheinbare Tautologie ist nur deshalb wichtig, weil die Sprache der Psychiatrie und die der Psychoanalyse versucht haben, Emotionen so zu beschreiben und so mit ihnen zu arbeiten, als ob sie eine Kognition oder ein Triebabkömmling seien« (Orange, 1995, S. 97).

ein, wird gekocht und transformiert, während er gleichzeitig versucht, die Bedeutung nicht aus dem Blick zu verlieren, die das Geschehen für den Patienten besitzt. Das Risiko der Verbundenheit besteht darin, dass man nur verstehen kann, wie es sich anfühlt, Patient zu sein, wenn man sich wirklich auf den Prozess einlässt. Gleichgültig, auf wen Sie treffen – der Schönheit und dem Schrecken der emotionalen Verstrickung kann man sich nicht entziehen. Poetisch formuliert: »Wenn du glaubst, dass dieses liebliche Paradies für umsonst zu haben ist, musst du es mir nur sagen, und ich zeige dir die Narben« (Bob Dylan, *Street Legal*, 1978). Dass wir zwangsläufig in einer Weise berührt werden, die wir lediglich insoweit freiwillig auf uns nehmen, als wir diesen Beruf gewählt haben, und uns dieser Begegnung tagtäglich öffnen müssen, bedeutet, dass wir die Explosivität des dabei entstehenden emotionalen Gebräus nicht im voraus berechnen können. »Weder seine Technik noch seine wissenschaftlichen Kenntnisse können den Analytiker bei seiner Arbeit vor den Ängsten (und den Gefühlen) schützen, die ihm vermittelt werden; *die Qualität des Verstehens wird persönlich ertragen*« (Maccio, 1992, S. 89 f.; Hervorhebung C. J.). Ein Kollege meinte einmal kurz vor Beginn seiner Ferien: »Ich muss mich dringend zurückziehen – ich fühle mich, als hätte ich einen Sonnenbrand.«

»Jeder, der am nächsten Tag einen Patienten sehen wird, bekommt irgendwann vorher Angst. In jedem Behandlungszimmer sollten sich zwei Menschen befinden, die große Angst haben: der Patient und der Analytiker. Wenn sie keine Angst haben, muss man sich fragen, weshalb sie sich bemühen, etwas herauszufinden, das bereits jedem bekannt ist« (Bion, 1990, S. 4 f.). Bion beschreibt hier, wie beunruhigend und aufrüttelnd es sein kann, dem Unbewussten nachzuspüren. Mein Anliegen ist weniger spezifisch und hängt mit dem intersubjektiven Charakter menschlicher Beziehungen zusammen, mit der analytischen Begegnung im Allgemeinen und mit dem »inhärent komplexen und relationalen Charakter des Gefühlslebens« im Besonderen (Orange, 1995, S. 95).

Sollte es den Anschein haben, dass ich über die Last und Mühsal des Therapeuten klage und in erster Linie die Gefahren sehe, denen er sich aussetzt, dann ist dieser Eindruck zweifellos insofern richtig, als ich bei meiner eigenen, subjektiven Erfahrung ansetze und die Risiken der Verbundenheit zu einem zentralen Thema dieses Buches mache. Dennoch geht es mir in erster Linie um die der analytischen Beziehung inhärente

Gegenseitigkeit und Gemeinsamkeit – einschließlich der für beide Beteiligten bestehenden Risiken. Dieses scheinbare Ungleichgewicht ist zum einen auf den Versuch zurückzuführen, eine Unausgewogenheit in der Theorie und in der Sensibilität der traditionellen Psychoanalyse zu korrigieren, die von zahlreichen prominenten zeitgenössischen Autoren eingehend beschrieben wurde (siehe z.B. Stolorow et al, 1987; Aron, 1996; Mitchell, 1988; Orange, 1995; Nissim Momigliano und Robutti, 1992; Renik, 1993). Sodann müssen wir unsere Aufmerksamkeit einem weiteren Ungleichgewicht widmen, das ich ebenfalls bereits erwähnt habe. Die Rede ist von dem Tabu, die Gefühle des Analytikers zu untersuchen: unsere innere Beteiligung, unsere Verletzbarkeit, unsere Bedürfnisse, die Relativität unserer Fähigkeit, zu wissen und zu heilen, kurz, die Grenzen unserer Macht und der emotionale Preis, den es kostet, Therapeut zu sein. Hier geht es auch nicht nur um die persönliche Betroffenheit, die zu wenig Reflexion erfährt und die, in der Regel, nicht unter der Gegenübertragungsanalyse erscheint. Es geht um die Probleme einer umfassenderen Reflexion der Subjektivität des Therapeuten und der damit zusammenhängenden, weitreichenden Bedeutung für die Wechselwirkung im therapeutischen Prozess. Die Kritik, dass der Patient damit gegebenenfalls in der narzisstischen Selbstdarstellung der Gegenübertragung des Analytikers verschwindet, beruht auf einer ungenügenden Wahrnehmung dieser Wechselwirkung. Eine Pathologisierung der Subjektivität des Therapeuten umschifft das Tabu der Selbstreflexion. Ein weiterer Aspekt, der lange vernachlässigt, aber in jüngster Zeit von Bodansky (2004) und von Lachmann (2003) aufgegriffen wurde, ist die Funktion des Humors. Hinzufügen möchte ich die Rolle, die eine freudige Ausgelassenheit im psychotherapeutischen Prozess spielen kann.

Ich möchte diese Themen im vorliegenden Kapitel durch das Prisma der zentralen Rolle betrachten, die den Emotionen in der psychoanalytischen Praxis und Theorie zukommt. Wenn wir die analytische Beziehung als Begegnung zwischen zwei Menschen sehen, die gleichermaßen in ihre Beziehung involviert sind und »einander durch die Gemeinsamkeit ihrer Gefühle zu verstehen versuchen« (Nissim Momigliano und Robutti, 1992, S. 1), dann erweist sich die Analyse als ein »*natürlicher Prozess* in dem Sinne, dass es in unserer Natur liegt, eine Beziehung zu anderen Menschen zu suchen. In der Analyse wird ein emotionaler Entwicklungsprozess – der durch frühere, nicht hinreichend fördernde Beziehungen verzerrt oder blockiert wurde – wieder aufgenommen« (ebd., S. 3 f.; Hervorhebung C. J.). Wir erzeugen in der Behandlung einen Raum, »in dem etwas auftaucht, das sich fortan der Herrschaft beider Beteiligter entzieht« (ebd., S. 8). Keine Sorge, ich propagiere kein »strukturloses Chaos«, wie die bereits erwähnte Kritik der Intersubjektivitätstheorie zum Vorwurf macht (siehe auch Stolorow, Atwood und Brandchaft, 1994). Mir geht es vielmehr um eine Selbstverständlichkeit, die so offensichtlich ist, dass man Gefahr läuft, sie zu übersehen: Es ist eine *Beziehung*, die wir mit jedem unserer Patienten eingehen – wenngleich eine Beziehung, die durch die gemeinsame therapeutische Zielsetzung strukturiert wird. Ich kann mir jedoch keinen anderen Beruf vorstellen, in dem sich professionelle Arbeit und Beziehung so eng miteinander verflechten. Was sieht man, wenn man die wellige Oberfläche eines Sees betrachtet: den Wind oder das Wasser?

Als Intersubjektivisten sprechen wir eine ganz ähnliche Sprache wie Nissim Momigliano und Robutti, wenn wir die intersubjektiven Felder – der Gegenwart, Vergangenheit und Zukunft – als untrennbare Einheiten beschreiben, aus denen im Dialog emotionale »Wahrheiten« auftauchen. Diese Sichtweise verändert unsere klinische Sensibilität und Umwelt ganz erheblich: »Der orakelhafte, sphinxhafte, schamanenhafte Stil des Analytikers erhält einen kräftigen Dämpfer, der die psychoanalytische Arroganz verschwinden lässt« (Nissim Momigliano und Robutti, 1992, S. 8). Die »stereotype Förmlichkeit« (ebd.) wird nicht länger als unverzichtbare Voraussetzung für die Entwicklung einer Übertragungsneurose betrachtet.

Ich habe zwar gewisse Vorbehalte gegen das Konzept der »realen Beziehung«, für das die Gestalttherapeuten eintreten, verstehe aber auch, dass sie achselzuckend fragen, was an diesem Konstrukt neu sein soll. Renik (2005) ging so weit zu behaupten, dass die amerikanische Psychoanalyse sich auf ihren Niedergang gefasst machen und womöglich auf das Sterbebett vorbereiten müsse, wenn sie den intersubjektiven, emotionalen Charakter der therapeutischen Begegnung weiterhin vernachlässige. Angesichts der Vitalität neuer Strömungen innerhalb der Psychoanalyse kann ich mich dieser unheilvollen Prophezeiung nicht anschließen. Ernst zu nehmen aber ist Reniks Kritik, die sich vor allem auf den Versuch konzentriert, die Subjektivität des Analytikers aus der Wechselseitigkeit im intersubjektiven Feld herauszuhalten und die Tiefe der emotionalen Beteiligung beider therapeutischer Partner zu vernachlässigen. Renik (1993) tritt für eine Revision unserer behandlungstechnischen Theorien ein. Er setzt sich für eine Würdigung der leidenschaftlichen und der irrationalen Anteilnahme an unserer klinischen Arbeit ein. In ähnlicher Weise erklärt Mitchell (1988), dass die Therapie oberflächlich bleiben wird, wenn wir uns nicht emotional in die relationale Matrix des Patienten hineinbegeben, um uns von seinen Appellen, Abwehrmechanismen und Projektionen bezaubern, prägen, aufbringen oder frustrieren zu lassen. Bion hielt die analytische Beziehung für absolut symmetrisch, als er schrieb, dass die therapeutische Dyade aus zwei angsterfüllten Menschen bestünde, und den Patienten als den besten Kollegen des Analytikers bezeichnete; asymmetrisch ist die analytische Beziehung Bion zufolge insofern, als allein der Analytiker die volle Verantwortung für die Entwicklung des analytischen Prozesses trägt. Er hat die Verantwortung, teilt die Risiken aber mit dem Patienten.

Ich habe meine Darstellung der Rolle, die den Affekten in den Psychoanalyse zukam und zukommt, mit einer Beschreibung des intersubjektiven Charakters des psychotherapeutischen Prozesses eingeleitet, weil die Emotionen seit Freuds Zeiten atomistisch verstanden und als primäre, den Beziehungs- und Intersubjektivitätserfahrungen vorausgehende Affektzustände behandelt wurden oder, anders formuliert, »als bloße Epiphänomene und als Abkömmlinge jener eigentlichen Motivatoren, der Triebe« (Orange, 1995, S. 89). Ich kann die Entwicklung der psychoanalytischen Affekttheorie hier nicht eingehend darstellen, sondern verweise auf die Arbeiten von Krystal (1988), Spezzano (1993) und Orange (1995). Gleichwohl möchte ich zu erklären versuchen, weshalb das von der cartesianischen Vorstellung des isolierten Geistes geprägte Affektverständnis nach wie vor einen zwar verständlichen, aber schädlichen Einfluss auf die psychotherapeutische Praxis ausübt. Ich vertrete die These, dass dies auf die Risiken der Verbundenheit zurückzuführen ist, die unserer Arbeit inhärent sind.

Freuds Affekttheorie: psychologische Entdeckungen und metapsychologische Museen

Wie Spezzano (1993) betonte, sind Freuds Theorien, gleichgültig, welchen Gegenstand sie betrafen, immer vielschichtig und widersprüchlich gewesen. Aber er besaß eine Affekttheorie – ob man sich ihr anschließen mag oder nicht: »Er hat die Rolle, die sexuelle Erregung, Wut, Angst und Schuldgefühle im psychischen Leben spielen, umfassend erklärt [...] eine hilfreiche, wenn nicht gar umfassende Erklärung des Trennungsschmerzes und der affektiven Zustände, durch die unsere Verlusterfahrungen in der Trauer und in der Melancholie zum Ausdruck kommen. Er hat sexuelle Erregung, Wut, Angst und Schuldgefühle als die grundlegenden Kategorien menschlicher Bedeutung und infolgedessen menschlichen Erlebens nachvollziehbar und logisch erklärt« (S. 82 f.). Freud betrachtete die Triebe als fundamentale Motivationskräfte, die unsere Affektzustände erzeugen. Wie bereits erwähnt, gehen die problematischen Aspekte der Freudschen Theorie auf die Diskrepanz zwischen seinen klinischen und seinen metapsychologischen Theorien zurück. Seine Reduzierung der menschlichen Motivation auf sexuelle Erregung und Wut kann als metapsychologischer Versuch verstanden werden, das menschliche Gefühl zu verwissenschaftlichen.

Der Unterschied zwischen der heutigen Psychoanalyse und der Psychoanalyse zu Freuds Zeiten ist weit radikaler, als allgemein anerkannt wird; wir können Freud nicht unabhängig von seinem kulturellen und historischen Kontext verstehen (s. Mitchell, 1993). In diesem Kontext war das psychoanalytische Ziel, Symptome durch die Bewusstmachung des Unbewussten und durch die Erlangung von rationaler Kontrolle über die Triebe zu beseitigen, durchaus sinnvoll. Freuds wissenschaftlichem Verständnis zufolge konnten die unbewussten Phantasien des Patienten, die zu Irrationalität und Verzerrungen führten, durch das objektivere Wissen des Analytikers korrigiert werden.

Freud hat die subjektiven Bedeutungen und Werte des Patienten durchaus gesehen, aber sie spielten für ihn im Vergleich zu einem rationalen, objektiven Verstehen des intrapsychischen Schicksals der Triebabkömmlinge eine zweitrangige Rolle (ebd.) Heute sind wir der Auffassung, dass für den Patienten die rationale Bearbeitung infantiler Wünsche therapeutisch weniger wichtig ist als eine Wiederbelebung seiner Fähigkeit, sein subjektives Erleben als bedeutsam und wertvoll zu empfinden. Die zeitgenössische Psychoanalyse konzentriert sich weniger auf Triebverzicht und Einsicht – Begriffe, die für Freud aufs engste miteinander zusammenhingen – als vielmehr auf die Erweiterung und Bestätigung des subjektiven Erlebens und die Aussöhnung mit ihm. Nicht auf Klärung und rationale Einsicht ist der Patient angewiesen, sondern auf »die Erfahrung, wahrgenommen und persönlich angesprochen und von Grund auf geachtet und umsorgt zu werden« (S. 25). Während Freud den rationalen Umgang mit sexuellen und aggressiven Phantasien und deren Unterordnung unter eine realitätsangepasste Kontrolle für entscheidende Faktoren der psychischen Gesundheit hielt, richtet die heutige Psychoanalyse ihr Hauptaugenmerk auf die Schwierigkeiten des Patienten, die Beschaffenheit seines Erlebens überhaupt zu erfassen, sie als real, wichtig und wertvoll zu empfinden.

Somit hat sich das psychoanalytische Verständnis der Bedürfnisse unserer Patienten grundlegend gewandelt: Die Entwicklung und Erfahrung von Bedeutung und Authentizität ist an die Stelle von Einsicht und Entsagung getreten. *Bedeutung* ersetzt unserer Ansicht nach die Triebe als zentrale, organisierende Motivatoren des menschlichen Erlebens. Das Verständnis unserer subjektiven Gefühle, die sich in unseren intersubjektiven Feldern entwickeln und äußern, ist das Medium, durch das wir zu Bedeutung und Authentizität finden. Konflikte im Zusammenhang mit sexuellen und aggressiven Empfindungen werden dabei keineswegs ignoriert; allerdings werden sie in ihrer Universalität in Frage gestellt und im Rahmen eines relationalen Modells neu verortet und rekontextualisiert. Die basale Verlagerung – oder der Paradigmenwechsel – der Psychoanalyse vom Primat der Triebe zum Primat der Affekte, das heißt, zum subjektiven emotionalen Erleben, hat zu einem kontextuellen Verständnis aller Aspekte des menschlichen Seelenlebens geführt (s. Stolorow, Atwood und Orange, 2001).

Orange beruft sich auf Aristoteles, wenn sie die Annahme kritisiert, dass das Ziel des Lebens darin bestünde, lustvolle Affektzustände anzustreben und Unlust zu vermeiden. Es liesse außer Acht, dass Lust und Schmerz nicht Zielzustände, sondern Nebenprodukte menschlicher Aktivität sind. Sie sind Eigenschaften des Erlebens und nicht Dinge an sich (s. Orange, 1995). Die unzulässige Vereinfachung, die in der Reduktion von Emotionen auf Zustände oder Dinge zum Ausdruck kommt, ist selbst bereits eine Konkretisierung. »Das Prinzip der Konkretisierung erklärt auch die ubiquitäre Tendenz, die Resultate des menschlichen Denkens zu reifizieren und zu verdinglichen und aus sprachlichen Begriffen und abstrakten Ideen eine illusorische, symbolische Architektur aufzubauen, die den Organisationen der persönlichen, subjektiven Realität konkrete Substanz verleiht« (Atwood und Stolorow, 1984, S. 120).

In klinischer Hinsicht (und hier tritt die Diskrepanz zu Freuds Metapsychologie deutlich zutage) bestand nach einer Formulierung von Spezzano (1993) die radikalste Neuformulierung von Freud darin, dass die Wahrheit, die für Menschen entscheidend ist, in ihrem Bemühen um das psychische Überleben eine *affektive Wahrheit* und nicht eine wissenschaftliche oder hermeneutische ist. Es war Freud, der mit seiner Entdeckung des Unbewussten und mit der Entwicklung seiner psychoanalytischen Methode den Weg für jenen freien Diskurs zwischen zwei Menschen bahnte, der für die Suche nach affektiver Wahrheit unabdingbar ist.

Der Traditionalismus als Hindernis von Erneuerungen

Aber Freud war auch ein Kind seiner Zeit, und gleiches gilt für seine Metapsychologie, die unsere klinische Arbeit und Sensibilität, wie ich zeigen möchte, nach wie vor in einem allzu hohen Maße bestimmt und sich den Bemühungen der psychoanalytischen Community, ihre eigenen Neuerungen zu integrieren, in den Weg stellt. So drängt sich mir die Frage auf, warum die wahrhaftig revolutionären Erneuerungen in der Psychoanalyse der letzten Jahrzehnte nicht hinreichend anerkannt und integriert werden. Woher rührt die Tendenz, Innovationen als technische Verfeinerungen oder Weiterentwicklungen von Freudschen Gedanken abzutun, sie implizit als Häresie zu bekämpfen oder sie, einverleibt, als Eigenes darzustellen? Sicherlich kann man in Freuds monumentalem Werk zu allen heute aufgeworfenen Problemen Ansätze finden, die verblüffenden Entdeckungen, die sich seitdem in der Psychoanalyse vollzogen haben, enthält es aber noch nicht. Die für manche Analytiker identitätsstiftende Liebesaffäre mit Freud und seinen Traditionen (s. Mitchell, 1993) ist verständlich. Die Identität beruht auf einer Art direkter Abstammung von Freud und ermöglicht die Teilnahme an seinem Genie und seiner Authorität.

Dennoch besteht die Konsequenz darin, dass die radikalen Unterschiede der heutigen von der vor 100 Jahren praktizierten Analyse nicht ausreichend benannt und unterschieden werden. Die Vormachtstellung der Frage nach analytischem oder nicht analytischem – und hier ist durchaus die Frage nach der richtigen Abstammung gemeint – statt therapeutisch hilfreichem oder nicht hilfreichem Verhalten spricht Bände und schlägt sich in der Einschränkung der Anwendung der Erneuerungen nieder. Es scheint, als ob eine Akzeptanz von Erneuerungen zugleich die schambesetzte Abkehr vom Gründer der Psychoanalyse bedeuten würde. So findet man sich in der Position wieder, die Diskontinuitäten zu betonen. Es bleibt trotzdem das ungute Gefühl, sich selbst aus der Psychoanalyse auszugrenzen – eine Psychoanalyse, die, geboren und angespornt von Freuds weitreichendem und rastlosen Geist, sich nicht destoweniger enorm weiterentwickelt hat.

Sachsses (2006) Beschreibung seiner professionellen und persönlichen Auseinandersetzung mit der Tradition der psychoanalytischen Identität ist ein Hinweis auf diese Problematik. Ihm wurde vorgeworfen, eine Karikatur der Psychoanalyse dargestellt, einen Popanz aufgebaut zu haben, den er dann, sich selbst rühmend, niederwalzt. Ich will nicht verhehlen, dass ich oft genug dem Strudel dieser Konflikte ausgesetzt war.

Zunächst kann man zusammenfassend wiederholen, dass ein übertriebener Traditionalismus die Anerkennung und Integration psychoanalytischer Neuerungen erschwert haben. Freud selbst meinte einmal zu Theodor Reik: »Ich bin aber kein Freudianer« (Reik, 1954, S. 513). Um Nietzsches Zarathustra zu paraphrasieren: Man zollt dem Lehrer keinen Respekt, wenn man ewig sein Schüler bleibt (ebd., S. 71). Abschließend möchte ich die Veränderungen unserer Profession durch den Wandel unseres Wissenschaftsverständnisses und insbesondere unseres Verständnisses der Psychoanalyse folgendermaßen beschreiben: der geschwundene Glaube an die umwandelnde Macht der Vernunft, die Betonung von Mehrdeutigkeit und Imagination anstelle von Eindeutigkeit, die Anerkennung vieler Wahrheiten statt einer einzigen, der Vorrang der Subjektivität gegenüber der Objektivität, des subjektiven emotionalen Erlebens gegenüber universalen Trieben, der intersubjektivistisch-systemtheoretisch verstandenen wechselseitigen Beeinflussung gegenüber einem geschlossenen System intrapsychischer Mechanismen und des Geschehens in der Beziehung gegenüber der Deutung als Bewusstseinserweiterung. In den nächsten zwei Abschnitten setze ich die

Suche nach Antworten auf die Frage fort, warum der übertriebene Traditionalismus so hartnäckig beibehalten wird.

Anmerkungen zum historischen Hintergrund des Traditionalismus

Die Frage, warum sich Therapeuten bei der Anwendung psychoanalytischer Neuerungen umdrehen, um auf Freud zurückzublicken, hat einen historischen Hintergrund. Freud war zunächst mit seiner jungen psychoanalytischen Wissenschaft einer feindseligen gesellschaftlichen und wissenschaftlichen Umwelt ausgesetzt (s. Altmeyer, 2004). Um die Kernidentität der Psychoanalyse zu schützen, verlangte er von seinem inneren Kreis ein Bekenntnis zu seinen zentralen Thesen. Wer abwich, verließ den inneren Kreis oder wurde verbannt. So bekam die Psychoanalyse etwas sektiererhaftes, grenzte viele ihrer kreativsten Talente aus, spaltete sich in rivalisierende Überzeugungssysteme. Die vielen Glaubensrichtungen, jeweils mit ihrer eigenen Identität und Sprache, bezeichnete Altmeyer (ebd.) als einen »babylonischen Turm«, den es einzureißen gilt. In jüngster Zeit gibt es hoffnungsvolle Anzeichen, dass es in der Psychoanalyse nicht mehr um analytisch oder nicht-analytisch, nicht mehr um eine einzige Wahrheit geht, sondern um eine Auseinandersetzung über schulenübergreifende Verständigung, über die therapeutische Validität unserer Konzepte. Ich spreche nicht von einer harmonieträchtigen Einebnung der Unterschiede der analytischen Konzepte, die es eindeutig gibt, die es zu benennen gilt und die ich auch thematisiere. Es geht um den respektvollen Dialog, der Brauchbares bewahrt, Überholtes fallen lässt und Neuerungen nicht als Bedrohungen ansieht.

Die Diskussion, die heute erneut geführt wird und unser Augenmerk nicht nur auf die Pathologie, sondern auch auf die Ressourcen unserer Patienten lenkt, oder die Ebenbürtigkeit, die der implizit wahrgenommenen und der explizit gedeuteten Beziehungsebene (s. Lichtenberg, 2005; Lachmannn, 2005; Stern, 2004) zugesprochen wird, sind zwei Beispiele, die sowohl eine Aufhebung alter Spaltungen in der Psychoanalyse als auch ihre Fähigkeit zu Neuerungen signalisieren.

Die Vitalität der Psychoanalyse – im Gegensatz zum fast routinemäßigen Einläuten ihres Niedergangs – steht für mich außer Frage. Warnungen halte ich nur in Bezug auf die Unterschätzung der Rolle von Emotionen und der Bezogenheit für angebracht.

Um den Kreis zu schließen, möchte ich mich nun unseren heutigen Problemen mit den Risiken der Verbundenheit zuwenden, in denen das Erbe der Metapsychologie, die Freud auf der Basis seiner Affekttheorie entwickelte, im psychotherapeutischen Prozess Ausdruck findet. Vielleicht kann diese Untersuchung Licht auf die Frage werfen, weshalb viele Analytiker noch immer fürchten, aus dem »inneren Kreis« verbannt zu werden, wenn sie sich über Freuds Gebot, psychoanalytische Neuerungen zu ignorieren, hinwegsetzen. Dabei wird, so hoffe ich, auch klar werden, weshalb sich die Psychoanalyse gezwungen fühlt, sich weiterhin an Entdeckungen zu orientieren, die vor einem ganzen Jahrhundert gemacht wurden. Die Überlegung nämlich, dass wir entweder darauf gefasst sein müssen, als Disziplin unterzugehen, oder dass wir den Mut zur Wachablösung haben müssen »we must have the courage for the changing of the guards« Bob Dylan, 1978), ist durchaus berechtigt.

Affekte: Energieumwandlung versus Informationsverarbeitung

In seinem wegweisendem Buch über Affekte beschreibt Krystal (1988) Freuds Einstellung zu Emotionen im geschichtlichen Kontext seiner Zeit. Freuds Position spiegelte die Sichtweise der damaligen Physiologie und Psychiatrie wider. Demzufolge war sie befrachtet von einer Leib-Seele-Dichotomie und einer mechanistischen Einstellung gegenüber körperlichen Vorgängen. Das daraus entstandene Konzept mentaler Funktionen als Reflexbogen hatte zur Folge, dass Emotionen als Abfuhrphänomene verstanden wurden. In allen Weiterentwicklungen seiner Affekttheorie – ob er die Affekte als angeborene Kanäle zur Triebabfuhr betrachtete, als Sicherheitsventile, als Indikatoren für Triebspannung oder als Signale (Spezzano, 1993) – hielt Freud an der engen Beziehung zwischen Affekten und Triebbesetzung fest. Insofern blieben die Affekte auch »Abfuhr«phänomene.

Die »Abfuhr«metapher war nicht Freuds eigene Erfindung, sondern ursprünglich eine Theatermetapher (Katharsis), die ein subjektives Erleben der Entlastung von unerwünschten emotionalen Zuständen oder Wünschen beschrieb. »Zahlreiche Metaphern, die in die psychoanalytische Lehre eingegangen sind, implizieren die Entladung als eigentliche Bedeutung des Begriffs der Affektäußerung. Sie alle hingen mit dem nach wie vor gebräuchlichen Modell der Energieumwandlung – statt der Informationsverarbeitung – zusammen« (Krsytal, 1988, S. 77).

Statt als eine Eigenschaft des gesamten Erlebens wird der Affekt dieser Sichtweise zufolge als diskrete, zeitlich begrenzte Sensation verstanden – eine Explosion, die wie ein Angriff auf das Selbsterleben und die Wahrnehmung anderer empfunden wird. Stolorow und Atwood (1992) haben den unerträglichen Affekt, der nicht in den Trieben wurzelt, sondern in der Fehlregulierung des intersubjektiven Feldes, als entscheidendes Charakteristikum des *Traumas* beschrieben: »*Schmerz ist nicht Pathologie*. Es ist das Fehlen angemessener Abstimmung und Responsivität gegenüber den Schmerzreaktionen des Kindes, das sie unerträglich macht und somit zu einer Quelle traumatischer Zustände und Psychopathologie werden lässt« (S. 54).

Ich möchte hier jene Aspekte der Affekttheorie untersuchen, die ihre theoretische und klinische Nützlichkeit meines Erachtens zwar überlebt haben, aber weiterhin ihren Einfluss auf die therapeutische Praxis ausüben, weil sie, wie ich zeigen möchte, mit den Risiken der Verbundenheit zusammenhängen. Das folgende, überaus treffende Zitat soll aber dazu beitragen, die Spannung wenigstens teilweise »abzuführen«: »Anders als die Triebe, die im tiefen Innern eines cartesianischen isolierten Geistes wurzeln, ist der Affekt – das heißt das subjektive emotionale Erleben – etwas, das von Geburt an innerhalb eines allgegenwärtigen relationalen Systems reguliert oder fehlreguliert wird. Den Affekt ins Zentrum dieses Systems zu rücken läuft daher auf eine radikale Kontextualisierung praktisch aller Aspekte des menschlichen Seelenlebens hinaus« (Stolorow, Atwood und Orange, 2001, S. 10 f.).

Kehren wir nun zu der Kontroverse »Affekt als Entladung« versus »Affekt als Informationsverarbeitung« zurück. Wenn der Affekt nicht in erster Linie als Abkömmling eines angeborenen intrapsychischen Phänomens betrachtet wird, sondern als Kontextualisierung des intrapsychischen Erlebens, das heißt als intersubjektives Phänomen, dann lässt sich die Frage leichter beantworten, weshalb Affekte und ihre Interrelationen in der Psychoanalyse so lange vernachlässigt wurden und keinen eigenen Platz in der Metapsychologie gefunden haben.

Der Freudschen Metapsychologie zufolge sind die Triebe unausgesetzt aktiv, so dass sie ständig Affekte in Form von sexueller Erregung und Wut produzieren beziehungsweise in eine dialektische Spannung mit Angst- und Schuldgefühlen hineingeraten. Wie sollte es in diesem Bezugsrahmen möglich sein, den Affekt nicht als einen Versuch zu betrachten, sich von unangenehmen Gefühlen zu befreien? Insofern Freud die Abwehr in erster Linie als Abwehr von Affekten verstand, erkannte er auch die zentrale Bedeutung der Emotionen an.

Im Gegensatz zu dem Abfuhr-Entladungsverständnis der Affekte entwickelte Krystal (1988) die Überlegung, dass Affekte – sogar schmerzhafte emotionale Zustände – konstruktiv und hilfreich seien, weil jeder Affekt die Funktion eines Signals erfüllt. Er betrachtet »die Unfähigkeit, die eigenen Gefühle zu lesen und zu integrieren«, sogar als »Kern der meisten Psychopathologien« (Orange, 1995, S. 89) und hielt die Fähigkeit, emotionale Belastungen zu ertragen und zwischen Affekten differenzieren, sie artikulieren und entsomatisieren zu können, für einen Maßstab der psychischen Gesundheit. Seiner Ansicht nach ist der Affekt eine zunächst undifferenzierte somatische Reaktion, die das Kind mit Hilfe einer angemessenen emotionalen Responsivität gegenüber seinen Gefühlen zu tolerieren und schließlich zu benennen lernt. »Krystal bezeichnet die Fähigkeit, die Intensität emotionalen Schmerzes ohne die exzessive Flucht in Betäubungsmittel wie Drogen, Alkohol, Nahrungsmittel oder in die Abtötung aller Gefühle zu ertragen, als ›Affekttoleranz‹« (Orange, 1995, S. 91). Die Fähigkeit, unsere eigenen Gefühle auszuhalten und als Orientierung zu benutzen, ist somit eine grundlegende Voraussetzung dafür, dass wir die Verbindung zu uns selbst und zu anderen aufrechterhalten können und wissen, wer wir sind.

Als »alexithym« werden Patienten bezeichnet, die ihre Gefühle nicht als Signale benutzen können. Sie können kaum ihre eigenen noch die Gefühle anderer Menschen wahrnehmen, sondern haben eher ein somatisches, nicht verbalisiertes, undifferenziertes, vages Gefühlsleben. Statt sich klar zu machen, was sie empfinden, werden sie »fühllos« oder körperlich krank.

Klinische Vignette: Affekte und das Risiko der Verbundenheit

Als ich eine alexithyme Patientin, Frau S., behandelte, musste ich ihr Bedürfnis respektieren, alle Gefühle auf einem sehr niedrigen Intensitätsniveau zu halten, um ihr Sicherheitsgefühl nicht zu gefährden. Unsere gemeinsame Aufgabe bestand weniger darin, zu deuten, was sie fühlte; wir mussten vielmehr herausfinden, wie es für sie war, überhaupt Gefühle zu empfinden. Im Laufe der Zeit entwickelten wir eine humorvolle Routine: Ich fragte sie, was sie empfand, und sie verdrehte die Augen und antwortete: »Sie wissen doch, dass ich es nicht weiß, aber ich könnte es kognitiv herauszufinden versuchen.« Darauf ich: »Gut, ich bin mit allem zufrieden, was Sie anzubieten haben.« Auf diese spielerische Weise konnten wir uns ihrem Gefühlszustand langsam annähern. Lange Zeit war es erforderlich, dass ich »den Ball flach hielt«, wenn ich über ihre Gefühle sprach. Sie hatte sich mit ihrem emotional extrem distanzierten, sachlich denkenden und häufig abwesenden Vater identifiziert und verbündet, um die Zusammenbrüche und das beschämende Verhalten ihrer alkoholkranken Mutter zu überleben. Ihr Gefühlsleben hatte in dieser Umgebung keinerlei Resonanz gefunden, war undifferenziert geblieben oder wurde als Gefährdung ihrer Aufgabe empfunden, für ihre Mutter zu sorgen. Ihre ständigen Kopfschmerzen und Nasennebenhöhlenerkrankungen waren vermutlich Somatisierungen ihrer Wut- und Verzweiflungsgefühle. Dass ich meine eigenen emotionalen Reaktionen dämpfte, verstand ich nach einer Weile als meinen Versuch, eine beruhigende und sichere, haltende Umwelt zu schaffen, in der es ihr erlaubt war, ihre eigenen Gefühle zu entdecken. Sie musste spüren können, dass ich an sie glaubte, und ich vermittelte ihr meine Zuversicht durch meine Fähigkeit, abzuwarten, bis sie selbst ihre Gefühle zum Ausdruck brachte.

Krystal (1988) schreibt, dass »Patienten sich damit vertraut machen müssen, dass ihre Gefühle oft unangenehme, aber gleichwohl handhabbare Signale sind«. Man müsse »das subjektive Erleben von Patienten mit beeinträchtigter Affekttoleranz anerkennen. Diese Personen sind in ihrer Kindheit traumatisiert worden und werden von ihren Affekten überflutet [...] so dass sie sich lebenslang vor ihnen fürchteten. Bei solchen Patienten ist häufig die genetische Entwicklung der Affekte an sich beeinträchtigt, so dass diese vorwiegend somatisiert, kaum verbalisiert und nur ungenügend differenziert werden« (S. 29). Interessanterweise korrigierte meine Patientin mich, wenn ich von ihren fehlenden Gefühlen sprach: Sie habe Gefühle, aber nicht in meiner Gegenwart. Auf unsere Intersubjektivität bezogen, denke ich heute, dass meine tiefen Zweifel bezüglich meiner Chancen, ihr jemals helfen zu können, sich ihr mitgeteilt haben müssen. Zwar erkannte ich ihre physiologischen Symptome als Beeinträchtigungen ihrer Affekttoleranz, verstand aber erst sehr viel später, dass meine eigene Amnesie gegenüber meinen frühen, tiefen Entfremdungsgefühlen und mein eigener »vergessener« Schmerz es mir verwehrten, ihre Gefühle wahrzunehmen. Nicht umsonst hat Krystal die Entwicklung der Affekttoleranz als eine »lebenslange Aufgabe« (S. 24) bezeichnet! Wir müssen »uns des Ausmaßes bewusst bleiben, in dem ähnliche und/oder symmetrische Aspekte unserer eigenen Persönlichkeit [...] durch den bloßen Kontakt zum Patienten unbewusst aktiviert werden können, um in unserem Innern heimlich, wie ein Saboteur, darauf hinzuwirken, eine zufrieden stellende Entwicklung des Dialogs und der Zusammenarbeit zu verhindern« (Nissim Momigliano, 1992, S. 20). Ich möchte diese Überlegung auf sämtliche Persönlichkeitsaspekte des gesamten Kontinuums vom unbewussten zum bewussten Erleben erweitern, das in jeder Begegnung wechselseitig in beiden Beteiligten aktiviert werden kann. Ich würde die Auswirkungen dieser wechselseitigen Beeinflussung auch nicht auf eine »Sabotage« beschränken, auch wenn dies häufig der Fall ist, sondern sie vielmehr als Gegebenheit des intersubjektiven Feldes betrachten. »Die Verantwortung des Analytikers wächst, wenn man die analytische Beziehung als Begegnung von zwei gleichermaßen involvierten Menschen versteht« (Robutti, 1992, S. XXVI).

Die Vignette illustriert ein intersubjektives Verständnis der Affektregulierung. Es gibt jedoch einen wesentlichen und für die Intersubjektivitätstheorie bezeichnenden Unterschied zwischen Krystals Sichtweise, wie die affektive Entwicklung, die zur psychischen Gesundheit führt, stattfindet, und unserem Ansatz. Trotz der Annerkennung, die Krystal der Umwelt für die Entwicklung der Affekttoleranz zubilligt, hält er die Affektregulierung letztendlich für eine individuelle Aufgabe und führt die psychische Gesundheit auf die Fähigkeit des Individuums zurück, diese Aufgabe zu bewältigen. Die Intersubjektivitätstheorie hingegen vertritt die Ansicht, dass »der Affekt durch das intersubjektive Feld geprägt und aufrechterhalten wird [...] Das emotionale Leben nimmt als automatische Reaktion eines Menschen auf die Geschichte der Reaktionen seiner Bezugspersonen auf seine Gefühlsäußerungen Gestalt an. Im Erwachsenenalter und insbesondere in der Behandlung entwickelt sich das durch die Beziehungsgeschichte des Individuums geprägte Gefühlsleben in ähnlicher Weise weiter und heilt im wechselseitigen Austausch« (Orange,1995, S. 92).

Die Unvermeidbarkeit des Risikos der Verbundenheit

Wenn wir es ernst nehmen, dass Patient und Therapeut eine untrennbare Einheit bilden und dass unser Erleben des therapeutischen Austauschs unweigerlich in die Gesamtheit der wechselseitigen Beeinflussung beider Beteiligter eingebettet ist, dann können wir den Impuls, die Rolle der Gefühle auszuschalten oder zu bagatellisieren, besser verstehen. Die Säuglingsforschung hat uns die Augen für die Tatsache geöffnet, dass es so etwas wie einseitige Aktion nicht gibt. Mikroanalysen der Interaktionen zwischen Babys und ihren Bezugspersonen haben gezeigt, dass die Bewegungen und Reaktionen beider Partner mit einem choreographierten dyadischen Tanz vergleichbar sind. In der Psychotherapie können wir in einem Analogon zur Säuglingsforschung das Konzept der spiralförmigen Bewegung benutzen, »in der jede Kommunikation aufs engste mit der vorangegangenen zusammenhängt« (Nissim Momigliano, 1997, S. 7). Beide Partner sind auf dieser Ebene vollständig involviert. Wir haben gelernt, den Mythos des isolierten Geistes zu überwinden, der »die subjektive Welt in innere und äußere Bereiche zerteilte, den Geist vom Körper und die Kognition vom Affekt abtrennte, die so entstandenen Spaltungen reifizierte und absolut setzte und die menschliche Psyche als eine objektive Entität ausgab, die ihren Platz unter anderen Objekten einnimmt – als ›denkendes Ding‹, das ein mit Inhalten gefülltes Inneres besitzt und in eine äußere Welt hinausschaut, der es von Grund auf entfremdet ist« (Stolorow, Atwood und Orange, 2001). Während wir diesen Mythos hinter uns zurückließen, haben wir das unerträgliche Eingebettetsein des Seins zu akzeptieren gelernt. Wir leben in unseren Patienten, und unsere Patienten leben in uns. Die Überwindung dieser Spaltungen bedeutet, dass das vollständige Involviertsein sämtliche Aspekte des menschlichen Lebens betrifft. Ich kann es nicht beweisen, vermute aber, dass sich der Austausch zwischen Menschen weit schneller und subtiler vollzieht, als das Auge oder das bewusste Gewahrsein es zu erfassen vermag. Und ich bin mir nicht sicher, ob es wünschenswert wäre, sämtliche Einflüsse, die zwischen den Beteiligten ausgetauscht werden, wahrzunehmen. Man sieht also, dass ich durchaus jene Theoretiker verstehen kann, die den Affekt »abführen« und die Rolle bagatellisieren wollen, die den Emotionen in unserem Leben zukommt. Die Chancen aber, dass ihnen dies gelingt, sind ungefähr so hoch wie die Wahrscheinlichkeit, dass man eine Hand klatschen hört.

Gefühle der Unverbundenheit im Dienst der Integritätserhaltung

> Mein Patient Herr L. war ein Intellektueller Anfang dreißig, der mich durch die literarische Art und Weise, wie er über sich selbst sprach, verblüffte. Er klang wie ein Romanschriftsteller aus dem 19. Jahrhundert, der seinen Protagonisten beschreibt. Seine Gefühle aber blieben ein Geheimnis. Schließlich wurde mir bewusst, dass Herr L. gewissermaßen »in Schlagzeilen« sprach, zu denen er aber keinen Text lieferte und die mir thematisch völlig zusammenhanglos erschienen. Bisweilen bekam ich beim Zuhören das Gefühl, selbst nicht ganz richtig im Kopf zu sein – das Denken fiel mir schwer, während ich gleichzeitig die sanfte Musikalität seiner Sentenzen genoss. Zuerst reagierte ich wie eine ängstliche Mutter und bombardierte ihn mit Deutungen und Fragen, bis ich den Eindruck bekam, dass ich ihm zusetzte oder ihn regelrecht verfolgte. Dann erinnerte ich mich an meinen »Stuhl«, an das Offensichtliche: Wenn man nicht sieht, was man sieht, dann ist ebendies das, was man sieht. Ich begriff nicht, was geschah, bis ich verstand, dass ebendies geschah. Herr L. wollte nicht gefunden werden, und schließlich dämmerte mir, dass dies für ihn sehr wichtig, ja in gewisser Weise unabdingbar für seine Integrität war. Deshalb entspannte ich mich und hörte auf, ihn zu verfolgen. Daraufhin verbrachte er mehrere Stunden hintereinander nahezu schweigend. Ich erläuterte seine Art und Weise, mit seinen Gefühlen umzugehen. Ich glaubte zu verstehen, so sagte ich, dass es für ihn sehr wichtig sei, sich sicher zu fühlen, und dass er Zeit brauche, um mit sich zu Rate zu gehen. Irgendwann fragte er mich, ob ich mich nicht ausgeschlossen fühlte. In Wirklichkeit verhielt es sich so, dass ich mich in all den Monaten zuvor außen vor gefühlt hatte. Ich war frustriert gewesen und hatte gelegentlich gespürt, wie Ärger in mir aufwallte, aber diese Gefühle verschwanden, sobald ich eine humorvolle Neugierde entwickelte und herausfinden wollte, weshalb ich nicht begriff, was passierte. Dies und die Tatsache, dass ich sein Ringen, er selbst zu sein, sensibler wahrnahm, bewahrten mich davor, ihm intrusiv zuzusetzen.

Ich hatte also jede Menge Arbeit an mir selbst zu leisten: Ich musste meine Unzulänglichkeitsgefühle bewältigen, mein Gefühl, in einer Mondlandschaft umherzuirren. Hier kommt mir Kohuts Beispiel von dem Patienten in Erinnerung, den die eigene Mutter in die Psychose trieb, weil sie sich ständig hinter ihren Bridgekarten versteckte. Welch ein unwahrscheinlicher Zusammenhang: Psychose und Bridgekarten! Aber Kohut hielt das Ignoriertwerden für einen sehr bösartigen pathogenen Faktor. Damit will ich nicht sagen, dass mein Patient bewusst oder unbewusst versucht hätte, mich verrückt zu machen, im Gegenteil. Ich möchte zeigen, dass ich mit meinen eigenen frühen Gefühlen der Unverbundenheit zu kämpfen hatte. Mein Patient hat mich für diese Kämpfe großzügig belohnt. Dass ich ihn in seinem grundsätzlichen Recht bestätigte, seine Gefühle für sich zu behalten, sich selbst zu schützen und sich so zu verhalten, wie ihm zumute war, veranlasste ihn zu der Bemerkung, dass es ihm sehr behage, nicht jedes Gefühl der Analyse unterziehen zu müssen. Darüber haben wir beide herzlich gelacht. Die goldene Regel des Einen ist der Fluch des Anderen. Er offenbarte mir auch, dass seine depressive Mutter ihn und das, was er von sich zu erkennen gab, benutzte, um sich selbst lebendiger fühlen zu können. Er sagte, dass er mir dankbar dafür gewesen sei, dass ich auf sein Schweigen nicht verärgert reagiert hatte – im Unterschied zu seinem Vater, der zu heftigen Wutausbrüchen neigte.

Verfolgen wir die Schritte unseres dyadischen Tanzes noch einmal zurück. Mein Patient versuchte herauszufinden, ob ich auf sein Abgrenzungsbedürfnis genauso reagieren würde wie seine Mutter. Brauchte ich ihn, um mein Selbstwertgefühl zu regulieren? Würde ich ihm den expansiven und stolzen Ausdruck seiner selbst verwehren? Wäre das der Preis, den er für seine Bindung an mich zu bezahlen hätte? Seine literarischen Fähigkeiten, die er mir demonstrierte, wenn er sein Leben beschrieb, hatten es zweifellos verdient, um ihrer selbst willen anerkannt zu werden; gleichzeitig aber barg sein Stolz darauf die Angst in sich, ausgebeutet oder zum Objekt anderer gemacht zu werden. Sein Schweigen, seine Weigerung, mir Aufschluss über die inneren Zusammenhänge seiner Gedanken zu geben, und sein stummes Bedürfnis nach einem sicheren Ort, an dem er mit seinem Gefühlsleben in Verbindung kommen konnte, waren auch ein Ausdruck seiner Hoffnung, eine neue Beziehung zu einer idealisierten Vaterfigur aufzubauen, die nicht wuterfüllt versuchen würde, ihm eins auszuwischen, sondern eine beruhigende Hintergrundbindung bereitstellte, die es ihm erlaubte, sich so, wie ihm zumute war, zu verstecken oder zu zeigen.

Je nachdem, wie offen und emotional verfügbar Herr L. mich erlebte, durchlief er das gesamte Übertragungsspektrum zwischen dem Pol des hoffnungsvollen Bedürfnisses nach einem neuen Selbstobjekt und dem konflikthaften, defensiven Pol der Angst, erneut traumatisiert zu werden. Die Tatsache, dass ich anfangs ganz ähnlich wie seine Mutter reagiert hatte, und der Ärger, der mich gelegentlich ebenso wie seinen Vater überkam (von mir aber zurückgehalten wurde), haben die Richtung unseres therapeutischen Dialogs mitbestimmt. Der intersubjektive Charakter unserer Begegnung wird im gesamten Verlauf unserer Arbeit mühelos erkennbar.

Dieses Modell der Psychoanalyse, wie sie heutzutage praktiziert werden kann, beruht Nissim Momigliano (1992) zufolge auf der Überlegung, »dass der Patient wahrscheinlich unser bester Kollege ist, und zwar nicht, weil er uns therapiert, sondern weil er uns hilft, ihn zu verstehen. Damit wird das alte (bekanntermaßen mit militärischen und chirurgischen Metaphern arbeitende) freudianische Modell, demzufolge der Patient mit dem unumstößlichen Entschluss in die Analyse kommt, die Arbeit des Analytikers zu hintertreiben und ihr massiven Widerstand entgegenzubringen« (S. 20), in Frage gestellt. Ebenso hinterfragt »wird das alte kleinianische Modell, das in erster Linie auf die Aggressions- und Neidaspekte in den Worten und Verhaltensweisen des Patienten abhob« (ebd.). Es kommt mir hier nicht auf eine eventuell vereinfachende und polemisch erlebbare Darstellung psychoanalytischer Modelle an, sehr wohl aber auf eine Kritik einer klinischen Haltung, die sich daraus entwickelte und die, meines Erachtens, noch allzu gegenwärtig ist. Diese Haltung birgt unterschwellig eine Sichtweise des Patienten wenn nicht als Feind, doch als neurotisch gesteuerten Trickster in sich, vor dem man ständig auf der Hut sein sollte. Diese skeptisch-kritische Haltung gegenüber einem Patienten, der sich bemüht,uns sein Erleben mitzuteilen, wird dann als Neutralität missverstanden.

Krystal zufolge ist der Affekt, der die größte Angst weckt, die Liebe, nicht die Aggression. Hätte ich das Verhalten meines Patienten auf einen angeborenen Aggressionstrieb zurückgeführt, es nur als Ausdruck eines intrapsychischen Konflikts verstanden und nicht auch als Produkt unserer intersubjektiven Begegnung, wäre die Versuchung wahrscheinlich groß gewesen, meine eigene Hilflosigkeit, maskiert als gerechtfertigten Ärger über seine Weigerung, sein Gefühlsleben auf dem Altar der metapsychologischen Wahrheit darzubieten, »abzuführen«. Wenn wir den intersubjektiven Charakter der therapeutischen Begegnung nicht in seiner ganzen Tiefe anerkennen, sind wir versucht, insgeheim auszurufen: »Das ist aggressiv!«, und ausschließlich den Patienten für das verantwortlich zu machen, was sich in uns selbst abspielt. Diese Gefahr bestand zum Beispiel, als ich zu Beginn von Herrn L.s Therapie Schwierigkeiten hatte, mit meinen eigenen schmerzhaften Reaktionen auf den Patienten umzugehen. Spezzano (1993) schreibt in diesem Zusammenhang: »Die Weigerung des Patienten, über die eigenen Affekte so nachzudenken, wie der Analytiker über sie nachdenkt, ist kein Widerstand; die Weigerung, spielerisch und phantasievoll über die eigenen Affekte nachzudenken, ist ein Widerstand« (S. 231). Spielerisch zu denken setzt allerdings die Fähigkeit des Analytikers voraus, gemeinsam mit dem Patienten einen Möglichkeitsraum, einen Übergangsraum zu schaffen, der ihm als haltende Umwelt zur Verfügung stehen kann (Winnicott, 1965), so dass »die analytische Situation zum Brutkasten für Affekte wird, die noch nicht vollständig entwickelt sind. In einer solchen analytischen Situation besteht die Hauptaufgabe des Analytikers darin, den heiklen und entscheidenden Übergangsbereich zwischen dem Gesprochenen und dem Unausgesprochenen, dem Erlebten und dem Gedachten, dem Selbst und dem Nichtselbst zu schützen« (Bezoari und Ferro, 1992, S. 59). Kohut (1984) hat diese Überlegung mit dem Konzept der intakten Bindung zwischen Selbst und Selbstobjekt weiterentwickelt. Sie dient als Kokon, in dem Affekte, die zuvor als gefährlich empfunden wurden, gefahrlos wiederauftauchen können. An späterer Stelle werden wir Socarides' und Stolorows (1984/85) wichtigen Beitrag über die Beziehung zwischen den Selbstobjektfunktionen und der Integration des Affekts in die Organisation des Selbsterlebens näher betrachten.

Deutungen dienen nicht dem Zweck, die Wahrheit über den Patienten zu enthüllen. Vielmehr lassen ihre Korrektheit und ihre therapeutische Wirkung die intersubjektive Bindung entstehen, deren Produkt sie zugleich sind. Erst nachdem ich meinem Patienten die Möglichkeit eingeräumt hatte, mich zu lehren, dass er seinem Empfinden nach psychisch nur dann überlebensfähig war, wenn er seine Gefühle »für sich behalten« konnte, damit sie sich nicht veränderten und ihm verloren gingen, war ich imstande, ihm ebendies als Einsicht zu vermitteln. Damit bewies ich ihm, dass ich affektiv auf ihn abgestimmt war. So konnten wir gemeinsam einen Raum schaffen, der genügend Sicherheit bot und in dem wir beginnen konnten, die ganze Vielschichtigkeit seines Gefühlslebens kennen zu lernen und spielerisch auszugestalten. Kohuts (1984) Verständnis der Abwehr entsprechend, musste ich verstehen, dass mein Patient auch eine Art defensives Selbsthalten seines Affektzustandes praktizierte, solange ich noch nicht in der Lage war, ihm eine haltende analytische Umwelt zur Verfügung zu stellen, in der er seine Gefühle gefahrlos erforschen konnte. Sein Widerstand richtete sich zu Anfang nicht gegen das Bewusstwerden, sondern gegen eine Wiederholung der Vereinnahmung durch die Gedanken des Analytikers. Potenziell sind sowohl der Analysand als auch der Analytiker durch die Subversivität der Subjektivität im intersubjektiven Feld bedroht.

Bedeutung und Handhabung der Wechselwirkung im therapeutischen Prozess

Betrachten wir dieses intersubjektive Phänomen einmal unter dem Blickwinkel des altehrwürdigen psychoanalytischen Bilderstürmers und mutigen Neuerers Harold Searles. In seinem Beitrag »The patient as the therapist to his analyst« (1975) formuliert er eine Sichtweise, die man als einen Vorläufer der Intersubjektivitätstheorie bezeichnen könnte: »Zu den stärksten Strebungen des Menschen zählt ein von Grund auf therapeutisches Streben [...] Was die deutlich gestiegene Anzahl von Menschen angeht, die Psychoanalyse- und Psychotherapiepatienten werden, so bin ich der Meinung, dass der Patient seinen Arzt therapieren und von ihm therapiert werden möchte [...] unter dem Aspekt der Übertragung formuliert, bringt die Krankheit des Patienten seinen unbewussten Versuch zum Ausdruck, den Arzt zu heilen« (S. 95). Ich gebe zu, dass ich beim Lesen dieser Zeilen laut lachen musste. Ich war dem alten Rebellen dankbar dafür, dass er den Wind aus jenen geblähten Segeln nahm, unter denen wir durch das aufgewühlte Meer der Emotionen kreuzen. Mir fiel auch der Witz des alten Therapeuten über die Motivation unserer Berufswahl wieder ein: »Was bleibt uns noch zu tun, wenn wir unsere Mutter geheilt haben?« (Weitermachen, weil wir sonst nichts gelernt haben). Allerdings müssen wir seine Aussage ein wenig zurechtrücken, indem wir ihren verallgemeinernden Gestus relativieren und sie kontextualisieren.

Natürlich begeben sich Patienten nicht in Behandlung, um ihre Therapeuten zu heilen, sondern um ihr eigenes emotionales Leid zu lindern.

Insoweit aber ihre Übertragung das Ergebnis ihrer ursprünglichen intersubjektiven Entwicklung ist und insoweit wir als Wiederholung ihrer konflikthaften, pathogenen oder gar traumatogenen emotionalen Erfahrungen aus der Vergangenheit erlebt werden oder etwas tun, das den Patienten retraumatisiert, ist die Überlegung, dass Patienten versuchen werden, uns zu therapieren, nicht so weit hergeholt, wie es auf den ersten Blick scheint. Es ist unsere Aufgabe, zu unterscheiden zwischen dem Versuch der Patienten, uns mit Hilfe derselben Mittel zu »heilen«, mit denen sie die Bindungen an ihre Bezugspersonen aufrechtzuerhalten versucht haben – zum Beispiel durch eine pathologische Anpassung –, und ihrer Hoffnung, dass wir anders reagieren und ihnen eine neue Objekterfahrung ermöglichen werden. Darüber hinaus werden manche Patienten auch unbewusst versuchen, uns verborgene Aspekte unserer Persönlichkeit zu zeigen, die es ihnen verwehren, ihre Gefühle zu entfalten. So gesehen, ist unsere Therapie ihre Therapie. Dies ergänzt ihr berechtigtes Interesse an unserem Wohlergehen um eine weitere Dimension.

Ich habe Searles zitiert, um zu betonen, wie unlösbar wir in den therapeutischen Prozess verstrickt sind: nicht weil wir erwarten, dass unsere Patienten unsere eigenen emotionalen Schwierigkeiten therapieren, sondern weil diese zu einem gewissen Grad durch den wechselseitigen Austausch ins Spiel kommen werden. Das Ausmaß, in dem wir akzeptieren, dass das Zusammenwirken von Subjektivitäten ein Sine qua non der Psychoanalyse ist, und zwar insbesondere in Situationen, in denen der Prozess blockiert scheint, verlangt, dass wir selbstverständlich auch unsere eigenen Grenzen und Pathologien zu bearbeiten und zu verstehen versuchen. Für den erfahrenen Kliniker ist es kein Geheimnis, dass die Vorstellung vom gesunden, »durchanalysierten« Analytiker dem psychoanalytischen Mythenkreis angehört. Wir müssen eingehender untersuchen, wie solche Mythen gerade durch das Risiko der Verbundenheit lebendig gehalten werden.

Klinisches Beispiel der Wechselwirkung in einer sexualisierten Übertragung

Illustrieren lässt sich dies am anschaulichsten durch ein klinisches Beispiel.

> Während ich noch als junger psychoanalytischer Ausbildungskandidat in New York arbeitete, nahm ich Frau A., damals Ende zwanzig, in Behandlung. Gleich bei unserer ersten Begegnung haben mich ihr existenzieller Schmerz und ihre Zerbrechlichkeit tief berührt. Gleichzeitig irritierte mich die hartnäckige, fordernde Bedürftigkeit, die ich wahrzunehmen glaubte. Ich empfand sie als kalt und herablassend und wollte sie gleichzeitig unbedingt retten. Später verstand ich, dass die Arroganz, die ich an ihr wahrnahm, eine Art Selbstschutz vor kritischen inneren Stimmen und ein Versuch war, unter allen Umständen die Oberhand zu behalten. Sie war, anders formuliert, ein Ausdruck defensiver Grandiosität, die schmerzhafte innere Vernichtungszustände kompensieren und überwinden sollte.
>
> Frau A.s Mutter war eine kaltherzige und kontrollierende Person gewesen, der die Patientin nichts hatte recht machen können. »Du bist zu nichts nütze«, bekam sie immer wieder von ihr zu hören. Ihr Vater war aufmerksam, aber verführerisch, nahm seine Tochter auf seine Jagdausflüge mit, übernachtete dabei mit ihr in kleinen Hotels und führte sie in Restaurants vor, so als wäre sie seine Freundin. Ein körperlicher sexueller Missbrauch fand de facto nie statt, aber die Atmosphäre war geschwängert mit inzestuösen Wünschen.
>
> Frau A. war mit einem Mann verheiratet, der jede Zärtlichkeit vermissen ließ und seine sexuellen Wünsche brutal durchsetzte. Er verehrte sie wie ein Pascha, der Geschenke macht und dafür reiche Belohnung erwartet. Sie versuchte, ihr Selbstwertgefühl zu stärken und sich aus der Unterdrückung durch ihren Mann zu befreien, indem sie eine Arbeit annahm und sich finanziell unabhängig machte. Nun litt sie unter den Gehässigkeiten ihrer Mitarbeiter und ließ sich von ihren Vorgesetzten ausbeuten. Sie war darüber zutiefst empört, aber ihr verängstigtes, poröses Selbstgefühl machte es ihr unmöglich, sich zu wehren.
>
> Im Laufe der Behandlung wurde sie in Reaktion auf ihre Abhängigkeitsbedürfnisse zunehmend suizidal. Sie hatte Angst, von mir vereinnahmt und kontrolliert zu werden. Auf einer tieferen Ebene fürchtete sie die

Konfrontation mit ihrem Gefühl, nicht existent zu sein und von mir als unnütz betrachtet und abgelehnt zu werden, wenn sie mir zeigen würde, wie stark ihr Bedürfnis war, ein kleines Mädchen zu sein, das schließlich doch noch eine Mutterfigur findet, die es liebt und beschützt. Aus Angst, in der Mutterübertragung eine vernichtende Ablehnung zu wiederholen, wehrte sie diese Gefühle ab, indem sie sich unbewusst mir gegenüber verführerisch verhielt. Detailliert beschrieb sie ihre sexuellen Begegnungen mit ihrem Mann und vergaß dabei nicht zu betonen, dass sein Penis so groß sei, dass es ihr manchmal weh tue. Gleichzeitig war die Art, wie sie mich ansah und sich bewegte, aufreizend und verführerisch. Hier wiederholte sich zweifellos die Beziehung zu ihren Eltern. Sie wandte sich dem Vater-Analytiker als Verführerin zu, um mehr Aufmerksamkeit zu bekommen, und wich ihren tieferen Vernichtungsgefühlen aus.

Ich selbst wiederum reagierte auf beiden Ebenen und war auf beiden Ebenen besorgt. Vor allem fürchtete ich, dass sie ihre Vernichtungsgefühle konkretisieren würde, indem sie sich umbrachte. Einmal nahm sie tatsächlich eine Überdosis Tabletten. Meine eigene Mutterübertragung kam in dem Gefühl, sie retten zu müssen, und in meiner Überzeugung zum Ausdruck, als Retter unzulänglich und unfähig zu sein. Auch meine Mutter hatte kühle, distanzierte, als auch herablassend-verführerische Anteile. Daher war das intersubjektive Feld meiner Vergangenheit ein Hohlspiegel beider Aspekte ihrer Übertragung, in dem die zurückweisende Haltung ihrer Mutter sowie das verführerische Verhalten ihres Vaters in meiner eigenen Mutterübertragung zusammenfielen.

Zwar war mir bewusst, dass ich mich von den nicht immer subtilen erotischen Appellen meiner Patientin hypnotisieren und einnehmen ließ, aber ich fühlte mich hilflos und war wegen der erotischen Gefühle, die ich ihr gegenüber empfand, beunruhigt. Ich spürte jedoch, dass mein Bewusstsein für meine Reaktion mich schützte, so dass ich dieses unübersichtliche analytische Feld durcharbeiten konnte. Es gewährte mir die dezentrierte Distanz, die ich brauchte, um analytisch funktionieren zu können. Ein Vorfall, der sich am Ende einer Sitzung ereignete, lehrte mich meine erste, aber keineswegs letzte Lektion über die Macht des Unbewussten und, auf das Thema dieses Buchs bezogen, über das tiefe Eingebettetsein in analytische Beziehungen und die wirklich Furcht erregenden Risiken der Bezogenheit. Meine Patientin war am Schluss der Sitzung verzweifelt und sagte, dass ihr Leben in einer Sackgasse angekommen sei und die Analyse und

> ich ihr nicht weiterhülfen. Noch während sie von der Couch aufstand, langte sie in ihre Tasche nach einer Zigarette. Dabei wandte sie sich mir zu – ich saß noch im Sessel – und sagte, scheinbar aus heiterem Himmel: »Wollen Sie mich jetzt gleich ficken, oder kann ich diese Zigarette rauchen gehen?« Ich war völlig sprachlos, lachte nervös und brachte sie, etwas Unverständliches vor mich hinmurmelnd, zur Tür. Mir war zwar nicht bewusst gewesen, dass mir die Zunge bis auf den Boden hing, aber meine Patientin hatte offensichtlich auf etwas reagiert, das ich ihr zumindest in diesem Moment unbewusst vermittelt hatte.

Mein Supervisor und mein Lehranalytiker kamen mir zur Hilfe. Nachdem ich diese Stunde geschildert hatte, sagte mein Supervisor, dass die Sexualität der Patientin eher einem »Nasenbluten« gleiche. Er brachte ihr Verhalten also ohne zu zögern in der Kategorie »hysterisch« unter. Mein Analytiker vertiefte mein Verständnis der Sitzung, indem er mir eine Perspektive anbot, die stärker auf die Intersubjektivität ausgerichtet war: Meine Patientin verhalte sich zwar – in der repetitiven, konflikthaften, defensiven Dimension der Übertragung – verführerisch, hoffe aber eigentlich – in der Selbstobjekt-Dimension der Übertragung –, dass ich auf ihr Bedürfnis reagieren würde, *nicht* verführt zu werden. Sie hoffe auf eine neue Objekterfahrung, auf das Gefühl, als Mensch mit allem, was sie war, geschätzt zu werden, und nicht nur wegen ihrer Sexualität, die ihr als Vorbedingung erschien, sich meine Zuneigung zu sichern. Anders formuliert: Ich musste in der ödipalen Übertragung die Abwehr der präödipalen Übertragung erkennen.

Während ich meine eigenen Anteile durcharbeitete, musste ich auch begreifen, dass mein verzweifelter Wunsch, die Patienten retten zu wollen, von meinem früheren Bedürfnis angetrieben wurde, meine Mutter aus ihrer lebenslangen Depression zu befreien, sowie von meinen eigenen Vernichtungsängsten und dem Gefühl, abgelehnt zu werden. Ich hatte diese Vernichtungsgefühle ganz ähnlich wie meine Patientin durch den belebenden Effekt meiner erotischen Responsivität abgewehrt. Mein eigentlicher Wunsch war es nicht, sie zu penetrieren; vielmehr wollte ich die nebelhaften Tiefen ihres Gefühls der Nichtigkeit und Leere durchdringen, um mit einem Ort in Berührung zu kommen, an dem sie sich lebendig fühlte und der auch mich würde beleben können. Einen analogen Fall beschreibt Kohut (1984). Als Junge hatte sein Patient den dringenden Wunsch verspürt, das Genitale eines Mädchens anschauen zu dürfen. Kohut verstand dies als Konkretisierung seines Bedürfnisses, eine Reaktion auf dem Gesicht seiner abweisenden Mutter zu sehen, und als Rückkehr zu einem archaischeren, psychosomatischen Erleben anstelle einer symbolischen Reaktion. Was mich selbst und meine Patientin betraf, so war die erotisierte Komponente unserer Gefühle kein Trieb, der nach Abfuhr an einem als getrennt erlebten Objekt strebte, sondern das Produkt eines zusammengebrochenen, bedrohten Selbsterlebens, einer Getriebenheit im Dienst einer Kohärenz stärkenden Funktion.

Unter dem Blickwinkel der Intersubjektivitätstheorie können wir erkennen, dass der therapeutische Prozess ein Produkt der beteiligten Subjektivitäten war. Auf einer fundamentalen Ebene wurde meine Angst, der Patientin womöglich nicht helfen zu können, von ihr wahrscheinlich dahingehend verstanden, dass ich sie für »heilungsunfähig« hielt. Wenn es uns »besser gelingt, unsere eigene Angst und die Hilflosigkeit zu ertragen, die uns angesichts dessen, was wir tatsächlich nicht reparieren können, überkommt, dann sind wir auch in der Lage, der Patientin zu vermitteln, dass sie ihre Todesgefühle und die panischen Ängste, die sie empfindet, ertragen kann« (Nissim Momigliano, 1993, S. 16 f.). Und »wenn es zutrifft, dass der Analytiker mit jedem Patienten eine neue Gegenübertragungsmikropathologie ausbildet (Baranger und Baranger, 1961/62), wird eine erfolgreiche Analyse nicht nur auf den Patienten, sondern auch auf den Analytiker verändernd und befreiend wirken. So schreiben A. und F. Meotti (1988), dass jede erfolgreiche, wenngleich nicht perfekte Analyse auch die erfolgreiche Analyse eines Teils unserer selbst ist, der uns zuvor unbekannt war« (Bezoari und Ferro, 1992, S. 64). Das Unbekannte muss nicht zwangsläufig Angst erregen, doch verweist Bions Bemerkung über die beiden angsterfüllten Menschen im Behandlungszimmer auch auf die möglichen Risiken, mit denen uns unsere eigenen »Mikropathologien« konfrontieren.

Wir werden in jeder Behandlung mehr oder weniger stark beteiligt oder verstrickt sein, und die Arbeit selbst wird sich immer mehr oder weniger schwierig gestalten, je nachdem, welche Aspekte in uns selbst angesprochen werden und wie problematisch sie für uns sind. Dies wiederum ist für die »emotionale Verfügbarkeit« (Orange, 1995) ausschlaggebend, mit der wir unseren Patienten begegnen. So bin ich der Ansicht, dass ich auf die soeben beschriebene Patientin heute sicherlich anders reagieren und sie anders behandeln würde. Blinde Flecken aber werde ich immer habe, und ich werde sie erst entdecken, wenn ich die daraus resultierenden Schwierigkeiten durchgemacht – oder durchlitten – habe. Jeder Patient wird uns auf seine eigene Weise berühren, manche in der oben beschriebenen dramatischen Manier, andere mit ihrer scheinbaren Gefühllosigkeit. In jedem Fall aber werden wir spüren, dass auf der Klaviatur unserer eigenen Gefühle gespielt wird und wir die Musik unter Umständen nie zuvor gehört haben. Wir können nicht davon ausgehen, dass wir das, was im intersubjektiven Feld geschieht, »in effigie« durcharbeiten können, das heißt, indem wir es so behandeln, als sei es lediglich der Phantasie eines anderen entsprungen.

Meiner Ansicht nach können wir nun die alte, einseitige psychoanalytische Tendenz erklären, »Gefühle so zu beschreiben und so mit ihnen zu arbeiten, als stellten sie eine Kognition oder einen Triebabkömmling dar«, dessen man sich entledigen muss (Orange, 1995, S. 97). Nachvollziehbar wird vor diesem Hintergrund auch die Auffassung, dass Einsicht der entscheidende kurative Faktor sei. Wenn wir wie Ferenczi begreifen, »dass die Psychoanalyse emotionale Medizin für emotionales Leid« ist (ebd., S. 98), können wir auch unser eigenes Widerstreben besser verstehen, uns auf die Vielschichtigkeit und Tiefe der emotionalen Beziehungen einzulassen, die wir mit unseren Patienten aufbauen müssen, wenn wir ihnen helfen wollen. Psychoanalyse ist keine Detektivgeschichte, die man sich ungefährdet von außen ansehen kann, um herauszufinden, wer wem was warum angetan hat. Um einen Patienten verstehen zu können, müssen wir Teil seiner emotionalen Geschichte werden und diese Geschichte zu einem Teil unserer selbst werden lassen. Auf der Ebene des intensiven und mitunter schmerzvollen emotionalen Erlebens, das die Voraussetzung erfolgreicher Arbeit darstellt, können wir uns nicht hinter einem Schutzwall aus Professionalität verstecken. Vielmehr sind wir all den Gefahren ausgesetzt, die das Leben mit sich bringt.

Das Gefühl der Dinge: Die Vielschichtigkeit des Gefühlslebens

Der folgende Abschnitt über die Komplexität des Gefühlslebens stützt sich auf die wegweisende Arbeit von Donna Orange, vor allem auf ihr Buch *Emotional Understanding. Studies in Psychoanalytic Epistemology* (1995). Oranges Sichtweise ist für unsere klinische Sensibilität von hohem Wert und kann uns die schwierige Aufgabe, das gewaltige Universum des inneren Lebens unserer Patienten zu verstehen, erheblich erleichtern. Ihre Warnung vor einer allzu vereinfachten Konzeptualisierung der Gefühle und einer atomistischen Konzeption der Affekte, die »in der Psychoanalyse als Erklärungsgrundlage an die Stelle der Triebe getreten sind«, sowie ihr Eintreten für eine »auf die Gesamtheit und Komplexität des Gefühlslebens gerichtete Aufmerksamkeit« (S. 104) stehen in einem engen Zusammenhang mit meinem Thema, dem Risiko der Verbundenheit.

Die Komplexität des emotionalen Lebens

Oranges Beschreibung der drei wesentlichen Merkmale des emotionalen Lebens trägt erheblich zur Beantwortung der Frage bei, weshalb uns die Beziehung zu unseren Patienten emotionale Schwierigkeiten bereiten kann. Sie beschreibt das Gefühlsleben als einen Prozess, dessen Komplexität unvermeidbar ist, weil bekanntermaßen alle psychischen Vorgänge, wie die Konzepte der multiplen Funktion (Waelder, 1936) und der Überdeterminiertheit (Freud, 1910a) zeigen, zahlreichen Zwecken dienen und mannigfache Ursachen haben können. Wenn wir das Chaos zu ordnen versuchen und begreifen wollen, wie es sich anfühlt, in der Haut eines anderen Menschen zu stecken, ohne uns von dieser gewaltigen Aufgabe überwältigen zu lassen, laufen wir Gefahr, untrennbare Zusammenhänge aufzulösen und zu zerlegen und auf diese Weise »die Integrität des Erlebens zu verletzen« (S. 96). Wenn Patienten anderer Meinung sind als wir selbst und uns auf Unzulänglichkeiten unseres Verstehens aufmerksam machen, ist dies nicht immer auf einen Widerstand zurückzuführen – es sei denn, auf den gesunden Widerstand, der sich regt, wenn man sich missverstanden fühlt –, sondern unterstreicht die Komplexität des Gefühlslebens. Mein Patient beispielsweise, der sich vor mir versteckt hielt, sagte, nachdem ich ihm die Vignette vorgelesen hatte, er müsse nicht nur seine Integrität schützen, sondern habe zudem eine tiefe Angst, dass ich mich für sein inneres Leben nicht wirklich interessierte. Der Therapeut, der sich das Verstehen der Gefühle seiner Patienten allzu einfach macht, versucht sich selbst zu stabilisieren, indem er an seiner Sicht der Dinge festhält. Eine atomistische Affektauffassung dient uns als Bollwerk gegen die eigene Angst, uns wie der Blinde zu fühlen, der einen Blinden führt. Deshalb kann uns ein tiefes Verstehen der Komplexität von Emotionen helfen, wenn wir in der Dunkelheit nach dem Weg tasten. Jedes Mal, wenn ich eine Deutung angeboten habe, versuche ich, sehr genau auf den Tonfall des Patienten zu achten, denn wie Winnicott gesagt haben soll, verrät der Klang der Stimme auch dann, wenn der Patient unserer Deutung verbal zustimmt, nicht selten, wie weit wir daneben lagen. Für mich ist es dann interessant zu sehen, wie schwer es mir fällt, mein Bedürfnis, Recht zu behalten, zu zügeln und zu verhindern, dass es mein Verstehen des Patienten verzerrt. In dem Versuch, meinen eigenen klinischen Ansatz zu beherzigen, erkläre ich meinen Supervisanden, deren Nervosität angesichts ihrer Aufgabe ich allzu gut verstehe, oft, dass wir uns von dem Anspruch der unbefleckten Wahrnehmung befreien können, wenn wir die Komplexität des Gefühlslebens anerkennen. »Entspann dich,« möchte ich ausrufen, »die Dunkelheit setzt gerade erst ein.«

Der relationale Charakter des emotionalen Lebens

»Ein zweites wesentliches Merkmal des emotionalen Lebens ist sein relationaler Charakter« (Orange, 1995, S. 97). Rycroft zitierend, fragt di Chiara (1992): »Weshalb werden die Affekte und ihre Beziehungen untereinander in der Psychoanalyse vernachlässigt? [...] Der Analytiker sollte wahrnehmen, dass der Patient eine Beziehung zu ihm aufbauen möchte, wenn er über sich selbst spricht« (S. 25). Im Gegensatz zu Krystal versteht Orange »das Gefühl nicht als bloßes inneres Signal«. Vielmehr vertritt die relationale Theorie der menschlichen Natur ein kontextuelles Verständnis unserer Emotionen: »Emotionen sind Reaktionen auf relationale Vorgänge oder Bedürfnisse, und der emotionale Ausdruck ist ein Versuch, eine Verbindung zu einem Anderen aufzunehmen oder eine bestehende Verbindung zu regulieren. [...] Emotionales Erleben beginnt in spezifischen intersubjektiven Kontexten, setzt sich in ihnen fort und wird in ihnen geheilt« (S. 97). Klinisch ist dies ein sehr wichtiger Punkt, denn wann immer wir versucht sind, uns von den Gefühlen unserer Patienten zu distanzieren, indem wir sie als »unangemessen« beurteilen, haben wir den Kontext vergessen und uns nicht gefragt, für wen und für welche Situation diese Gefühle »unangemessen« sind. Wenn wir stattdessen mit der Intersubjektivitätstheorie davon ausgehen, dass Gefühle durch die intersubjektiven Felder der Vergangenheit geprägt und durch das aktuelle intersubjektive Feld evoziert oder reaktiviert werden, sind wir selbst an jeder »Unangemessenheit« automatisch beteiligt. Auf den ersten Blick empfand ich die Frage meiner Patientin, ob ich Sex mit ihr haben wolle, zweifellos als ausgesprochen »unangemessen« und versuchte deshalb, mich schnell hinter meiner »Professionalität« zu verstecken.

Wenn es den Anschein hat, dass ich unentwegt das Lied der untrennbaren Einheit singe, den Rhythmus der Kontextualität und Intersubjektivität schlage, die notwendige Selbstabgrenzung ignoriere und die Grenzen des Selbst übersehe – die es im Übrigen ohne Beziehungskontexte gar nicht gäbe –, dann ist dies darauf zurückzuführen, dass es so schwer ist, die cartesianische Psyche zu überwinden. Ich muss laut singen, damit ich mich selbst hören kann. Mir ist auch bewusst, dass sich meine eigene Geschichte und Subjektivität mit der Theorie, die ich vertrete, verschränken. Die Vorstellung, dass wir isolierte Geschöpfe seien, abgeschnitten von allem, was uns am Leben erhält, ist so tief verwurzelt, dass ein »lauter« Protest gerechtfertigt ist. In der Behandlung bedeutet dies, dass wir immer zu einem gewissen Grad in die Gefühle unserer Patienten verstrickt sind. Dies ist tatsächlich manchmal unerträglich und der Grund, weshalb wir sagen, dass Verstehen ertragen wird. Unserer Ansicht nach sind Emotionen nicht ausschließlich in einem einzigen Individuum lokalisiert.

Die Emotionalität des emotionalen Lebens

Das dritte Merkmal besteht darin, dass Emotionen nicht nur komplex und relational sind, sondern dass »das emotionale Leben emotional« ist (S. 97). Orange zufolge sind Gefühle »in erster Linie nicht-kognitive und nonverbale relationale Reaktionen«, die sich mit der Kognition oder mit Schemata verbinden, aber ihre eigene Realität besitzen. Orange kritisiert die kognitive Einfärbung der psychoanalytischen Sprache, in der von »Organisationsprinzipien«, von Repräsentationen und Schemata die Rede ist, weil all diese Begriffe die Emotionalität der Emotionen und ihre zentrale Bedeutung für die Psychoanalyse marginalisieren. Sie zieht es vor, von »emotionalen Organisationsprinzipien« und »emotionalen Folgerungsmodi« zu sprechen, und betont, dass diese »gerade infolge ihrer Emotionalität gewöhnlich derart automatisiert operieren, dass es *schwierig ist, sie zu identifizieren*« (S. 97 f.; Hervorhebung C. J.).

Nun können wir besser verstehen, weshalb Mitchell (1993) der Verwirrung und Mehrdeutigkeit eine so hohe Bedeutung beimaß, »der Notwendigkeit, Urteile, übereiltes Verstehen und erzwungene Klarheit hintanzustellen« (S. 32). Wenn wir zu unserem Gefühlsleben in Beziehung treten und es verstehen wollen, fischen wir in tiefen Gewässern.

Emotionales Gedächtnis

Oranges Konzept des emotionalen Gedächtnisses eröffnet eine neue Perspektive auf das, was wir in der Psychoanalyse zu verstehen versuchen, und bereichert die Erklärung des psychoanalytischen Verstehens um eine wichtige Komponente. Gleichzeitig wirft es Licht auf die Frage, weshalb es uns mitunter so schwer fällt, unsere Patienten und uns selbst zu verstehen. Orange behauptet, dass unser Erleben »weitgehend körperlich, emotional und nur teilweise organisiert« sei (S. 106). Es besteht aus dem vorwiegend nicht-kognitiven, nonverbalen, körperlichen Wissen, das wir von uns selbst haben und das auf der Art und Weise beruht, wie sich frühere Erfahrungen unserem Sein als Erinnerungen eingeprägt haben. Die Intersubjektivitätstheorie betrachtet alle psychischen Vorgänge als Produkt des Zusammenwirkens unterschiedlich organisierter Subjektivitäten. Deshalb muss auch das Gedächtnis als relational verstanden werden. Auch Loewald (1960b) hält es für inhärent relational und sagt, dass Patienten keine Vergangenheit *haben*, sondern ihre Vergangenheit *sind*. Bollas (1989) zufolge verinnerlichen wir als Säuglinge die »*Sprache der mütterlichen Fürsorge*, die ein komplexes Netzwerk aus Regeln des Seins und der Bezogenheit darstellt« (S. 195). Das Kind organisiert die Regeln und Grundannahmen der Interaktionen mit seinen Bezugspersonen zu einer basalen Persönlichkeitsstruktur. Deshalb sind unsere Stimmungen oder die Art und Weise, wie wir im Erwachsenenleben mit uns selbst umgehen, eine Art der Erinnerung daran, wie wir als Kinder behandelt wurden. Das emotionale Gedächtnis, so Orange (1995), ist weder zwangsläufig pathologisch oder pathogen, noch ist es mit dem Unbewussten identisch.

Klinisches Beispiel des emotionalen Gedächtnisses

Ein kurzes Beispiel illustriert, wie das emotionale Gedächtnis funktioniert.

Eine Patientin, Frau N., lag zu Beginn einer Sitzung stumm auf der Couch und bedeckte beide Augen mit den Händen. Es fällt ihr mitunter schwer, ihre Gedanken zu ordnen, die wie eine Herde flüchtender Tiere durch ihren Kopf stieben und dabei Staub aufwirbeln und ihre Gefühlslandschaft verwüsten. Aus demselben Grund hat sie Schwierigkeiten, in den Sitzungen einen Anfang zu finden. Wir haben erkannt, dass ich ihr helfen kann, indem ich den Ball einwerfe. Ähnlich wie das Bedecken ihres Gesichts wird dies von ihr wie eine haltende Struktur empfunden. Am betreffenden Tag sagte ich einleitend, dass sie einen recht verdrießlichen Eindruck mache. Nun schilderte sie, weshalb sie nicht schlafen könne: Hässliche Gedanken gingen ihr durch den Kopf, Erinnerungen an Situationen des vergangenen Tages, in denen man sie gekränkt hatte oder sie sich abgelehnt fühlte. Diesen Gedanken liegt ein alles beherrschendes, tiefes Gefühl der Einsamkeit zugrunde. Sie kann nur einschlafen, wenn sie solange liest, bis ihr die Augen zufallen und sie wegdöst. Die Lektüre verscheucht auch die schmerzhaften Gefühle. Sie erinnert sich, dass sie zeitlebens Einschlafschwierigkeiten hatte. Nur wenn sie sich ablenken kann oder wenn jemand dicht bei ihr liegt, fällt sie in den Schlaf. Dann fühlt sie sich gehalten. Schlimmer als die Einsamkeit sind die Gefühle, wenn sie mitten in der Nacht aufwacht: »Mein Körper schwebt irgendwo da draußen, irgendwo im All, ohne Sauerstoff. Weit in der Ferne sehe ich kleine Lichtpunkte. Ich fühle mich vollständig gelähmt.« Diese Beschreibung hat große Ähnlichkeit mit Kohuts (1984) Beispiel für die verheerenden Folgen einer vollständigen Trennung vom Selbstobjekt-Milieu. Er erinnert an die Geschichte von den Astronauten, die fürchteten, in ihrer beschädigten Raumkapsel nicht mehr zur Erde zurückkehren zu können. Auf die Frage, ob sie im All sterben und nach ihrem Tod für alle Ewigkeit dort bleiben wollten, antworteten sie, dass sie in die Erdatmosphäre zurückkehren wollten, selbst wenn ihre Leichen dabei verbrennen würden. Die Vorstellung, auf immer von ihrer Heimat getrennt zu sein, war für sie unerträglich.

Von ihren Angehörigen hatte meine Patientin erfahren, dass sie als Baby schlecht geschlafen habe und ein »Schreikind« gewesen sei. Sie habe ihrer

Mutter sosehr zugesetzt, dass eine Großmutter das Ruder übernahm und die erschöpfte Mutter zur »Erholung« in vierwöchige Ferien schickte. Meine Patientin wurde ins dunkle Badezimmer gesperrt, wo sie so lange schrie, bis sie schließlich »aufgab« und ruhig wurde. Sie sagte, dass sie »das Gefühl, ausgesetzt zu sein, einsam und weggesperrt, emotional erinnern« könne. Ich war über diese brutale Kindererziehung schockiert. Die Patientin erinnerte sich an Zustände voller Qual, konnte sie aber nicht in einen relationalen Kontext einordnen, im Gegenteil: Sie hatte das Gefühl, sich dadurch, dass sie als Kind so »schwierig« gewesen war, schuldig gemacht zu haben. Erst als ich einen traumatogenen Teil ihrer Geschichte anerkannte und gewissermaßen bezeugte und ihre vagen, aber alles beherrschenden Verlustgefühle mit der Tatsache in Verbindung brachte, dass sie von ihrer Mutter verlassen und der brutalen Empathielosigkeit ihrer Großmutter ausgesetzt worden war, begann sie zu verstehen, welche Erfahrungen ihr emotionales Gedächtnis gespeichert hatte. Sie hatte die Regeln und Regulatorien, die Sprache der Fürsorge, die ihr zuteil geworden war, in einen Teil ihrer Persönlichkeit internalisiert, für den sie allein sich selbst verantwortlich machte. Langsam begriffen wir, warum es ihr so schwer fiel, an ihren Gefühlen festzuhalten und sie zu verstehen. Die fehlende Abstimmung auf ihr inneres Leben bewirkte, dass sie chaotischen Gefühlen ausgeliefert war. Wir konnten auch besser verstehen, weshalb es für sie notwendig war, dass ich mein Interesse an ihr in einer konkreten Form zeigte, indem ich den Kontakt herstellte und sie auf diese Weise dem endlosen All ihrer Einsamkeit entzog und wieder »erdete«. So konnte sie sich sicher gehalten fühlen und versuchen, ihre zuvor unbegreifliche düstere Stimmung besser zu verstehen.

Ihre Mutter war nicht imstande gewesen, mit den schmerzhaften Affekten des Kindes umzugehen. Sie hatte es von ihrer eigenen Mutter nicht anders gelernt und erwartete auch von meiner Patientin, Haltung zu bewahren und sich in Selbstbeherrschung zu üben. Um mit ihrem Gefühl der Ablehnung fertig zu werden und ihr inneres Gleichgewicht wiederherzustellen, entwickelte meine Patientin einen gewissen Stolz darauf, ihr Leben fest im Griff zu haben. Andere um Hilfe bitten zu müssen weckte die gleichen Schamgefühle, die ihre Mutter in ihr erzeugt hatte, wenn sie Trost bei ihr suchte. So enkodierte sie diese Erfahrungen, indem sie ein emotionales Organisationsprinzip entwickelte, das zu einem zentralen Baustein ihrer Persönlichkeit wurde: Sie erwartete von sich selbst, autonom und auf niemanden angewiesen zu sein. Sie erlebte die emotionale Erinnerung an Einsamkeit und Ablehnung als Gefahr für ihr psychisches Gleichgewicht und fühlte sich von ihr wie verfolgt, wenn sie einzuschlafen versuchte, weil Einschlafen gleichbedeutend war mit Loslassen. Es bedeutete, in einen Abgrund zu fallen und von niemandem gehalten zu werden. So wiederholt sich mit dem Einschlafen und vor allem mit dem einsamen nächtlichen Aufwachen der vollständige Verlust eines Selbstobjekt-Milieus – ein Abgeschobenwerden ins dunkle Badezimmer, ein kleiner Tod.

Wenn das emotionale Gedächtnis unsere enkodierte Beziehungsgeschichte enthält, die nur zu einem kleinen Teil kognitiv verarbeitet wurde, dann ist es wichtig für uns zu lernen, dass sich das, was wir über uns selbst sagen können, nicht mit dem deckt, was wir über uns wissen. Dies ist in klinischer Hinsicht ausgesprochen relevant, weil es erklärt, weshalb Einsicht, selbst im Sinne eines emotionalen Verstehens, für sich allein genommen noch nicht heilend wirken kann. Sie kann unsere emotionale Geschichte nicht ausradieren. »Wir müssen nicht das Gefühl haben, dass die Psychoanalyse versagt, weil sie emotionale Erinnerungen nicht aus der Welt schafft. Das können wir von ihr gar nicht erwarten« (Orange, 1995, S. 120). Auch dies erklärt, weshalb unsere Patienten so oft fragen: »Jetzt weiß ich es zwar, aber was ändert das?« Sie haben Recht, insofern das emotionale Gedächtnis den Bereich der Worte und unsere Fähigkeit transzendiert, unsere Erfahrungen zu verbalisieren. Wenn wir jedoch als Kliniker anerkennen können, dass sich ganze Bereiche unseren Worten entziehen und gleichwohl ihren Einfluss geltend machen, verändert sich unser Blick auf das, was wir tatsächlich verstehen können – häufig ist es nicht allzu viel –, und auf die Schwierigkeit, die Geschichten zu begreifen, die unsere Patienten *sind*. Eine solche Haltung respektiert »jenen Teil der Psyche, der in der wortlosen Welt lebt« (Bollas, 1987, S. 3, zit. nach Orange, S. 111). Von Mitchell (1993) stammt eine interessante und meiner Ansicht nach ebenso amüsante wie zutreffende Bemerkung: »In Umkehrung des traditionellen psychoanalytischen Machismo erweist sich die Fähigkeit, die Angst vor dem Nicht-Wissen auszuhalten, nun als ein Maßstab der analytischen Tugend; je weniger Überzeugungen wir vertreten, desto besser und mutiger sind wir!« (S. 43).

Das emotionale Gedächtnis und Deutungen in der intersubjektiven Matrix

Der Zeitpunkt, zu dem wir dem Patienten eine Deutung geben, ist zwar weiterhin wichtig, aber wir können dieses Timing nun auch auf unser stillschweigendes Wissen über unsere Patienten und uns selbst stützen und den Mythos der perfekt platzierten Deutung auf diese Weise demontieren. Deutungen werden dann eher zu Versuchsballons, die wir abschicken. Wir können unsere Grenzen besser akzeptieren, auf spielerische Weise experimentieren und es akzeptieren, dass wir möglicherweise viele Fehler machen. So wird auch das Negative weniger stark gewichtet, mit dem uns das Leid, dem wir so oft begegnen, immer wieder konfrontiert und das uns vergessen lässt, dass das Leben nicht nur zum Weinen ist, sondern auch zum Lachen. Die Strenge, mit der Patienten oft über sich selbst urteilen, wird gemildert, wenn sie sehen können, dass auch wir Fehler machen und uns trotzdem ohne vernichtende Selbstvorwürfe weiter vorantasten.

Wir wissen auch, dass unseren Patienten nicht nur durch unser Verständnis geholfen wird, sondern vor allem durch die Tatsache, dass wir gemeinsam mit ihnen zu diesem Verständnis gelangt sind. So schreiben Stolorow et al. ([1987] 1996), dass die mutative Wirkung unserer Deutungen nicht allein auf den vermittelten Einsichten beruht, sondern darauf, dass sie den Grad unser emotionalen Abstimmung auf die emotionalen Zustände und Entwicklungsbedürfnisse des Patienten zu erkennen geben. »Die Deutungen des Analytikers sind keine körperlosen Übermittlungen von Einsichten *über* die analytische Beziehung. Sie sind eine inhärente, untrennbare Komponente *genau dieser Beziehung*, und ihre therapeutischen Wirkungen entstehen aus der intersubjektiven Matrix, in der sie sich herausbilden« (S. 135 f.). Dies erinnert uns daran, dass es unsere Patienten sind, die das Expertenwissen darüber besitzen, wie es sich in ihrer Haut anfühlt. So gesehen, sitzen wir als wissbegierige Schüler in der ersten Reihe. »Mit dieser größeren Bescheidenheit können wir sagen: ›Lass es uns gemeinsam herausfinden‹, statt weiterhin die verbale Deutung zu betonen, die der Analytiker als Autorität oder Fachmann dem Patienten gibt« (Orange, 1995, S. 124). Dieses Verständnis des emotionalen Gedächtnisses unterstreicht also den Wert des stillschweigenden Wissens und mahnt uns, mitunter einfach zu schweigen und der heilenden Kraft der emotionalen Bindung zu vertrauen.

Wir können beobachten, wie unsere Patienten die Konstanz unserer Anwesenheit, von deren Möglichkeiten sie sich gleichzeitig angezogen und abgestoßen fühlen, bearbeiten und durch sie bearbeitet werden. Ein Großteil dessen, was in einer Therapie an die Oberfläche tritt, wird nie einer Erklärung unterzogen. Wenn man die Patienten nach Abschluss der Behandlung fragt, was ihnen ihrer Meinung nach am meisten geholfen hat, nennen sie oft unsere zuverlässige Aufmerksamkeit oder eine Situation, in der sie sich durch etwas, das wir – häufig keineswegs in »therapeutischer Manier« – gesagt oder getan haben, berührt fühlten. Seltener sprechen sie darüber, wie sie sich gegenüber der Vergangenheit verändert haben. Als Therapeut mag ich auf die Wendepunkte in der Therapie abheben, aber dies scheint weit weniger Interesse oder emotionale Resonanz zu wecken. Deshalb glaube ich, dass das, was als neue emotionale Erinnerung abgespeichert wurde, das Gefühl ist, beachtet, umsorgt und angenommen worden zu sein. Dies wiederum wird zur Grundlage dafür, dass sich der Patient in der Welt sicher und so, wie er ist, willkommen und aufgehoben fühlen kann. Im Allgemeinen gibt das mangelnde Interesse an dem, was geschehen ist, zu erkennen, das es bereits als emotionale Erinnerung gespeichert wurde und deshalb auf der Ebene des verbalen Bewusstseins nicht wiederholt werden muss.

Emotionale Verfügbarkeit

Dieser Begriff, der von Orange (1995) eingeführt und erläutert wurde, kennzeichnet meiner Ansicht nach ein weiteres Konzept, das für unser Verständnis der Affekte in der Behandlung und für unsere klinische Sensibilität von zentraler Wichtigkeit ist. Die Verlagerung auf eine relationale Betonung hat uns, so erklärt sie, veranlasst, weniger unter dem Aspekt der Pathologie des Patienten über den Erfolg oder Misserfolg der Behandlung nachzudenken als vielmehr unter dem Blickwinkel der »Passung« zwischen Patient und Analytiker. So ist die emotionale Verfügbarkeit, die der Therapeut dem individuellen Patienten gewähren kann, in den Vordergrund gerückt. Von ihr hängt es ab, ob und warum eine therapeutische Beziehung »gut läuft« oder nicht. Orange definiert diese emotionale Verfügbarkeit als »aktive und responsive Bereitschaft zu empathischem Verstehen« (S. 125). Sie ist nicht gleichzusetzen mit einer bestimmten Form der Intervention, Deutung oder Reaktion, sondern stellt eine unspezifische Eigenschaft dar, die mannigfaltige Gestalt annehmen kann und häufig nonverbal bleibt. »Ebenso wie sensible Eltern müssen wir bereit sein, unseren Modus der emotionalen Verfügbarkeit den rezeptiven Fähigkeiten des individuellen Patienten anzupassen« (S. 126).

Wie so oft, wenn es um die Bedürfnisse unserer Patienten geht, haben wir es nicht mit oraler »Gier« zu tun oder mit aggressiven Dominanzstrebungen oder mit einem Neid auf etwas, das wir in den Augen des Patienten zu besitzen scheinen, während es ihnen selbst fehlt. Selbst wenn Neid im Spiel ist, hängt er häufig mit einem Gefühl der Entbehrung zusammen oder mit einer Unsicherheit, was die eigenen Bedürfnisse betrifft. So unterließ es eine meiner Patientinnen nie, zu Beginn ihrer Stunde eine Bemerkung über die Zimmertemperatur zu machen. Mal war es zu warm, dann wieder zu kalt, zu stickig oder aber zugig. Mir entging keineswegs, dass eine gewisse Feindseligkeit oder ein Wunsch nach Kontrolle aktiv war. Auf einer tieferen Ebene aber nahm ich auch wahr, dass sie meine Bereitschaft testen musste, mich ihren individuellen Bedürfnissen anzupassen.[13] Zu einem späteren Zeitpunkt konnten wir darüber sprechen, dass ihre Überzeugung, niemanden zu finden, der responsiv auf sie eingehen würde, für einen aggressiven Unterton sorgte und die so getönte Haltung zu einer Art »self-fulfilling prophecy« wurde. Wenn wir das Gefühl haben, dass uns eine bestimmte Reaktion aufgezwungen wird, sind wir unter Umständen versucht, eine Art Machtkampf mit unseren Patienten anzuzetteln. Wir haben zweifellos innere Grenzen, die wir aufmerksam im Blick behalten und über die wir uns Klarheit verschaffen müssen, aber dies sollte uns nicht daran hindern, die grundlegenden Schwierigkeiten des Patienten zu erforschen. In Bemerkungen über die Zimmertemperatur u. Ä. schlägt sich zumeist die unsichere Fähigkeit unserer Patienten nieder, ein Gefühl oder ein Bedürfnis auszudrücken.

»Wenn man sich das Konzept der emotionalen Verfügbarkeit zu Eigen macht, haben Neutralität und Anonymität als Regeln des analytischen Verhaltens keine Gültigkeit mehr« (S. 127). Genauer: Wir »passen das, was wir dem Patienten über uns verraten, seinen individuellen Bedürfnissen an, so wie Eltern das Maß ihrer Zugänglichkeit auf das Kind abstimmen« (ebd.). Orange zitiert das Werk der Bindungstheore-

---

[13] Bergmann-Mausfeld (2000) hat dieses Thema hervorragend diskutiert.

tiker Emde und Sorce (1983), die gezeigt haben, wie wichtig die emotionale Verfügbarkeit der Mutter für die Entwicklung des Säuglings ist. Ihre Wahrnehmung der emotionalen Zustände des Kindes und ihre Fähigkeit, empathisch darauf einzugehen, indem sie ihren eigenen Emotionsausdruck als Information zur Verfügung stellt, wenn das Kind unsicher ist und zu ihr hinschaut, ist für die infantile Entwicklung von entscheidender Bedeutung. Auf diese Weise fördert die Mutter die Neugierde des Kindes, seine Lust am Spielen und am Explorieren und sein Interesse am Lernen. Gleichzeitig lässt sein Anklammerungsverhalten nach. Es geht mir hier nicht um einen direkten Vergleich zwischen Kleinkindern und Patienten und auch nicht darum, ausschließlich Entwicklungsdefizite hervorzuheben. Eine Analogie aber drängt sich meiner Meinung nach auf, wenn wir uns unsere eigene Verwundbarkeit vergegenwärtigen. Orange zufolge vermittelt unsere emotionale Verfügbarkeit dem Patienten die Sicherheit, die er braucht, um explorieren zu können und seiner Neugierde freien Lauf zu lassen. Damit wir eine Atmosphäre der Sicherheit schaffen können, müssen wir durch unser Verhalten zeigen, dass wir die Gefühlsäußerungen unserer Patienten aufmerksam beobachten. Dies vermitteln wir in der Therapie auf vielerlei Weise, zum Beispiel durch den Tonfall unserer Stimme – ein Aspekt, der gar nicht überschätzt werden kann –, durch unsere Wortwahl, durch die Geräusche, die wir produzieren, und durch unseren Gesichtsausdruck. Wenn der emotionale Rückhalt fehlt, reicht auch Empathie nicht aus. Bewusst oder unbewusst spüren unsere Patienten den Unterschied. Unbedingt hinzufügen muss ich, dass dies keineswegs heißt, dass wir unseren Zielvorstellungen immer gerecht werden. Sich emotional zur Verfügung zu stellen bedeutet harte Arbeit, die sich, wie Orange betont, kaum von der hinreichend guten Versorgung eines Babys oder Kindes unterscheidet. Insofern ist die emotionale Verfügbarkeit für das Thema dieses Buches relevant.

Orange zieht auch den Vergleich zu Winnicotts haltender Umwelt. Die abgestimmte, nicht-intrusive Präsenz erzeugt die Sicherheit, die der Patient braucht, um seine Art zu sein entfalten und artikulieren zu können. Ich habe eine Patientin, Frau B., die ihr Bedürfnis nach Sicherheit auf der Handlungsebene ausdrückt, indem sie während der Stunde abwechselnd auf der Couch sitzt oder liegt und die Kissen vor sich aufstapelt, so als müsse sie sich selbst halten oder sich an ein Kissen klammern, das als Übergangsobjekt dient. Diese Vorkehrungen haben es mir beträchtlich erleichtert, ihre emotionalen Zustände und ihre Reaktionen auf mich zu beobachten. Der Patientin wiederum, die massiven sexuellen Missbrauch und körperliche Misshandlungen erlebt hat und der es sehr schwer fällt, sich vor Übergriffen und Vereinnahmung zu schützen, wurden das Experimentieren mit Grenzen und die emotionale Selbstäußerung dadurch erleichtert, dass ich nicht auf einem unverrückbaren analytischen Setting beharrte. Nebenbei bemerkt, kann Flexibilität für andere Patienten bedeuten, dass das vereinbarte Setting strikt eingehalten wird. Wenn Frau B. ein Kissen umklammerte und sich dabei symbolisch an mir festhielt, war es ihr möglich, an sich selbst festzuhalten. Ihr Wunsch, *gehalten zu werden*, tritt nun, nach fünfjähriger Behandlung, an die Oberfläche, löst aber nach wie vor panikartige Angst in ihr aus, die sich sowohl mit der Vorstellung verbindet, ihren inneren Sehnsüchten erneut Ausdruck zu verleihen, als auch mit der Gefahr, von anderen retraumatisiert zu werden.

Lange Zeit habe ich ihr Verhalten nicht zur Sprache gebracht, weil ich ihr Bedürfnis verstand, in einer konkreten Weise mit verschiedenen Formen der Selbstäußerung zu experimentieren und sich dabei von einer sicheren Umwelt gehalten zu fühlen und zu spüren, dass sie sich auf meine nicht-intrusive, abgestimmte Gegenwart verlassen konnte. Zu meiner nicht-intrusiven Haltung gehörte in diesem Fall auch der Verzicht auf symbolische Deutungen, da ich ihre Entwicklungsebene und ihre Entwicklungsbedürfnisse verstand. Erst seit sie sich in meiner Gegenwart wirklich sicher fühlen kann, ist es möglich geworden, in vorsichtigen Schritten auf ein symbolisches Verständnis ihrer sich wandelnden emotionalen Bedürfnisse und der Rolle hinzuarbeiten, die ich in dem in Veränderung begriffenen intersubjektiven Feld spiele. Bei schwer traumatisierten Patienten wie Frau B. dauert es lange Zeit – im konkreten Fall vielleicht weitere fünf Jahre –, bis die intimen Aspekte des gemeinsamen Austauschs erforscht werden können, die in diesem spezifischen intersubjektiven Feld auftauchen und Ausdruck finden. Das relationale Feld ist, wie Frau B. es formulierte, »voller Treibsandlöcher und Landminen«. Noch immer reagiert sie verblüfft, wenn ich unsere Beziehung versuchsweise deute. Die Frage, welchen Einfluss sie auf mich ausübt, ist ihr bislang nicht in den Sinn gekommen. Dies hindert mich nicht daran, gelegentlich auf diese oder jene Aspekte unserer Bezogenheit anzuspielen, um – systemtheoretisch formuliert – das System durchzurütteln und mit Hilfe ihrer und meiner eigenen Reaktion zu prüfen, wo wir uns befinden. Gleichwohl demonstriert diese Vignette meines Erachtens unmissverständlich, dass die Sicherheit Vorrang hat. Sie zeigt auch, welche Rolle die emotionale Verfügbarkeit, die darin zum Ausdruck kommt, was der Therapeut tut oder nicht tut, bei der Herstellung einer fördernden Umwelt spielt.

Die Bereitschaft, dem Patienten »unsere – verbalen, halbverbalen oder nonverbalen – emotionalen Äußerungen anzubieten, ist ein entscheidender Bestandteil der Konversation, aus der psychoanalytisches Verstehen hervorgeht« (Orange, 1995, S. 128). Durch unsere Gefühlsäußerungen, in denen sich unsere emotionale Verfügbarkeit manifestiert, ermutigen wir unsere Patienten bei der Suche nach eigenen emotionalen Ausdrucksmöglichkeiten. Wir bringen ihre Gefühle nicht stellvertretend zum Ausdruck, sondern unterstützen ihre eigenen Ausdrucksmöglichkeiten. Unsere Bereitschaft zu experimentieren, weder furchtsam verschlossen zu sein noch übermäßig elaboriert, ermuntert auch die Patienten, mit ihren eigenen emotionalen Ausdrucksformen zu experimentieren.

Klinisches Beispiel der emotionalen Verfügbarkeit

Herr O. kam mit Anfang vierzig zu mir in Behandlung. Er war, was seine Gefühlsäußerungen betraf, extrem gehemmt. Er arbeitete im Sozialwesen und ließ sich von seinen politischen Gerechtigkeitsidealen leiten. Sein geschärftes Bewusstsein für soziale Ungerechtigkeiten war teils darauf zurückzuführen, dass er seinen Vater als Tyrannen erlebt und sich mit seiner leidenden, unterwürfigen Mutter identifiziert hatte. Seine Gefühle hielt er durch ein submissives Festhalten an politischer Korrektheit unter Kontrolle. Vor allem in seinen Bemühungen, eine intime Beziehung zu Frauen zu entwickeln, glaubte er, kein Recht zu haben, seine Bedürfnisse klar zu äußern – selbst wenn die Frau mit dem Zaunpfahl winkte. Ein Bedürfnis auszudrücken, vor allem ein spezifisch männliches Bedürfnis, bedeutete für ihn, ebenso tyrannisch zu sein wie sein Vater und womöglich die Ungerechtigkeiten zu wiederholen, die seine Mutter durch diesen erlitten hatte. Auf einer noch tieferen Ebene hätte es die Bindung an seine Mutter gefährdet – es wäre ein Akt der Illoyalität gewesen. Ich habe diese komplexe Dynamik zwar gedeutet, zugleich aber meine Gefühle auch auf eine

»unvornehmere«, direktere Weise zum Ausdruck gebracht. Ich vermied zwar den oft erniedrigenden sexuellen Sprachgebrauch und benutzte stattdessen umgangssprachliche Ausdrücke, wenn ich seine sterilen Formulierungen seiner auf Frauen gerichteten Wünsche paraphrasierte. Wenn er zum Beispiel berichtete, dass er einer bestimmten Frau gerne näher kommen würde, die er bewunderte und für sehr attraktiv hielt und mit der er sich eine ganze Nacht lang nur unterhalten hatte, obwohl sie ihm ihr Interesse an körperlicher Intimität signalisierte und auch er entsprechende Wünsche hatte, sagte ich: »Ich verstehe, Sie waren also scharf auf sie.« Dies ermöglichte es ihm, sich selbst offener zu äußern und seine Gefühle zu erforschen. Indirekt konnte er sich damit identifizieren, ein Mann zu sein, da wir gemeinsam eine männliche Perspektive auf weibliche Attraktivität einnehmen konnten, die keine negative Einstellung implizierte.

Hindernisse und Einschränkungen der emotionalen Verfügbarkeit

Orange untersucht mehrere mögliche Quellen unseres Widerstrebens, die ganze Bandbreite unserer emotionalen Expressivität auszunutzen, wenn wir versuchen, unseren Patienten näher zu kommen und ihre emotionale Ausdrucksfähigkeit zu fördern. Unter Umständen wiederholen wir die Deprivationserfahrungen, die wir in unseren eigenen Analysen bei schweigenden und unsichtbaren Analytikern gemacht haben, oder klammern uns an ein unflexibles, traditionelles analytisches Setting und Verfahren, um keine emotionale Beteiligung entstehen zu lassen – eigene Gefühle zu zeigen ruft potenziell den Zeigefinger »unanalytisch« auf den Plan. Vor allem dann, wenn Intrusivität ein Problem in unserer eigenen Kindheit war, befürchten wir möglicherweise auch, uns intrusiv zu verhalten. In der Behandlung des oben beschriebenen Mannes habe ich all diese Verunsicherungen durchlebt. Ich habe fast zwanzig Jahre gebraucht, um die traditionelle analytische Rolle abzuschütteln und unter Wahrung der immensen Disziplin, die unser Beruf uns abverlangt, die individuellen Besonderheiten meiner Persönlichkeit ins Spiel zu bringen. Natürlich hängt mein größeres Freiheitsgefühl auch damit zusammen, dass ich diesen Beruf schon sehr lange ausübe. Auch Musiker können erst improvisieren, wenn sie schon viele Jahre gespielt haben.

Man kann die therapeutische Praxis auch mit dem Tanz vergleichen, einem Tanz, in dem wir durch den möglichst flexiblen Ausdruck unserer Gefühle nach Lebendigkeit streben. Gemeinsam wirbeln wir umher, verharren auf der Stelle oder versinken in Betrachtungen des Schmerzes, ein Mensch zu sein. Gleichgültig, was wir angesichts der Verzweiflung sehen mögen – das Herz sucht nach Resonanz. Oder, wie Brian Adams singt: »Right when you think you don't need love is when you need it most.« Für Therapeuten ist es wichtig, sich zuweilen aus dem Dunst des Schmerzes zu befreien. Da sie einen Großteil unserer täglichen Kost ausmacht, muss man manchmal zusammen mit dem Patienten Wege finden, die Erstarrung aufzubrechen und gelegentlich schallend zu lachen. Mit anderen Worten: alle idiosynkratischen Ausdrucksmöglichkeiten unserer Emotionalität auszuschöpfen, die uns zeigen, dass hier draußen noch etwas am Leben ist!

Mitunter haben wir die Sorge, dass ein Patient allzu abhängig von uns wird und wir möglicherweise sein Selbstgefühl beeinträchtigen, indem wir unsere eigenen Gefühle äußern (Orange, 1995). Patienten, denen es immer verwehrt geblieben ist, ein gesundes Abhängigkeitsbedürfnis zu empfinden, können mit sehr regressiven Bedürfnissen reagieren. Ihre ungeheure Bedürftigkeit weckt vielleicht Panik in uns und das Gefühl, dass wir uns überhoben haben. Manche Patienten entwickeln Übertragungen, in denen sehr frühe Entwicklungsarretierungen ihr Wachstum wiederaufnehmen. Eine solche Patientin, Frau B. – die, wie oben erwähnt, vielfach traumatisiert worden war –, musste sich von sämtlichen Anforderungen des Erwachsenenlebens, vor allem solchen, die mit ihrer beruflichen Leistungsfähigkeit und Karriere zusammenhingen, vollständig zurückziehen. Meiden musste sie auch viele frühere Beziehungen, in denen ihr Selbstwertgefühl eng mit ihrer Fähigkeit verflochten war, die Bedürfnisse anderer Menschen zu befriedigen. Das bedeutete, dass sie sich für die Dauer von zwei Jahren sozial vollständig zurückzog. Was aber auf den äußeren Betrachter wie eine beunruhigende Isolation und existenzielle Gefährdung ihrer Fähigkeit wirken mochte, jemals wieder ins Berufsleben einsteigen zu können, war in Wirklichkeit eine absolut notwendige Voraussetzung für die Entwicklung ihrer eigenen Selbstheit. Eine ehemalige Kollegin wies sie darauf hin, dass eine zweijährige Pause ihr berufliches Ende bedeutete. Gleichzeitig wurde auch ich von verschiedenen Ärzten und Kollegen gewarnt, dass sie einem Punkt gefährlich nahe sei, an dem es keine Umkehr mehr gäbe. Meine Patientin bewies großen Mut, indem sie sich in eine Art psychischen Brutkasten begab, in dem ihre schwersten Verletzungen heilen und neue Formen des Seins entwickelt werden konnten. Manchmal fürchteten wir beide um ihr Überleben, weil ihr Grundgefühl, »menschlicher Abfall« zu sein, in der Sicherheit der therapeutischen Beziehung wiederauftauchte. Häufig war es meine Aufgabe, das Licht zu halten, wenn wir die dunkelsten Nächte ihres Selbsthasses durchwanderten. Bei anderen Gelegenheiten war sie es, die mich, wenn ich strauchelte, daran erinnerte, dass sie an meinen Glauben an sie glaubte. Emotional verfügbar zu sein bedeutet, dass wir unseren eigenen Schmerz wiederaufsuchen, wenn wir dem Leid unserer Patienten Widerhall geben. »Affekte«, so schreibt Mitchell (1993), »funktionieren häufig wie Stimmgabeln mit derselben Frequenz; wenn eine vibriert, findet sie in der anderen Resonanz« (S. 61)[14]. Dies kann, wie Orange erläutert, auch ein Grund sein, sich der emotionalen Verfügbarkeit zu entziehen. Wenn ein Ausbildungskandidat mitunter unerträglich zu leiden scheint, weise ich darauf hin, dass ihn dies in die Lage versetzen wird, mit dem Leid seiner Patienten in Kontakt zu kommen. Niemand aber ist jemals vor den Risiken der Verbundenheit geschützt, denn der Preis eines offenen Herzen ist immer die eigene Verwundbarkeit. Nur das Wissen um die abtötenden Folgen eines Lebens mit versteinertem Herzen gibt uns den Mut, emotional verfügbar zu bleiben.

Orange (1995) erinnert daran, dass emotionale Verfügbarkeit nicht bedeutet, sämtliche Wünsche der Patienten zu erfüllen. Es ist vielmehr notwendig, »Grenzen zu setzen, die auf ihren und auf unseren eigenen Bedürfnissen beruhen« (S. 132). Kohuts Tadel seines Patienten, dass er ein Narr sei, weil er sein Leben durch übertrieben schnelles Autofahren aufs Spiel setze, ist ein gutes Beispiel. Als Therapeuten müssen wir uns immer klar machen, wie viel wir geben können. Dies betrifft sowohl die Arbeit mit einzelnen Patienten als auch die Gesamtstundenzahl. Frieda Fromm-Reichmann war, wenn ich sie richtig verstehe, eine der ersten Therapeutinnen, die uns ermahnte, unbedingt für uns selbst Sorge zu tragen, indem wir zum Beispiel ein möglichst erfülltes Leben außerhalb des Behandlungszimmers führen. Im Allgemeinen habe ich den Eindruck, dass sich Therapeuten damit schwerer tun als nötig. Dafür gibt es mindestens einen Grund, nämlich den, dass viele Therapeuten ihren

[14] Neurowissenschaftler beschreiben »Spiegelneuronen« als physiologische Grundlage der Resonanz.

Beruf deshalb ergriffen haben, weil sie bereits aus ihren Herkunftsfamilien gewohnt sind, Verantwortung zu übernehmen und ihre eigenen Bedürfnisse hintanzustellen. Auch unsere Grenzen bestimmen, was wir dem Patienten wie anbieten können: »Der emotionalen Verfügbarkeit werden immer durch die individuelle Besonderheit des Analytikers und des Patienten Grenzen gesetzt« (S. 133). Unsere emotionale Geschichte determiniert unsere Gegenübertragung und setzt unserer emotionalen Verfügbarkeit Grenzen. Doch ebenso wie andere menschliche Erfahrungen wird auch unsere emotionale Verfügbarkeit im Wandel des jeweiligen relationalen Feldes steigen und fallen, wachsen und schrumpfen. »Psychoanalyse ist ein Prozess, in dem die Hoffnungen und Ängste der beiden Beteiligten von grundlegender Bedeutung sind« (Mitchell, 1993, S. 9).

Die Rolle der Affektivität in der Organisation des Selbsterlebens

Wir kommen nun zu Socarides' und Stolorows bereits erwähnten Beitrag über die Selbstobjekt-Funktionen und die Integration des Affekts in die Organisation des Selbsterlebens. Die Autoren weisen darauf hin, dass zahlreiche analytische Forscher und Säuglingsbeobachter den Affekten eine eminent wichtige Bedeutung für die Organisation der Selbstwahrnehmung einräumen. So beschreibt Stern ([1985] 1992) die Affektivität als eine »Selbst-Invariante«, die die Entwicklung des »Kernselbst-Gefühls« fördert. »Inter-Affektivität« oder das gemeinsame Teilen von Affektzuständen ist in klinischer Hinsicht das wichtigste Merkmal intersubjektiver Bezogenheit und bestimmt für den Säugling »die Gestalt und die Größe des gemeinsam mit dem Anderen erlebbaren inneren Universums« (S. 217). Demos (1987) ist der Ansicht, dass sich das Selbstgefühl des Säuglings um die wiederkehrenden Affektzustände zu organisieren beginnt. Sie verweist auch auf die entscheidende Funktion der affektiven Responsivität, die es dem Säugling ermöglicht, seine eigenen Affekt- und Selbstregulierungsmechanismen zu entwickeln. All diese Autoren sehen die Affektintegration und die intersubjektive Matrix, innerhalb deren sie erfolgt, als zentral für die Entwicklung und Konsolidierung des Selbsterlebens. Wenn Affekte »auf das erforderliche Wohlwollen, die Akzeptanz, Differenzierung, Synthese und haltende Reaktion durch die Sorgepersonen treffen« (Stolorow et al. [1987] 1996, S. 94), können sie integriert werden und als Organisatoren des Selbsterlebens dienen. Wenn aber eine affektive Abstimmung chronisch fehlt, werden affektive Reaktionen dissoziiert oder verleugnet, weil sie entweder die fragilen Strukturen des Kindes gefährden oder weil das Kind spürt, dass sie die Bindung an die Bezugsperson in Gefahr bringen. Unter diesen Umständen müssen Gefühle grundsätzlich abgewehrt werden; diese kleinen, aber signifikanten Entgleisungen der Affektintegration führen zu einem grundlegenden Gefühl der Verwundbarkeit und machen das Selbst fragmentierungsanfällig. Auf Dauer führt die Abtrennung von den eigenen Gefühlen zu einem geschwächten Selbstgefühl und einer Unfähigkeit, auf die Unterstützung durch den Anderen zu vertrauen. Die Abtrennung von Gefühlen ist mit einer Aufopferung von Teilen der Selbstheit zugunsten der Aufrechterhaltung der Bindung an den Anderen oder der Aufrechterhaltung eines intrapsychischen Status quo vergleichbar. Frau N., meine Patientin mit den Schlafstörungen und den Verlassenheits- und Einsamkeitsgefühlen, brachte dieses Erleben auf den Punkt: »Jedes Kind weiß augenblicklich, was die Eltern brauchen, und gibt es ihnen, ohne zu fragen. So überlebt man.« Auch Basch (1985) weist darauf hin, dass das Fehlen der frühen Affektabstimmung einen grundsätzlichen Zweifel an der Fähigkeit weckt, emotionale Zustände mit anderen zu teilen. Dies erzeugt ein Gefühl der Einsamkeit und Scham in Bezug auf die eigenen Bedürfnisse. Ich möchte hinzufügen, dass diese Scham existenzielle Dimensionen annehmen und sich in dem Gefühl äußern kann, nicht das Recht zu haben, überhaupt zu leben. Sowohl Freud (1915e) als auch Basch (1985) nehmen an, dass sich die Abwehr in der Behandlung immer gegen Affekte richte. Frau N. berichtete auch, dass sie auf alten Familienvideos kaum einmal für längere Zeit wirklich zu sehen sei: Sie laufe entweder durchs Bild oder »stehe wie ein Gespenst irgendwo in der Ecke. Ich habe mich gefragt, weshalb ich nie richtig im Bild bin, immer nur in der Ecke. Genauso habe ich mich immer gefühlt, wie ein Gespenst.« Als wir in einer späteren Behandlungsphase ihr tiefes Gefühl der Einsamkeit und ihre Frustration über ihre Unfähigkeit erforschten, in solchen Situationen eine Freundin anzurufen und zu sagen: »Bitte komm zu mir, ich brauche dich«, meinte sie, dass ihr dies furchtbar peinlich wäre. Es sei einfach »undenkbar«. Sie sagte, dass sie »mindestens fünf Aufforderungen« brauche, um auch nur daran denken zu können, ein solches Bedürfnis zu äußern. Als wir diesen Punkt eingehender erforschten, wurde klar, dass sie nicht nur auf eine über alle Zweifel erhabene Bestätigung angewiesen war, bevor sie sich willkommen fühlen konnte, sondern dass sie sich über diese Reaktionen gleichzeitig furchtbar grämte. Auf diese Weise verstanden wir, dass die Äußerung eines Bedürfnisses ihr inneres Gleichgewicht gefährdete und die Angst in ihr weckte, augenblicklich von der Erinnerung an lebenslange Zurückweisung und Ablehnung überwältigt zu werden. Damit geriet auch ihr ohnehin fragiles Autonomiegefühl in Gefahr, das sie als ihren einzigen Halt hatte entwickeln müssen. Darüber hinaus fürchtete sie, sich mit ihrer Bedürftigkeit und ihrer Unfähigkeit, das, was sie brauchte, »selbständig« zu organisieren, lächerlich zu machen. Ihre Freunde beschwerten sich über ihre Überempfindlichkeit und verlangten, dass sie ihre Wünsche deutlich äußerte. Damit wiederholte sich die »Sprache der Fürsorge« ihrer Mutter, die von ihr verlangte, dass sie, vor allem wenn es ihr schlecht ging, für sich selbst sorgte.

Stolorow, Brandchaft und Atwood ([1987] 1996) vertreten die These, »dass Selbstobjekt-Funktionen grundsätzlich zur Integration von *Affekten* in die Selbstorganisation beitragen und dass das Bedürfnis nach Selbstobjekt-Bindungen ganz wesentlich zum Bedürfnis nach empathischen, positiven Reaktionen auf affektive Zustände in allen Phasen des Lebenszyklus gehört« (S. 93). Natürlich beruht Stolorows Verständnis der Selbstobjekt-Funktion auf Kohuts (1971, 1977) revolutionärer Entdeckung und Konzeptualisierung der spiegelnden und der idealisierten Selbstobjekte. Stolorow glaubt indes, dass er das Selbstobjekt-Konzept erweitert und verbessert habe. Er hat es über die spezifischen spiegelnden und idealisierenden Bindungen hinaus erweitert, indem er die Integration der Affekte und das lebenslange Bedürfnis nach abgestimmter Responsivität auf Affektzustände als seine Funktion definierte. Dies unterscheidet sich von einer übertriebenen Verallgemeinerung des Konzepts auf nahezu »jede versorgende Aktivität« (S. 93), die ein Kind oder ein in der Entwicklung gehemmter Erwachsener benötigen mag. So wird Kohuts Entdeckung der phasenadäquaten Spiegelung von Grandiositäts- und exhibitionistischen Erfahrungen weiterentwickelt, indem die Autoren »die entscheidende Rolle empathischer Reaktionen für die Affektintegration [...] wie z. B. Stolz, Expansivität, Handlungsfähigkeit und Freude« (S. 95) beschreiben.

Klinisches Beispiel der affektiven Responsivität

In Bezug auf die im Zusammenhang mit der »emotionalen Verfügbarkeit« angebrachten Überlegungen formuliert, kann eine solche abgestimmte Responsivität in mannigfaltiger Gestalt Ausdruck finden.

> Bei meinem Patienten Herrn C., der in seiner Freizeit Gitarre spielt und Songs schreibt und der den größten Stolz, ein Gefühl der Expansivität und Erregung und ein authentisches Gefühl der Selbstheit beim Musikmachen und erst in zweiter Linie in seinem Beruf erlebt, haben unsere Gespräche über verschiedene Gitarrengenies und Songwriter erheblich dazu beigetragen, seine Schamgefühle zu lindern und es ihm zu ermöglichen, öffentlich seine eigenen Kompositionen zu spielen. Er hat mir CDs mit seiner Musik mitgebracht, und ich habe ihm einmal eine Bruce-Springsteen-DVD geliehen. Er äußerte sich anerkennend, aber auch kritisch zu der Musik. Als wir die Bedeutung dieser Gespräche untersuchten, kam auch die herablassende Interesselosigkeit seiner Eltern in Bezug auf eine Beschäftigung zur Sprache, die »unter ihrem kulturellen Niveau« war und im Vergleich zu den »Pflichten und Leistungen des Erwachsenenlebens« keinen Wert hatte. Seine eigene Einstellung zu seinem Hobby und seiner Arbeit spiegelt diese Sichtweise wieder. In der Behandlung war es ihm peinlich, dass die Musik eine so wichtige Rolle spielte – gab es doch so viele ernsthafte Dinge, die eigentlich hätten besprochen und analysiert werden müssen! Ich hatte sofort begriffen, wie wichtig dieses scheinbar unwichtige Thema in Bezug auf sein Schamgefühl war, das er empfand, sobald ein authentisches Gefühl der Erregung über sich selbst in ihm auftauchte. Seine Schüchternheit und die entwertende Art, in der er zu Anfang über seine Musik sprach, hatten meine Aufmerksamkeit geweckt. Wir konnten auch darüber sprechen, was es für ihn bedeutete, mir die CDs zu leihen und sich auch einen meiner eigenen Lieblingskünstler anzuhören. Für ihn war es wichtig, einen affektiven Zustand, nämlich seine Erregung, mit mir teilen und sich gleichzeitig durch seinen anders gelagerten Musikgeschmack von mir abgrenzen zu können. Es fiel ihm ungeheuer schwer, an mir Kritik zu üben. Sein Vater neigte zu plötzlichen Wutausbrüchen, und seine Mutter erwartete ein höfliches Benehmen. Herr C. hatte die Tendenz, seine persönlichen Meinungen grundsätzlich zu relativeren. Daher konnten wir unsere musikalischen Fachsimpeleien benutzen, um beispielsweise über seine Bereitschaft zur Unterordnung zu spre-

chen oder über die Bedrohung, der er sich ausgesetzt sah, wenn er seinen Enthusiasmus offen zeigte, mir seine Ansichten erläuterte und seine Musik präsentierte, oder wenn er mich kritisierte. Dazu passte es durchaus, dass er Springsteen auf der Bühne allzu bombastisch fand – für mich ein Fingerzeig, meine eigene Bühnenpräsenz ein wenig zurückzunehmen. Gleichzeitig war mir, wie ich bekennen muss, angesichts meiner Reaktionen nicht ganz wohl zumute. Nahm ich allzu viel Raum ein, indem ich meiner Musikbegeisterung freien Lauf ließ? Befriedigte ich allzu viele eigene Bedürfnisse? »Agierte« ich etwa und verhinderte ein rein symbolisches Verständnis seiner Gefühle, indem ich mir seine CDs anhörte und ihm meine eigene DVD auslieh? Ich glaube nicht und mache dafür all die Gründe geltend, die ich bislang erläutert habe, insbesondere den hohen analytischen Gewinn, der darin bestand, dass die Entfaltung der subjektiven Welt des Patienten durch unsere Interaktionen und unsere Gespräche über ihre multiplen Bedeutungen gefördert wurde.

Gleichwohl ist meine leise Befangenheit ein weiteres Beispiel für den Einfluss des »inneren Zirkels«. Ich denke aber, dass wir als Analytiker aufhören müssen, uns wie Schuljungen zu benehmen, die ihre weißen Socken hochziehen, wenn der Direktor um die Ecke kommt. Etwas mehr Unbefangenheit und weniger Kontrolle hätte eine befreiende Wirkung. Bedeutet dies, dass ich meine Praxis wie einen Bazar führe, in dem die Währung der Gefühle jedes Verhalten erlaubt? Bedeutet es, dass ich mitten in der Sitzung anfangen würde, ein Hühnerbein abzunagen? Gewiss nicht. Tatsächlich verurteile ich das Verhalten meines französischen Analytikers, bei allem Respekt vor der Wichtigkeit, die man in Frankreich mit dem Essen verbindet. Damals empfand ich sein Verhalten als respektlos und übergriffig, war aber unfähig zu protestieren und umgab mich stattdessen mit der vorgetäuschten Gleichgültigkeit eines jungen Mannes. Entscheidend ist folgendes: In der Behandlung sagen oder tun wir oft Dinge, die wir erst zu einem späteren Zeitpunkt wirklich verstehen. Wenn wir uns aber im Rahmen der üblichen Anstands- und Höflichkeitsregeln bewegen, können wir keinen allzu großen Schaden anrichten, solange wir konsequent aufmerksam darauf achten, wie wir vom Patienten wahrgenommen werden. Wenn uns das Verstehen unserer Patienten und ihr Wohlergehen als Leitlinien dienen, können wir vielleicht lernen, an unserer unvermeidbaren Subjektivität Freude zu haben und sie optimal einzusetzen und mit den Konsequenzen, die sie für unsere Patienten und für uns hat, zu leben.

Ein weiteres Beispiel, das mir einfällt, ist die spontane Gratulation in Form eines »high-five«[15], mit der ich auf den stolzen Bericht einer Patientin über einen schwierigen Akt der Abgrenzung reagierte. Ich vermute, dass man hier von einem »Jetzt-Moment« sprechen könnte. Mein Verhalten sollte zweifellos einen Moment der affektiven Expansivität unterstreichen. In beiden Beispielen werden die Patienten in ihrem selbstbewussten Ehrgeiz und in ihrem Selbstwertgefühl bestärkt.

Meiner Ansicht nach verweist Stolorows et al. ([1987] 1996) Verständnis der »Bedeutung früher Erfahrungen vom Einssein mit idealisierten Quellen der Stabilität, Sicherheit und Ruhe« auf »die zentrale Rolle von beruhigenden, tröstenden Reaktionen durch die Sorgepersonen bei der Integration von affektiven Zuständen, einschließlich denen von Angst, Verletzbarkeit und Verzweiflung« (S. 95). Dies ist eine besonders hilfreiche Präzisierung der Funktion einer idealisierenden Selbstobjekt-Übertragung. Auch Kohut hat gezeigt, wie wichtig eine solche Integration für die Entwicklung der Fähigkeit ist, sich selbst zu beruhigen, und Krystal (1988) hat Kohuts Konzept der Angsttoleranz weiterentwickelt, um die grundsätzliche Rolle der Affekttoleranz zu erklären. Seine Überlegungen ergänzen die Ansätze der oben erwähnten Theoretiker und Stolorows Konzepte und helfen uns, die große Bedeutung der Affektintegration für die Organisation des Selbsterlebens zu verstehen.

Die Selbstobjekt-Funktion der affektdifferenzierenden Abstimmung: Abgrenzung und Selbstdefinition

Stolorow et al. ([1987] 1996) wenden ihr erweitertes Konzept der Selbstobjekt-Funktionen auch auf »einige andere Aspekte der affektiven Entwicklung« an, die ihrer Meinung nach »von besonderer Bedeutung für die Strukturierung des Selbsterlebens sind« (S. 97). Sie arbeiten Krystals (1988) Überlegung, dass ein wichtiger Aspekt der Entwicklung unserer Affekte in ihrer Differenzierung und Trennung von einer undifferenzierten Matrix beruhe, weiter aus, indem sie betonen, dass die Responsivität der Bezugsperson, die dem Kind dabei hilft, seine wechselnden Gefühle

[15] Ein »high-five«, so wie man es bei Sportlern als Gratulationsgeste kennt, ist das Klatschen zweier hochgehobener (high) Hände (fünf Finger) der Beteiligten gegeneinander.

und Affektzustände wahrzunehmen und voneinander zu unterscheiden, eine entscheidende Rolle für die progressive Artikulation seines Selbsterlebens spielt. Sie charakterisieren diese affektdifferenzierende Abstimmung als eine zentrale Selbstobjekt-Funktion, durch die »früheste Rudimente einer *Selbstdefinition und Errichtung von Selbstgrenzen* etabliert« werden (S. 98; Hervorhebung C. J.). Vor allem im Prozess seiner Selbstabgrenzung und Individuation wird das Kind auf Schwierigkeiten treffen, wenn die Mutter infolge einer unzulänglich strukturierten Wahrnehmung ihrer selbst und des Anderen nicht in der Lage ist, auf die unterschiedlichen Affektzustände ihres Kindes einzugehen. Die Bildung von Selbstgrenzen wird erschwert, wenn die Mutter das Kind zur Befriedigung eigener Selbstobjekt-Bedürfnisse benötigt und dieses »sich gezwungen sieht, genau das Selbstobjekt ›zu werden‹«, das die Mutter benötigt (Miller, 1979, zit. nach Stolorow et al. [1987] 1996, S. 98). Hier bahnt sich ein zentraler Konflikt für das Kind an, weil es gezwungen wird, seine eigenen Gefühle aufzuopfern und abzuspalten, um die Bindung zur Mutter aufrechtzuerhalten.

Um die Bedeutung zu illustrieren, die der affektdifferenzierenden Abstimmung des Selbstobjekts für die Entwicklung einer Selbstdefinition zukommt, möchte ich noch einmal auf meine Patientin Frau B. zurückkommen, deren traumatischer Hintergrund es erforderte, dass sie in der Analyse noch einmal und über eine lange Phase sehr frühe Entwicklungszustände erlebte. Searles (1965) beschreibt in seinen brillanten, detaillierten und mutigen Darstellungen der Implikationen, die die Arbeit mit Regressionszuständen für Patienten und Analytiker hat, auf der Grundlage von Mahlers Konzepten »die Phase der Auflösung der Symbiose« (S. 543). Er vertritt die Ansicht, dass beide Beteiligte abwechselnd eine Veränderung hin zur Lösung aus der symbiotischen Phase initiieren und das Funktionsniveau »von individuellen Personen anstelle von symbiotischen Partnern« (ebd.) anstreben werden. Ohne Mahlers Terminologie zu bemühen, wie Searles es tut, würde ich sagen, dass ich den Impuls empfand, die Art und Weise, wie meine Patientin die therapeutische Beziehung erlebte, stärker in den Prozess einzubeziehen.

Die Intersubjektivitätstheorie würde die gemeinsame Beteiligung an der Veränderung betonen oder, anders formuliert, hervorheben, dass die Emanzipation nicht so sehr das Ergebnis sequenzieller Phasen darstellt als vielmehr ein Produkt des intersubjektiven Feldes, eine Veränderung des relationalen Feldes. Wenn man die analytische Beziehung als untrennbare Einheit betrachtet, lässt sich nicht mehr so einfach sagen, wer das Huhn ist und wer das Ei. Doch auch wenn wir als Intersubjektivisten die Verallgemeinerung ablehnen, die in der von Searles beschriebenen Aufeinanderfolge therapeutischer Stufen enthalten ist, beschreibt seine Sprache sehr anschaulich, wie es sich anfühlt, mit Patienten zu arbeiten, die unter frühen Entwicklungsarretierungen leiden. Wenn die Gefühlszustände des Patienten Widerhall in ihm finden, muss der Therapeut zwangsläufig mit Gefühlen reagieren, die »der Ebene seiner eigenen frühen Kindheitserfahrungen« (S. 537) angehören. Das bedeutet, dass er sehr tiefe Gefühle gegenüber dem Patienten entwickeln wird, die auf sein erwachsenes Selbst verwirrend und Furcht erregend wirken können. So schreibt Searles: »Ich kann gar nicht genug betonen, in welch hohem Maße dem kleinen Kind in jedem der beiden Beteiligten Vertrauen entgegengebracht werden muss, damit die Therapie erfolgreich sein kann; so heißt es schon in der Bibel: ›und ein kleines Kind leitet sie.‹« (ebd.)

Dieses Vertrauen ist notwendig, um den Gefühlen etwas entgegenzusetzen, die durch die tiefe Beteiligung und Anteilnahme geweckt werden, die solche Arbeit erfordert. Dieses Vertrauen zu erringen ist die Belohnung dafür, dass man den intensiven Gefühlen Raum zur Entfaltung gelassen hat. Die Metapher vom Kind, das die Führung übernimmt, bringt den Sieg über die »Dämonen« zum Ausdruck, denen wir unterwegs begegnen. Die ungeheure Bedeutung, die der Analytiker für solche Patienten besitzt, kann die unterschiedlichsten Gefühle in ihm wecken: von »Allmachts- und Allwissenheitsphantasien, die der grenzenlosen eigenen Befriedigung dienen« (S. 537), bis hin zu dem Gefühl, in seiner psychischen Existenz bedroht zu sein, weil die Beziehung zum Patienten eine unvergleichbare Wichtigkeit angenommen hat, so dass er sie »als bedrohliche Konkurrenz zu seinen privaten nicht-professionellen Beziehungen erlebt, die ihm viel bedeuten« (S. 533). Die empfundene Bedrohung, die das Bild von den »Dämonen« zum Ausdruck bringt, resultiert aus der Intensität der Gefühle, aus der vorbehaltlosen emotionalen Verfügbarkeit, die für eine erfolgreiche Behandlung unabdingbar ist.

Klinisches Beispiel der Affektdifferenzierung

Dass sich in der Behandlung von Frau B. etwas veränderte, dämmerte mir zum ersten Mal, als die Patientin in einer Sitzung erneut das gesamte Ausmaß ihrer psychischen Vernichtung empfand und ich nichts unternahm, um ihren Schmerz aufzufangen, obwohl die Sitzung unmittelbar vor einer Ferienpause stattfand. Ich hatte, so vermute ich rückblickend, offenbar den Eindruck, dass wir beide, wenn auch in unterschiedlichem Maße, imstande waren, der Zerstörungsgefahr die Stirn zu bieten. Ich erinnere mich auch daran, dass ich mich ihr in der stillen Tiefe ihres Schmerzes sehr nahe gefühlt habe. Es war, als ob ich sie emotional schützend umarmte, obwohl ich einige Meter von ihr entfernt saß, und ihren inneren Zustand mit ihr teilte. Das Vernichtungsgefühl hatte sie auf der Party eines ehemaligen Kollegen heimgesucht, auf der sie sich vollständig ignoriert gefühlt hatte. Kein einziger Mensch hatte sie gefragt, wie es ihr ging und was sie machte. Offenbar existierte sie nur, wenn sie der Arbeitswelt der übrigen Gäste angehörte. Wortreich hatte man ihr ausgemalt, dass sie ihre Karriere abschreiben könne. Sie sagte, sie fühle sich absolut verletzlich und habe nichts anzubieten. Ich antwortete: »Doch, Sie haben etwas zu bieten, nämlich Ihre Verwundbarkeit. Nur Ihre ehemaligen Kollegen glauben, dass außer Leistung nichts zählt.« Nach den Ferien kehrte sie frohgemut zurück und berichtete, dass es wichtig gewesen sei, die Tiefe ihrer Traurigkeit empfinden zu können. Meine Deutung ihrer Verwundbarkeit habe es ihr möglich gemacht, »die Sache herumzudrehen und sich innerlich reich zu fühlen«. Irgendjemand hatte zu ihr gesagt, dass sie aussähe, als sei sie verliebt, und sie hatte zur Antwort gegeben: »Wenn überhaupt, dann ich mich selbst.« Sie hatte entdeckt, dass sie arbeiten *und* spielen, das heißt gut zu sich selbst sein könne. Das bedeutete auch, dass eine Integration von Selbst und Anderem stattgefunden hatte. Arbeit hatte bedeutet, sich dem Anderen zu unterwerfen, während Spielen gleichbedeutend mit Selbstheit gewesen war, der sie keine Wichtigkeit beimaß. Nun bestand ihr Hauptziel darin, ihrem eigenen Rhythmus zu folgen – sie warf ihren Wecker fort –, so zu sein, wie sie gern sein wollte und darauf zu vertrauen, dass der Impuls zu arbeiten und der Impuls zu spielen sich einstellen würden, wenn es an der Zeit war. Meine Abwesenheit hatte ihr weniger zu schaffen gemacht als in der Vergangenheit und nicht das Gefühl in ihr geweckt, einer Katastrophe entgegenzugehen. Dies war ein »Angriff« auf ihr altes, negatives Organisationsprinzip, das von ihr verlangte, sich um die Bedürfnisse der Anderen zu kümmern und ihre eigenen Wünsche unterzuordnen. Sie war sich dieser Veränderung vollauf bewusst und überlegte ein wenig besorgt, ob sie womöglich »arrogant« werde. Sie hatte sich immer als »Schrott« gefühlt, und nun bereitete ihr die Vorstellung, sich im Vergleich zu anderen in einem vorteilhaften Licht zu sehen, ein leises Unbehagen. Dass die Tatsache, sich in der eigenen Haut wohl zu fühlen, von ihr mit Arroganz gleichgesetzt wurde, hing mit einem tief verwurzelten Gefühl zusammen, den Anderen durch jeden Ausdruck ihrer Selbstheit zu zerstören. Dies hatte ich ihr mehrfach gedeutet. Diesmal reichte es, sie zu fragen, ob sie sich für »arrogant« halte. Sie antwortete geradeheraus mit »Nein«.

Beide Eltern hatten sie ab dem Alter von drei Jahren gelehrt, dass die höchste Tugend darin bestehe, sich vernünftig, überlegt und erwachsen zu verhalten. Somit war es ihre Pflicht, sich um zwei jüngere Geschwister zu kümmern und die Verantwortung für sie zu übernehmen. Sie hatte nie selbst Kind sein dürfen. Ihr Vater, ein Naturwissenschaftler, hatte schon sehr früh klargestellt, dass sie in seine Fußstapfen treten müsse, und sie hatte seine Ansprüche erfüllt. Er erwartete von ihr, so klug wie Einstein, so sexy wie Marilyn Monroe und so stark wie King Kong zu sein. Sie sollte, anders formuliert, sein Selbstobjekt werden. Der Versuch, in der Abfolge intersubjektiver psychischer Vorgänge einen Schnitt zu machen und den mutativen Moment zu extrahieren, wäre willkürlich und absolut irreführend, weil er alles ausschlösse, was einem solchen Moment vorausging und möglicherweise auf ihn folgte. Der übersichtlichen Darstellung halber möchte ich dennoch versuchen, einen solchen Moment einzugrenzen. Meine Empathie bestand darin, dass ich zu Anfang keinerlei Reaktion zeigte, sondern der Patientin lediglich die Deutung ihrer Verwundbarkeit anbot. In anderen Situationen war es absolut notwendig, dass ich konkret intervenierte und ihrem vergifteten Selbstgefühl etwas entgegensetzte, indem ich zum Beispiel ihre Fortschritte benannte. Diesmal hielt ich ihrem Vernichtungsgefühl einfach stand und signalisierte damit, dass auch sie diese Gefühle ertragen konnte.

Doch wer oder was befähigte mich dazu? Als Analytiker bin ich zwar der Kapitän, doch ohne Boot und ohne Mannschaft kann ich nicht auslaufen. Die affektdifferenzierende Abstimmung auf die sich wandelnden inneren Zustände meiner Patientin erfolgte in diesem Beispiel vorwiegend in einer nonverbalen Form. Die Betonung liegt hier nicht auf ihrer Fähigkeit, autonom zu werden, sondern auf ihrer Fähigkeit, Affektzustände in ihrer Spezifität wahrzunehmen und damit die Grundlage einer neuen Selbstdefinition zu legen. Wir hatten gemeinsam einen sicheren Raum geschaffen und dadurch vermochte sie, ihren verzweifelten Kummer wahrzunehmen und ihre Affektzustände schließlich zu artikulieren. Selbstdefinition und Selbstgrenzen beruhen nicht auf der Überwindung des Bindungsbedürfnisses, sondern auf dem Erleben von Bindungen, die befreien statt zu fesseln. Ich hatte sie nicht zu meinem Selbstobjekt machen müssen, indem ich ihre Verwundbarkeit herunterspielte, um meine eigenen Befürchtungen um ihr Wohlergehen zu beruhigen.

Die Synthese widersprüchlicher Affekte und das integrierte Selbstgefühl

Eine weitere »kritische Selbstobjekt-Funktion der frühen Umgebung betrifft die Synthese widersprüchlicher affektiver Erlebnisse des Kindes«. Dies ist »ein entscheidender Prozess für die Errichtung eines integrierten Selbstgefühls« (Stolorow et al. [1987] 1996, S. 99), der die Anwesenheit einer Bezugsperson (oder eines Therapeuten) voraussetzt, deren Wahrnehmungen zuverlässig integriert sind, so dass sie es tolerieren und verstehen kann, dass die intensiven, widersprüchlichen Gefühlszustände in einem einheitlichen, kontinuierlichen Selbst wurzeln, und dies auch dem Kind verständlich machen kann. Wenn die Bezugsperson (oder der Therapeut) das Kind (oder den Patienten) »gespalten« wahrnehmen, nämlich gespalten in ein Wesen, dessen »gute« Affekte ihre eigenen Selbstobjekt-Bedürfnisse befriedigen, und in ein zweites, dessen »böse« Affekte diese Bedürfnisse frustrieren, werden die Fähigkeit zur Affektsynthetisierung und die Entwicklung eines integrierten Selbstgefühls vereitelt. Dies hat zur Folge, dass die disparaten Gefühlszustände gemäß den fragmentarischen Wahrnehmungen der Mutter (oder des Therapeuten) voneinander abgekapselt werden. Frau B. war schließlich in der Lage, ihre Traurigkeit und Verwundbarkeit anzuerkennen und zu integrieren, so dass diese vormals als »böse« wahrgenommenen Gefühle neben ihren »guten« Gefühlen, die durch ihre Arbeitsfähigkeit repräsentiert wurden, Bestand haben durften. Ihr besser integriertes Selbst fand Ausdruck in dem Gefühl, dass beide Zustände zu ihrem Selbsterleben gehören und von ihr gelenkt werden können.

Affekttoleranz und der Gebrauch der Gefühle als Signale

Eine weitere und für die Strukturierung des Selbsterlebens wichtige affektive Entwicklung sind die »Affekttoleranz« und der »Gebrauch der Affekte als Signale des Selbst« (Krystal, 1988). Auch die Fähigkeit, Gefühle als Signale zu benutzen, setzt die Abstimmung der Bezugsperson oder des Therapeuten auf die intensiven, wechselnden Affektzustände voraus. Diese Abstimmung ermöglicht die Artikulation, Modulation und das Containment der Affekte und bewirkt, dass diese nicht als disruptiv empfunden werden, sondern die Selbstkontinuität stützen. Um diese Selbstobjekt-Funktion zu erfüllen, muss sich die Bezugsperson auf ihre eigene Fähigkeit verlassen können, Affekte als Signale zu benutzen. Nur so kann diese Fähigkeit vom Kind (vom Patienten) internalisiert werden. Wenn diese Entwicklung ausbleibt, werden die Gefühle selbst als Bedrohung empfunden. Sie werden verdrängt »oder durch konkrete Verhaltensmaßnahmen eingekapselt – Selbstschutzmaßnahmen, die buchstäblich ganze Sektoren des kindlich-affektiven Lebens abschneiden« (Stolorow et a. [1987] 1996, S. 100). So wird der Affekt mit Scham und Selbsthass assoziiert, da er Erinnerungen daran weckt, abgelehnt zu werden und nicht gewollt zu sein. Die Emotionalität wird zum Zeichen eines schrecklichen Selbstdefekts, von dem man sich befreien muss. Gefühle zu empfinden bedeutet, für andere unannehmbar und folglich einsam zu sein. Hier erhält die Abfuhrmetapher eine klinische Bedeutung. Ich erinnere an die Patientin, die in meiner Gegenwart kaum Gefühle empfand, und an die Rolle, die ich für ihre Fähigkeit spielte, sich genügend sicher fühlen zu können, um Gefühle zum Ausdruck zu bringen.

Klinisches Beispiel der Entsomatisierung und Artikulation von Affekten

Ich möchte mich noch einmal Frau B. zuwenden, um die Funktion der Entsomatisierung und kognitiven Artikulation von Affekten (Stolorow et al. [1987] 1996) zu untersuchen.

> In den Monaten, die auf die oben beschriebene Sitzung folgten, fand die affektdifferenzierende Abstimmung vorwiegend auf der verbalen Ebene statt. Gleichzeitig begannen sich die Selbstabgrenzungs- und Individuationsprozesse direkter auf unsere Beziehung zu konzentrieren. Zum besseren Verständnis des therapeutischen Prozesses ist die Kenntnis der verhee-

rendsten traumatischen Erfahrungen dieser Patientin unverzichtbar. Als Achtjährige wurde sie von zwei Jugendlichen vergewaltigt. Ihre Eltern hatten sie mit den beiden jüngeren Geschwister an einem unsicheren Ort alleingelassen. Sie konnte sich vor den schlimmsten Beeinträchtigungen ihrer Selbstheit bewahren, indem sie während des schrecklichen und traumatogenen Vorgangs dissoziierte. Sie hat eine kognitive, aber keine emotionale Erinnerung an die Vergewaltigung. Bis zum Alter von 17 Jahren wurde sie immer wieder in verschiedenartigen sexualisierten Kontexten geschlagen.

In einem Traum aus der jüngeren Zeit zerbarst eine schmiedeeiserne Einschließung, in der sich die Patientin befand. Sie meinte dazu, dass sie diese Art der Abwehr nicht länger benötige. Sie hat auch mit ihrer weiblichen Attraktivität experimentiert und nimmt mittlerweile von Männern Notiz. In der Vergangenheit war jedes Gespräch über die Gefühle, die sie mit ihrer eigenen Weiblichkeit verband, durch Entwertungen ihrer selbst wie auch der Männer charakterisiert. Sie betonte, dass sie sich nicht als Frau identifizieren könne und insbesondere ihre Sexualität nicht als zu sich selbst gehörig wahrnehme; ihr »Selbst« sei »jemand anderer«. Verständlicherweise bringt sie die Sexualität mit Missbrauch und massiven Verletzen ihrer Grenzen und ihrer Integrität in Verbindung. In der Vergangenheit betrachtete sie die Sexualität als den Preis, den sie für Zuneigung und Aufmerksamkeit zu zahlen hatte. Sexualität hing auch eng mit Gewalt und tiefer Demütigung zusammen, mit Panik und Kontrollverlust. Sie ist für sie das Gegenteil des Gefühls, jemandem nahe zu sein, und eine Konkretisierung ihrer Überzeugung, nicht liebenswert zu sein.

Im Zuge unserer aktuellen Gespräche darüber, was es für sie bedeutet und wie es sich für sie anfühlt, eine Frau zu sein, tauchten Darmprobleme wieder auf, die zwischenzeitlich, nachdem sie in den ersten Analysejahren unter gravierenden Symptomen gelitten hatte, verschwunden waren. Ich fragte sie, ob dies ihrer Meinung nach mit ihren Schwierigkeiten zu tun habe, über ihre Gefühle im Zusammenhang mit ihrer Weiblichkeit zu sprechen. Einerseits hielt sie die Symptome für »nicht allzu gravierend«, andererseits fragte sie sich, ob sie bedeuteten, dass es ihr nicht länger zustand, »drei Jahre alt« zu sein. »Drei Jahre alt« war unser Kürzel für die lange Phase, in der sie mich als nährende und liebevolle Mutter gebraucht hatte. Als Kind hatte sie Zuneigung und vor allem körperliche Nähe nicht kennen gelernt. Offenbar war ich angesichts eines, wie ich vermutete,

Rückfalls in einen archaischen, somatischen Modus der Affektäußerung (vgl. Stolorow et al. [1987] 1996, S. 102) und eines unbewussten Appells an mich, Gefühle zu containen, die ihre Selbstintegrität bedrohten, weit beunruhigter als sie selbst. Mit anderen Worten: Ich befürchtete eine Unterbrechung der Selbstobjekt-Bindung, die die Remobilisierung eines psychosomatischen Zustands erforderte, eines archaischen und präsymbolischen Weges der Affektäußerung. Ich überlegte, ob Frau B. vielleicht das Gefühl hatte, mich als mütterliche, schützende, nährende Präsenz zu verlieren, wenn sie zu mir, einem Mann, über ihre Weiblichkeit sprach. Sie stimmte zu, dass sie mich als eine Art positive Mischung aus Mutter und Vater erlebe; zugleich aber mache das Thema ihrer Weiblichkeit sie auch »neugierig«. Rückblickend denke ich, dass wir beide, wenn auch in unterschiedlichem Maße, ängstlich und neugierig waren. Ich fragte sie, ob sie der Gedanke an meine Reaktionen auf unsere Gespräche über ihre Weiblichkeit und die damit verbundenen Gefühle möglicherweise ängstige. Ich war hin- und hergerissen zwischen dem Bedürfnis, sie in ihrer Verletzbarkeit im Zusammenhang mit diesen traumatischen Themen zu schützen, und dem Wunsch, ebendiese Gewässer auszuloten und zu erforschen, was sie in unserer therapeutischen Beziehung bedeuteten. Diesen Zwiespalt teilte ich ihr mit. Sie erwiderte, dass alles, was sie in der Therapie als positiv erlebe, von innen nach außen »ausstrahle« und ihr im Gegensatz zu allem, was sie früher von sich selbst gehalten habe, das Gefühl vermittelte, von Grund auf o.k. zu sein. Ich antwortete, dass dies eine ganze Menge sei und dass es mich sehr berühre. Der erste Teil meiner Aussage bereitete ihr keinerlei Problem, doch das, was ich ihr über meine innere Beteiligung sagte, erschreckte sie und schien sie zu überfordern. Indem ich mich selbst ins Spiel gebracht hatte, bedrohte ich offenbar die Selbstobjekt-Bindung. Meine Vermutungen hinsichtlich ihrer früheren psychosomatischen Reaktion wurden dadurch teilweise bestätigt.

Zu meiner Überraschung erklärte sie mir am nächsten Tag, dass sie mich innerlich nicht berühren dürfe, weil in ihrer Familie grundsätzlich sie dafür verantwortlich gemacht worden sei, wenn es einem ihrer Angehörigen schlecht ging. Darüber hinaus habe ihre Mutter häufig zu ihr gesagt: »Du hast mein Leben ruiniert.« Auf diese intensiv erlebte Wahrnehmung eines basalen negativen Organisationsprinzips, das einen Großteil ihrer ablehnenden Haltung gegenüber sich selbst erklärte, folgte eine sehr bewegende Sitzung, in der wir »analytisches Gold« schürften. Zu leben bedeutete, andere Menschen zu beeinflussen, und ebendies hatte für sie immer zu verheerenden, zerstörerischen Konsequenzen geführt. Sie erwähnte insbesondere die langjährige Beziehung, die sie in ihren Zwanzigern zu einem fast doppelt so alten Mann gehabt hatte. Dieser Mann hatte immer eine Hauptbeziehung und zugleich mehrere Nebenbeziehungen gehabt, unter anderem zu ihr. Er war zweifellos eine Vaterfigur für sie gewesen und hatte sich extrem kontrollierend verhalten, ohne sich aber verbindlich auf eine Beziehung einlassen zu können. Als er ihr nach fünf Jahren vorschlug, zusammenzuziehen, geriet sie in Panik und trennte sich von ihm. Er sagte, dass sie ihn »zerstört« habe, und ließ darin die zentrale Botschaft anklingen, die sie immer wieder von ihrer Mutter hatte hören müssen. Über lange Jahre empfand sie dies als Beweis für ihre Schlechtigkeit. Wir fanden heraus, dass sie der Tatsache, dass sie noch jung war und aus Studiengründen an einen anderen Ort ziehen musste, ebenso wenig Gewicht beigemessen hatte wie seiner Untreue. Auf einer tieferen Ebene hatte sie sich von der wiederholten Erfahrung, sich im Gegenzug für die verzweifelt benötigte Zuneigung unterordnen zu müssen, sowie, wenn auch unbewusst, von der Stigmatisierung durch ihre Mutter befreit. Rückblickend verstand sie, dass sie es immer als Destruktivität empfunden hatte, sie selbst zu sein, eigene Bedürfnisse, Wünsche und Ziele zu haben, ja, lebendig zu sein. »Mir wird jetzt klar, weshalb ich es immer vorgezogen habe, ein Objekt zu sein.« Ich antwortete: »Ja, und denken Sie nur mal an die Implikationen der Alternative!« Sie verstand, dass ich auf unsere aktuellen Gespräche über ihre Einsamkeit und ihre tiefe Sorge anspielte, ob sie jemals eine Beziehung haben würde. Als »Subjekt« würde sie die Möglichkeit, einen Partner zu haben, in Betracht ziehen können. Darauf schoss sie zurück: »Ja, um dann mit Katzen und Hunden zusammenzuleben!« In Anspielung auf ihre Beschwerden, dass ihre Wohnung voller Katzenhaare sei, und auf ihr Bedürfnis nach einer festen Beziehung sagte ich humorvoll: »Zu haarig!« Wir brachen beide in lautes Gelächter aus. Dies ist ein treffendes Beispiel für den hilfreichen Aspekt von Lachen und Heiterkeit in der Therapie.

In einer der folgenden Sitzungen las ich ihr einen Teil meiner Darstellung unserer Arbeit vor, nachdem ich sie zuvor um ihr Einverständnis gebeten hatte, über unseren therapeutischen Prozess zu schreiben. Sie reagierte auf eine Art, die mich verblüffte: »Mich gibt es also wirklich! Dies alles zu hören ist wie ein Beweis dafür, dass ich existiere.« Die Erfahrung wurde zu

> einem Wendepunkt ihrer Analyse. Ihr neu erworbenes Selbstgefühl befähigte sie, sowohl die Möglichkeit, einen anderen Menschen positiv zu beeinflussen, zu erforschen als auch die neue, Angst erregende und zugleich belebende Vorstellung, Wünsche zu haben oder sogar Forderungen zu stellen. Sie hatte diese Form der »konkreten Empathie« (Jaenicke, 2001) gebraucht, um dem niederdrückenden Organisationsprinzip die Stirn zu bieten, das ihr die eigene Lebendigkeit untersagte und sie dazu verurteilte, das Objekt anderer zu bleiben.

Es fällt schwer, eine treffendere Formulierung als »Ich existiere!« zu finden, um die heilende Wirkung der Empathie zu beschreiben. Emotional verfügbar zu sein und die stets wechselnden emotionalen Zustände unserer Patienten zu verstehen, zu modulieren, zu halten und zu artikulieren ist eine anspruchsvolle Arbeit, die gleichwohl Belohnungen mit sich bringt, wenn das Leid überwunden ist und nur die Schönheit des Lebendigseins sich in den Augen spiegelt.

Die Vorstellung, dass Analytiker keine Selbstobjekt-Bedürfnisse besäßen, ist ein weiterer Mythos. Das Bedürfnis, effizient zu arbeiten, und die starken Auswirkungen unseres Wissens, gebraucht zu werden, sind gute Beispiele. Ich habe sehr aufmerksam beobachtet, wie meine Patientin darauf reagierte, dass ich über sie schrieb. Hatte sie das Gefühl, dass ich mich von ihr distanzierte oder dass ich sie, schlimmer noch, benutzte? Ihr pathologisches Anpassungsmuster ist zweifellos Grund genug, wachsam zu sein. Ich glaube jedoch, dass unser Bewusstsein des gemeinsamen Ziels und ihr Individualitätsgefühl gestärkt wurden.

Wenn wir noch einmal einen Blick auf die Rolle werfen, die die Selbstobjekt-Funktion der Artikulation von Affektzuständen für die Organisation des Selbsterlebens spielt, können wir verstehen, weshalb es für Frau B. so wichtig war, psychosomatische Zustände in Worte fassen zu können. Ihre traumatischen Erfahrungen waren zum Teil in ihren körperlichen Symptomen enkodiert und zum Teil dissoziiert. Die empathisch abgestimmte verbale Artikulation hilft ihr, ihre Gefühle in Worte zu fassen, und erleichtert auf einer tieferen Ebene »die allmähliche Integration von Affektzuständen in *kognitiv-affektive Schemata* – seelische Strukturen, die umgekehrt wieder entscheidend zur Organisation und Konsolidierung des Selbst beitragen« (Stolorow et al. [1987] 1996, S. 101).

Stolorow et al. ([1987] 1996) beschreiben zwei Behandlungsimplikationen ihres erweiterten Konzepts der Selbstobjekt-Funktionen und der Affektintegration. Wenn die Affektabwehr in der Therapie aktiviert wird, ist dies auf die Angst oder Erwartung des Patienten zurückzuführen, dass seine Gefühlszustände keine angemessene Reaktion finden werden. Die psychosomatischen Beschwerden meiner Patientin stellten eine solche Reaktion dar. Die zweite Implikation betrifft die Reaktivierung der arretierten Entwicklungsbedürfnisse, die zutage treten, sobald der Übertragungswiderstand und die zerstörerischen Kindheitserfahrungen genügend analysiert wurden. Die Fähigkeit des Analytikers, diese neuen und fragilen Gefühlszustände zu verstehen und zu deuten, sobald sie in der Übertragung auftauchen, ist für die weitere Entwicklung des Patienten von ausschlaggebender Bedeutung. Bei der Behandlung der Folgen früher Selbstobjekt-Unzulänglichkeiten wird daher die Selbstobjekt-Bindung in der Übertragung eine kurative Rolle für die Integration und Veränderung des emotionalen Lebens des Patienten spielen.

Ich hoffe, in diesem Kapitel gezeigt zu haben, dass in der zeitgenössischen Psychoanalyse das emotionale Erleben als vorrangiger Motivationsfaktor betrachtet wird. Der Paradigmenwechsel in der Psychoanalyse lässt sich am besten an unseren eigenen therapeutischen Erfahrungen aufzeigen. Die zentrale Rolle, die die Kontextsensibilität im therapeutischen Prozess spielt, führt zu einem Verständnis der radikalen Kontextualisierung praktisch aller Aspekte unseres psychischen Lebens.

4. Kapitel

Trauma

There's a crack in everything
That's how the light gets in.

Leonard Cohen

Einleitung: Der dünne Vorhang

Wir feierten. Feierten das Ende der Zwischenprüfungen, die meine Freundin an der University of California hinter sich gebracht hatte. Man schrieb das Jahr 1968, Höhepunkt der Rock-Love-and-Peace-Bewegung und der Erwartung, durch Drogen zur Bewusstseinserweiterung zu finden. Wie viele Gleichaltrige auch verabscheuten wir die betäubende Wirkung von Alkohol und zogen ihr die vermeintliche Bewusstseinsschärfung durch andere Drogen vor. Aldoux Huxley beschrieb die *Doors of Perception*, die der Rock-Gruppe The Doors ihren Namen gaben. Wir hatten Marihuana geraucht und jeder eine Benzedrinpille geschluckt, ein Amphetamin.

Aus irgendeinem Grund begannen wir, uns zu streiten. Meine Freundin sagte, sie müsse an die frische Luft, und ging hinaus. Sie kam zurück, legte sich hin und klagte über Kopfschmerzen. Plötzlich bekam sie Krämpfe, die wie Wogen durch ihren ganzen Körper wanderten. Sie verdrehte die Augen. Ich geriet in Panik und begriff nicht, was ich vor mir sah. Ich wusste nur, dass irgend etwas absolut nicht in Ordnung war. Wir hatten kein Telefon. Ich stürzte aus der Wohnung, klopfte bei den Nachbarn. Niemand öffnete mir. Ich rannte die Straße hinunter und suchte nach einem öffentlichen Telefon. Ich machte mir in die Hosen. Ich wollte einen Notarzt rufen, aber die Nummer war ständig besetzt. Ich rief den einzigen Menschen aus meinem Bekanntenkreis an, der ein Auto besaß. Wir brachten sie ins Krankenhaus. Ich hielt sie in meinen Armen. Sie stöhnte. Ich berichtete den Ärzten von den Krämpfen und sagte ihnen, was wir eingenommen hatten. Ich war wie versteinert.

Draußen liefen Polizisten, Angehörige der California State Troopers, auf und ab. Damals konnte man für den Konsum jeglicher Drogen ins Gefängnis wandern. Die Ärzte sagten: »Geschieht Ihnen recht!« Sie pumpten ihr den Magen aus. Sie stellten die falsche Diagnose. Sie erklärten mir, dass sie aus dem Koma wieder aufwachen werde. Es sei nur eine Frage der Zeit. Ich stand unter Schock und ließ es zu, dass mein Freund mich nach Hause fuhr. Er sagte: »Sie ist bald wieder fit!« Er irrte sich. Ich rief ihre Eltern an. Sie flogen in einem Privatflugzeug ein. Sie starb zwanzig Stunden später an einem Aneurysma. Der Vater, Militärangehöriger, sagte, sie sei ein Opfer ihrer Zeit. Ihre Mutter sagte, sie habe seit jeher immer wieder unter Kopfschmerzen gelitten.

Die Zeit stand still. Ich sah alles umgekehrt, wie das Negativ eines Schwarzweißfotos: Was hell war, war für mich dunkel, was dunkel war, hell. Ich hatte das Gefühl, ins Bodenlose zu fallen. Ich versuchte, mein Psychologiestudium fortzusetzen, aber in den Statistikseminaren ließen mich Computer und Zahlen die Flucht ergreifen, weil ich in ihrer Sinnlosigkeit wie im Treibsand zu versinken glaubte.

Meine Freundin verlor ihr Leben, als die Blüte ihrer Jahre gerade begann. Ich blieb für immer verändert. Vorübergehend war ich dem Wahnsinn nahe. Die Grundstruktur meines Lebens hatte einen Riss bekommen. Rückblickend kann ich sagen, dass ich den Tod in seiner Unbegreiflichkeit zu verarbeiten suchte, indem ich ihn herausforderte. Wenn man innerhalb von Sekunden einen Menschen verliert, den man liebt, versucht man, das nicht zu Bewältigende zu bewältigen. Die Fassungslosigkeit. Die grenzenlose Hilflosigkeit. Die Unwiderrufbarkeit. Es ist nichts zu ändern. Man versucht, sich an etwas zu klammern, aber es ist nichts da, weil es für immer verloren ist.

Ich kämpfte mit dem Tod, indem ich in einem vergeblichen Versuch, ihm meine Gleichgültigkeit zu beweisen, gegen ihn wütete. Ich fuhr unzählige Male über rote Ampeln. Ich ließ mich aus Kneipen herausschmeißen und auf Partys vor die Tür setzen, weil ich unschuldige Zeitgenossen anpöbelte. Ich klammerte mich an das Leben, indem ich so tat, als sei es nichts wert. Ich versuchte, seine Absolutheit zu parieren, indem ich vorgab, mich vor der Sterblichkeit nicht länger zu fürchten. Ich verleugnete das unerträgliche Eingebettetsein des Seins, das durch ihren Tod auf derart brutale Weise ans Licht gezerrt worden war. Ich betete zwanghaft. Ich entwickelte Rituale und nickte zum Beispiel jedes Mal mit dem Kopf, wenn ich an einem Beerdigungsinstitut vorbeikam. Ich erwartete, dass sie um die nächste Ecke biegen würde, sei's in Kalifornien, sei's auf Split, der jugoslawischen Insel. Ich konnte einfach nicht glauben, dass sie tot war.

Zu einer Atempause fand ich in dem Sommer nach ihrem Tod auf der Fähre von Split nach Venedig. Ich saß an Deck, die Sonne ging unter. Die Maschinen dröhnten. Ich verfiel in einen Trancezustand. In meiner tiefsten Verzweiflung fühlte ich mich plötzlich von einer Woge der Liebe überflutet. Ich fühlte mich grenzenlos geliebt, ein Beben ekstatischer Wärme strömte durch meinen Körper. Gnade.

Ihre trauernden und fassungslosen Angehörigen hatten sich mir gegenüber zunächst sehr freundlich verhalten. Sehr viel später erst erfuhr ich, dass sie mich für ihren Tod verantwortlich machten. Mein Analytiker sagte, dass ich fortan für immer damit leben müsse, zu einem gewissen Grad mitschuldig an ihrem Tod zu sein. Jahre später begriff ich, dass ein Aneurysma erblich ist und niemand vorhersagen kann, weshalb und wann es platzt. Da war es für mich bereits zu spät.

Zehn Jahre lang war mein Leben eine Gratwanderung. Ich hatte mein Grundvertrauen in das Leben verloren und wurde mit dem Verlust nicht fertig. Meine Zwangssymptome waren ein Versuch, die zerschnittenen Fäden wieder zusammenzuknüpfen. Viele Jahre lang bewegte ich mich, als könnte der Boden, auf dem ich ging, jeden Augenblick nachgeben. Ich begriff, wie zerbrechlich das Leben ist und dass es vom Tod nur durch einen sehr dünnen Vorhang getrennt ist. Gerade noch sind wir hier, im nächsten Moment nicht mehr. Das war mein Grundgefühl. Langsam nur erholte ich mich. Als ein bekannter deutscher Soziologe sagte, dass er sich durch die Lücken in seiner Selbstwahrnehmung definiere, fühlte ich mich verstanden. Im Laufe der Zeit bekam ich das Gefühl, dass mir etwas geschenkt worden sei: Ich hatte zu verstehen gelernt, wie kostbar das Leben ist. Und dennoch empfinde ich nach wie vor eine tiefe Traurigkeit über ihren Tod, über ihr ungelebtes Leben und über den Verlust meines Urvertrauens in das Leben. Ich beneide jene, die sich von einem Menschen, den sie lieben, mit dem zuversichtlichen Gruß verabschieden: »Ciao, bis morgen!«, und fest an ein Wiedersehen glauben. Mich durchfährt bei diesen Worten ein kleiner Ruck, und ich sehe ein Fragezeichen vor mir.

Die »Normalen« und die »Traumatisierten«

Stolorow (1999, 2003) hat zwei wegweisende Beiträge über das psychische Trauma verfasst. Er beschreibt das Gefühl vollständiger Entfremdung gegenüber allen anderen Menschen und gegenüber dem Leben selbst, das er nach dem plötzlichen, tragischen Tod seiner Frau empfand. Ein Abgrund trennte ihn von den anderen. Manche Menschen haben ein Trauma erlitten, andere nicht. Stolorow (1999) zitiert eine traumatisierte Patientin, die die Menschheit in zwei Gruppen aufteilt, in die »Normalen« und die »Traumatisierten« (S. 465). Einen Weg zurück gibt es nicht. Die Reaktionen der Zuhörer auf seinen Vortrag waren höchst aufschlussreich. Viele von ihnen wollten erklären, dass ein Trauma geheilt werden könne. Meine eigene Reaktion, die anfängliche Verleugnung, war ganz ähnlich gewesen. Immer wieder erläuterte Stolorow, dass eine Heilung – eine Heilung in dem Sinn, dass das Grundvertrauen zurückgewonnen werden könne – unmöglich, ausgeschlossen, sei. Freilich kann man seinen Weg zurück ins Leben finden, und Sprünge, an denen geborstene Gefäße zusammenhalten, sind angeblich fester als die ursprüngliche Form, der Riss aber bleibt. Dies muss man begreifen, wenn man psychisch traumatisierte Patienten behandelt. Der Behandler muss anerkennen, dass etwas in ihnen unwiderruflich zerstört wurde. Jeder Beschönigungsversuch könnte als Retraumatisierung erlebt werden.

Dies konfrontiert den Therapeuten mit einer schwierigen Aufgabe im Hinblick auf das Risiko der Bezogenheit. Er muss dem Unbegreiflichen Raum geben und kann diesem Anspruch in einem sehr realen Sinn unmöglich gerecht werden. Wenn wir das Trauma als einen unerträglichen Affekt verstehen, als Affekt, der das Gewahrsein der Selbstheit vernichtet, dann ist es unmöglich, einem solchen Gefühl im eigenen Inneren Resonanz zu geben. Aber man kann verstehen, dass etwas nicht zu verstehen ist, und dies akzeptieren. Dazu ein Beispiel.

Klinisches Beispiel

Herr T., ein Patient Anfang Dreißig, war infolge kumulativer Traumata zutiefst überzeugt, niemals Zugang zu menschlichen Gefühlen finden zu können. Sein Innerstes, so sagte er, sei in einer »Betongruft« begraben. Erst als ich nach mehr als 300 Behandlungsstunden akzeptierte, dass er sich für alle Zeiten gefangen fühlte, ohne die geringste Aussicht, seinem Gefängnis je entrinnen zu können, und ihm meine Unfähigkeit eingestand, ihm zu helfen und ihn aus der Gruft zu befreien, fühlte er sich endlich verstanden! Ich hatte diese fundamentale Überzeugung, dass sein Gefühlsleben unwiderruflich zerstört sei, nicht akzeptieren wollen, ich hatte sie verleugnet und deshalb unbewusst jahrelang mit dem Patienten gerungen. Ich hatte es nicht ertragen. Weil das intersubjektive Risiko für mich selbst allzu groß gewesen war, hatte ich den Behandlungsfortschritt blockiert. Ich konnte mich mit seinen todesähnlichen Gefühlen nicht konfrontieren, weil sie mein eigenes Inneres berührten. So stellt sich die Frage, weshalb es mir dann dennoch gelang, sein Gefühl der Niederlage anzuerkennen. Entscheidend war, so denke ich rückblickend, dass ich mein Scheitern schließlich mir selbst und ihm gegenüber eingestand. Dies half ihm, weil er meine frühere Weigerung, mich geschlagen zu geben, als Verleugnung seines Gefühls organisiert hatte – und zwar zu Recht. Deshalb war sein »Widerstand« intersubjektiv nicht primär ein Widerstand gegen die Anerkennung seines eigenen Gefühls der Nichtexistenz – dies war ihm durchaus vertraut –, sondern ein Widerstand gegen meine Weigerung, ihn zu verstehen. Als ich mein Scheitern einräumte, reagierte er erleichtert, weil ich damit sein innerstes Selbstgefühl bestätigte. Im Grunde gab er mir zu verstehen, dass wir nun eine Ausgangsposition erreicht hatten, von der aus wir unsere Arbeit fortsetzen konnten. Mein Widerstand gegen seine Niederlage war zugleich ein Widerstand gegen meine eigene Niederlage angesichts meiner persönlichen Erfahrung mit dem Tode. Dies macht auch deutlich, dass ich weiterhin mit Verlust und Trauer ringe.

Zwei Punkte sind in dieser Hinsicht zu erwähnen: Es kostet viel Zeit, psychische Traumatisierungen – eigene wie auch die unserer Patienten – zu verarbeiten.

Das Risiko der Bezogenheit spiegelte sich in meinen emotionalen Schwierigkeiten, den unerträglichen Affekt in mir selbst und in meinem Patienten anzuerkennen, und in meinem Widerstand gegenüber dem Patienten. Diese Arbeit lässt sich nicht beschleunigen. Wir können nicht in Abgründe springen: Grund genug, traumatisierte Patienten – oder uns selbst – nicht zu zwingen, sich solchen Gefühlen allzu schnell oder übereilt zu stellen. Wir gehen langsam voran, sichern den Weg mit Seilen und stabilen Ankern und legen immer wieder Pausen ein. Untersuchungen über die Opfer von Konzentrationslagern und über Vietnamveteranen haben gezeigt, dass die enge Bindung an einen anderen Menschen lebensrettend sein kann – eine weitere Bestätigung für Kohuts Betonung der lebenswichtigen Bedeutung des Selbstobjektmilieus. Der Schriftsteller Jean Amery hingegen konnte dem unerträglichen Affekt, den er durch die Folter in einem Konzentrationslager erlitten hatte, nicht anders als durch Selbstmord begegnen. Jeder Traumatisierte ist beschädigt; manche erholen sich schneller und besser als andere. Wie man auf eine akute Traumatisierung reagiert, hängt von den früheren, akkumulierten Traumata ab, also davon, wie stabil oder fragil die Struktur *vor* der akuten Traumatisierung ist.

Trauma: Unerträgliche Affekte

Wenden wir uns nun wieder Stolorows Arbeit und seinem theoretischen Verständnis der Entstehung und der Folgen psychischer Traumata zu. In *Contexts of Being* schreiben Stolorow und Atwood (1992), das entscheidende Merkmal des Traumas sei »das Erleben eines unerträglichen Affekts« (S. 52). Was den Affekt unerträglich macht, kann weder mit der Intensität noch mit der Quantität der schmerzhaften Gefühle erklärt werden, die der traumatisierende Vorgang auslöst. Schmerz ist nicht zwangsläufig Trauma. Entwicklungspsychologisch können traumatische Affektzustände nur im Rahmen des Beziehungssystems verstanden werden, in dem sie Gestalt angenommen haben. Erst wenn die Abstimmung fehlt, auf die das Kind angewiesen ist und die ihren Ausdruck in der Toleranz, der Linderung, im Halten und in der Integration schmerzhafter und Angst erregender Affektzustände findet, werden solche Affekte traumatisch (Stolorow, 1992). Allerdings hatte Stolorow (1999), wie er rückblickend erkannte, »nicht unterschieden zwischen einer Abstimmung, die durch andere nicht gewährleistet werden kann, und einer Abstimmung, die der Traumatisierte nicht *wahrzunehmen vermag*, weil der traumatischen Erfahrung eine tiefe Überzeugung der Einmaligkeit inhärent ist« (S. 465; Hervorhebung C. J.). Als ich von dem Sprung in einem Gefäß sprach oder von dem Riss im Gewebe meines Lebensgefühls, dachte ich an die von Stolorow beschriebenen Erschütterungen der »Absolutismen«, die »die Grundlage für einen gewissen naiven Realismus und Optimismus bilden, der es uns erlaubt, in einer Welt zu bestehen, die wir als stabil und berechenbar wahrnehmen« (S. 467). Solche Erschütterungen führen »zu einem katastrophischen Verlust der Unschuld, der das Gefühl des In-der-Welt-Seins für alle Zeiten verändert« (ebd.). Die Zerschlagung der Absolutismen ist der Kern des psychischen Traumas. Der Betroffene hat das Gefühl, die Welt der anderen Menschen nicht mehr zu teilen. Er ist davon überzeugt, dass sich niemand vorstellen kann, was er erlebt hat. Die Welt der Traumatisierten und die Welt der »Normalen« ist ein und dieselbe, wird aber »von Grund auf unterschiedlich wahrgenommen« (S. 466). Daher rührt das Gefühl der Einzigartigkeit, der Einsamkeit, der Entfremdung. Es bewirkt, dass der traumatisierte Mensch Aspekte des Lebens wahrnimmt, »die jenseits der absolutierten Horizonte des normalen Alltags liegen« (S. 467).

Für mich hatte diese Wahrnehmungsmünze zum Glück zwei Seiten. Einerseits empfand ich jene Singularität. Ich hatte das Gefühl, als sei die Linse meines Auges gesprungen, so dass ich Dinge als vorhanden und verschwunden zugleich sah – der Riss, der sich durch alles zog. Damit einher ging der Gedanke: »Wenn ihr nur wüsstet!« Manchmal erschien mir meine Distanziertheit arrogant, und ich fühlte mich ihretwegen schuldig. Die andere Seite der Medaille hing mit dem zusammen, was ich als das Geschenk meines traumatischen Erlebens bezeichnet habe. Wenn man aus dem Leben katapultiert wird und sich das selbstverständliche Gefühl, ein Existenzrecht zu besitzen, in Nichts auflöst, kann eine Expansion stattfinden, die zu einer tiefen Wertschätzung und Toleranz jedweder Form des Lebens führt. Dies ist für meine Beziehungen und insbesondere für meine Arbeit mit Patienten unschätzbar wertvoll gewesen. Es hat mich für die leisesten Regungen der Lebendigkeit sensibilisiert und veranlasst mich, grundsätzlich zu versuchen, das zu stärken, was übrig geblieben ist – sofern ich nicht, wie im Falle von Herrn T., in dem Riss gefangen bleibe. Geholfen hat mir damals, dass ich mir vor Augen führen konnte, wie gründlich wir im Leben ständig scheitern und dennoch zumeist überleben.

Niederlage und vollständiger Zusammenbruch sind nur durch eine hauchdünne Wand voneinander getrennt, und häufig können wir gar keinen Unterschied wahrnehmen. Die Fähigkeit, unsere Niederlage zu akzeptieren, ohne vollständig zu kapitulieren, wird zur Grundlage eines neu gewonnenen Vertrauens in unser Überleben. Ebenso wie die Gnade ist diese Akzeptanz ein relationales Phänomen. Der Unterschied zwischen Trauma und gewöhnlicher Verletzbarkeit besteht darin, dass uns der Blick in den Abgrund zwingt wahrzunehmen, wie notwendig der

Anker, die Bindung ist, die uns hält. Der Verlust des Vertrauens in diese Bindung ist der Abgrund. Der Abgrund ist der Beweis für die Unverzichtbarkeit der Bindung. Wir leben immer mit dem Abgrund und mit der Bindung, im Trauma aber wird das Vertrauen erschüttert, so dass wir ins Bodenlose fallen.

Trauma und der Umgang mit reaktivem Schmerz

Wenn ich betone, dass die Stabilität der psychischen Struktur *vor* dem traumatischen Geschehen für dessen Folgen ausschlaggebend ist, denke ich an die Folgen der akkumulierten Kindheitstraumata. Wenn die emotionalen Erfahrungen des Kindes und seine Wahrnehmungen konsequent missachtet werden, entwickelt es ein fragiles Realitätsgefühl, das immer in Gefahr schwebt, zusammenzubrechen (Stolorow, Brandchaft und Atwood, 1987). Um den zaghaften Glauben an die Validität seines Erlebens wiederherzustellen und der Fragmentierung eine letzte verzweifelte Anstrengung entgegenzusetzen, entwickelt es möglicherweise Wahnideen, deren Funktion darin besteht, die gefährdete psychische Realität zu dramatisieren und zu reifizieren. »Wahnvorstellungen werden als eine Form des Absolutismus verstanden – als radikale Entkontextualisierung im Dienste lebenswichtiger und wiederherstellender Abwehrfunktionen« (Stolorow, 1999, S. 466 f.). Mein eigenes Zwangsverhalten erfüllte ebendiese Funktion. Das Beten und die Rituale, die ich während jener Zeit entwickelte, waren ein Versuch, auf den sicheren Boden absolutistischer Überzeugungen zurückzufinden. Die Gleichartigkeit und Beständigkeit der Rituale sollten mich angesichts der grauenhaften Zufälligkeit einer ungeahnten Katastrophe von Stabilität und Berechenbarkeit überzeugen. Indem ich dem Abgrund des Verlusts meine Gebete darbrachte, dramatisierte und reifizierte ich die Leere, die mich zu verschlucken drohte.

Ob das umgrenzte, einmalige, traumatische Ereignis oder die kumulative Traumatisierung zu einem psychischen Trauma werden, hängt davon ab, wie die Umwelt auf den empfundenen Schmerz reagiert. In vielen Fällen wird die Person, die für diesen Schmerz verantwortlich war, mit den reaktiven schmerzhaften Gefühlen dessen, dem sie die Verletzung zugefügt hat, nicht umgehen können. Um die lebensnotwendige Bindung aufrechterhalten zu können, muss der Traumatisierte deshalb versuchen, sich das Trauma als einen eigenen Defekt zu erklären (Stolorow und Atwood, 1992). Als der Arzt, die Familie, der Analytiker meinem eigenen reaktiven Schmerz nicht anders zu begegnen wussten, nahm ich infolgedessen an, dass sie Recht hatten, und führte den Tod meiner Freundin auf einen eigenen, grundlegenden Defekt zurück: Wenn ich schneller reagiert hätte, wenn ich es besser gewusst hätte, wenn ich den feindseligen Ärzten und Polizisten mutiger entgegengetreten wäre – dann hätte sie überlebt. Das Verdikt meiner Mutter, dass ich im Unterschied zu meinem älteren Bruder eben nicht aus dem »rechten Holz geschnitzt« sei, wurde bestätigt, bemächtigte sich meiner und vergiftete mein Inneres. Mein kontraphobisches Verhalten, mit dem ich den Tod herausforderte, indem ich mein Leben aufs Spiel setzte, kann als Versuch verstanden werden, ein kollabierendes Organisationsprinzip zu stützen. Der suizidale Aspekt spiegelt das schwache Selbstwertgefühl wider, während die Wut, wenngleich sie auch die Verleugnung unterstützte, ein Versuch der Selbstaufrichtung war.

Während der Arbeit an diesem Kapitel habe ich mir die Frage gestellt, ob ich nicht womöglich einen psychischen Zustand generalisiere und reifiziere. Wenn man an meine Darstellung der in der Intersubjektivitätstheorie enthaltenen Lebensphilosophie zurückdenkt und sich vergegenwärtigt, dass alles an einem Faden hängt, könnte man freilich den Eindruck bekommen, dass ich meine traumatische Erfahrung verallgemeinere. Natürlich hängen meine Subjektivität und meine Affinität für diese spezifische Theorie eng miteinander zusammen. Wie sollte es auch anders sein? Das Trauma legt die Verwundbarkeit des »unerträglichen Eingebettetseins des Seins« auf brutale Weise bloß. Die stützenden Absolutismen des täglichen Lebens, die sich in einer hinreichend guten frühen Kindheit entwickeln können, sind eine notwendige Voraussetzung der Fähigkeit, mit der inhärenten Verletzbarkeit des Seins fertig zu werden. Gleichzeitig impliziert und demonstriert ihr intersubjektiver Charakter die Möglichkeit von Beistand und Verlust. Wir haben aber auch gesehen, dass Absolutismen in ihrer extremen Form, etwa als Wahnvorstellungen, defensive Entkontextualisierungen sind. Ich habe wiederholt betont, dass die eigentliche Verwundbarkeit des Seins durch die Kontextualität der menschlichen Entwicklung und Existenz bedingt ist. Das Trauma ist ein Beispiel für einen dramatischen Verlust unseres Glaubens an die Möglichkeit und Notwendigkeit, eingebettet zu sein. Ironischerweise, aber durchaus verständlich, gibt der Versuch der Intersubjektivitätstheorie, die psychoanalytische Theorie zu ent-universalisieren und zu kontextualisieren, zu dem Vorwurf Anlass, die absolutierten Überzeugungssysteme des Klinikers über Bord zu werfen. Indem Technik durch praktische Klugheit, Objektivität durch Subjektivität und die metapsychologische Triebtheorie durch die Intersubjektivität der Affekttheorie ersetzt werden, erzeugt die Kontextualisierung intrapsychischer Phänomene Angst, weil wir uns nicht mehr zu absoluten Wahrheiten flüchten können.

Trauma zerstört die Zeit

Wir haben gesehen, dass das Trauma die Wahrnehmung unserer Erfahrungswelt erschüttert. Es beraubt uns all jener Absolutismen, die es uns erlauben, die Welt als einen sicheren, berechenbaren Ort zu empfinden, und des Glaubens an unsere eigene Unverletzbarkeit. Stolorow (2003) erweitert diese Erschütterung um eine zusätzliche Dimension, indem er untersucht, wie das Trauma den Fluss der Zeit zerschlägt. Es lässt den Betroffenen in einem Zustand nie endenden Entsetzens erstarren. Die Unbegreiflichkeit unerträglicher Affekte hält ihn in einem traumatischen Zustand gefangen und lässt die Zeit stillstehen. Die Vergangenheit wird zur Gegenwart, und die Zukunft verliert jede Bedeutung. Die Dreidimensionalität der Zeit fällt in sich zusammen, so dass wir das Gefühl, von irgendwoher zu kommen und irgendwohin zu gehen, verlieren. Unser Erleben einer Zeitspanne, die mit unserer Geburt begann und mit unserem Tod enden wird, einer Zeitspanne, die »unserer Existenz eine historische Dimension verleiht und infolgedessen bedeutungsstiftend wirkt« (S. 160), wird ausgelöscht: »Das Trauma zerstört die Zeit« (S. 158). Somit wird eine wichtige Grundlage unseres Kohärenzgefühls hinfällig: das Gewahrsein einer einheitlichen Selbstheit, die ihren Ausdruck auf dem Kontinuum der Zeit fand, wird erschüttert. In weniger extremer Ausprägung können wir das gleiche Phänomen bei Patienten beobachten, die während des Wochenendes oder in Behandlungspausen ihr Kohärenzgefühl verlieren. Ein entscheidendes Zeichen dafür, dass in der Arbeit mit traumatisierten Patienten Fortschritte erzielt werden, ist die Wahrnehmung, dass der Fluss der Zeit wieder in Bewegung kommt.

Frau B. stand ihre Reaktion auf den 11. September 2001 ins Gesicht geschrieben: Sie machte den gequälten, schockierten Eindruck einer

Traumatisierten, die am Rande der vollständigen Vernichtung steht. Ihre Identifizierung mit den Opfern bestätigte ihr Gefühl, selbst zerstört zu sein. Nun endlich, so glaubte sie, würden vielleicht auch andere verstehen können, wie es ihr ging. Die endlosen Wiederholungen des infernalischen Einschlags der Flugzeuge in die Twin Towers war zu einem grauenerregend exakten Abbild der zeitaufhebenden Wirkung des Traumas geworden.

Auf die Londoner Terroranschläge im Jahre 2005 reagierte Frau B. anders. Durch sie fühlte sie sich in ihrem Gefühl, dass die ganze Welt traumatisch sei, nicht bestätigt. Sie war nicht im Innersten erschüttert, sondern stellte sich die Frage, ob die Welt ein böser Ort sei. Am Tag zuvor noch hatte sie voller Freude das neugeborene Baby einer Freundin in Augenschein genommen und sich eine Stunde lang glücklich und gerührt mit dem Säugling beschäftigt. Diese Erfahrung stand im direkten Gegensatz zu einem tief eingewurzelten, deprimierenden Organisationsprinzip, das sie in Kindern nur eine Last sehen ließ. Ebendies hatte sie selbst immer wieder zu hören bekommen, so dass sie sich unzulänglich und unfähig fühlte und aus Angst keine eigenen Kinder bekommen wollte. Ihr Schicksal war es, allein zu bleiben und ihr Leben der Wissenschaft zu widmen. Indem sie keine Kinder bekam, blieb sie an ihre Kindheit gebunden, denn das Gefühl einer erwachsenen Selbstheit durfte sich nur innerhalb des schmalen Bereichs entwickeln, der durch die Vorstellungen definiert war, die ihr Vater sich von der Zukunft seiner Tochter gemacht hatte.

Das Erlebnis mit dem Baby zeigte ihr ein alternatives Bild ihrer selbst auf, nämlich das Bild einer Frau, deren Gewahrsein einer Kontinuität in der Zukunft durch ihren Wunsch symbolisiert wurde, Mutter zu werden. Dies implizierte zugleich die Möglichkeit, selbst eine Zukunft zu haben. Ein solches Gefühl war für sie neu, sie war sich seiner noch nicht sicher genug und wurde deshalb durch die Terrorangriffe in London, die eine völlige Missachtung des menschlichen Lebens demonstrierten, verunsichert. Gleichwohl brachte ihre neue Selbstwahrnehmung, die auch eine Zukunft implizierte, zum Ausdruck, dass sie sich von dem katastrophischen Gefühl der Traumatisierten, die in ständiger Erwartung eines Jüngsten Gerichts lebte, innerlich zu distanzieren begann.

Herrn T.s Gefühl, in der Zeit gefangen zu sein, findet Ausdruck in seiner Überzeugung, dass sein Leben nirgendwohin führt. Er hat den

Eindruck, Wasser zu treten, und glaubt, sich eines Tages vielleicht eine »wirklich teure Uhr« leisten zu können, doch es stellt sich nie irgendeine Besserung ein, und eigentlich ist alles unwichtig. Der Strudel seiner bedrückenden Vergangenheit hat die Zukunft und die Gegenwart verschluckt. Trostlosigkeit und Gleichgültigkeit prägen seine Grundverfassung. Auch wenn sich äußerlich in seinem Leben etwas bewegen mag, hat er das Gefühl, still zu stehen. Er selbst fasst die Parentifizierung, zu der er gezwungen wurde, in die Worte: »Ich bin als Erwachsener auf die Welt gekommen.« Wenn die Selbstobjektbedürfnisse des Kindes nach Affektabstimmung immerzu frustriert werden, wird es sich irgendwann in einen Zustand der Bedürfnislosigkeit zurückziehen, in eine Art Vakuum, das seiner Umwelt exakt entspricht. Dies ist seine einzige Möglichkeit, nicht verrückt zu werden und auf dem Gipfel der Diskrepanz zwischen seiner eigenen Weltwahrnehmung und der Art, wie diese Welt sich ihm präsentiert, nicht auseinander zu fallen. Das Kind scheint sich selbst zu versichern: »Ich werde zu dem Nichts werden, das du mir gibst.« Es hofft, gesehen zu werden, indem es sich unsichtbar macht.

Entwicklungstraumata

Stolorow und Atwood (1992) haben Entwicklungstraumata schematisch als eine in zwei Phasen auftretende Form der massiven Fehlregulation innerhalb des Regulierungssystems beschrieben, das die Beziehung zwischen dem Kind und seiner Betreuungsperson bildet. Zunächst löst die Zurückweisung primärer Selbstobjektbedürfnisse im Kind eine schmerzhafte emotionale Reaktion aus. Daraufhin taucht eine sekundäre Sehnsucht nach einem Selbstobjekt auf, das auf seinen psychischen Schmerz eingeht, ihn hält und lindert. Wenn auch dieses Bedürfnis ignoriert wird, gelangt das Kind zu der Überzeugung, dass seine Bedürfnisse für die Bezugsperson toxisch sind und es sie verbergen muss, um die lebensnotwendige Bindung nicht zu gefährden. Kinder sind Überlebende, das heißt, sie wählen das geringere Übel. Gleichwohl bleibt der abgewehrte Schmerz lebenslang eine Konfliktquelle und erzeugt eine Anfälligkeit für traumatische Zustände. Langfristig lässt das Bedürfnis, sich von schmerzhaften Affekten zu dissoziieren, einen schützenden Kokon entstehen, in dem sich das Kind vor den möglichen Verletzungen sicher fühlt, die seine Bindungssehnsucht nach sich ziehen würde. Der Preis dafür ist hoch: Die Mauern, die Verletzungen bannen, sind dieselben, die das Kind in einer Gruft aus Fühllosigkeit einschließen. Da es weder sich selbst noch andere fühlen kann, steht seine Zeit still.

So verharrt Herr T. in seinen Sitzungen häufig schweigend. Wenn ich ihn frage, was los sei, antwortet er: »Nichts.« Diese Reaktion ist zum Teil darauf zurückzuführen, dass das Ausbleiben einer bestätigenden Abstimmung – die »eigentliche Grundlage des psychischen Traumas« (Stolorow und Atwood, 1992, S. 55) – es dem Patienten unmöglich gemacht hat, seinen eigenen Affekt zu »lesen«. Infolgedessen weiß er nicht, was er empfindet, und zweifelt generell an seiner eigenen Realität. Ein weiterer Grund ist die Tatsache, dass jedes Gefühl so empfunden wird, als fordere es eine Traumatisierung heraus: entweder durch eine neuerliche Zurückweisung oder durch ein intrapsychisches traumatisches Überwältigtwerden. Deshalb muss der Therapeut das lebenswichtige Bedürfnis, nicht zu fühlen, unbedingt anerkennen. Im Hinblick auf das Risiko der Bezogenheit bedeutet dies, dass er mit seinen eigenen Reaktionen fertig werden muss, wenn er an den Wänden der Gruft, die die Emotionen ummauern, abprallt. Mein Gefühl der Hilflosigkeit, das ich in den Sitzungen mit Herrn T. erlebte, rührte an die tiefen Schichten meiner eigenen Erfahrungen mit Zurückweisung und Unbedeutendheit. Die Wut über seinen »Widerstand« gegen mein Effizienzgefühl oder mein Bedürfnis zu heilen war verständlich, ging aber völlig am Problem vorbei.

Sowohl für Frau B. als auch für Herrn T. waren der tief verwurzelte Pessimismus und die chronische Hoffnungslosigkeit die einzige Möglichkeit, sich selbst zu schützen oder ein fragiles Gefühl der Selbstheit aufrechtzuerhalten. Solche Patienten machen im Grunde »ihre eigenen reaktiven Zustände für die Verletzungen verantwortlich, durch die solche Reaktionen ursprünglich ausgelöst wurden« (S. 55), weil sie das Gefühl haben, dass ihre »unbefriedigten Bedürfnisse und ihr psychischer Schmerz Ausdruck verabscheuenswürdiger und beschämender Selbstdefekte« (ebd.) seien, die sie aus ihrem bewussten Erleben verbannen müssen. Noch nach jahrelanger Behandlung beharrt Herr T. darauf, dass in seinem Leben nichts geschähe, das zu erwähnen sich lohne – um mir gleichwohl in den sicheren Grenzen der letzten zehn Minuten seiner Sitzungen von einem wichtigen Ereignis zu berichten. Der Gedanke, tatsächlich ein Kind zu bekommen, sprengt die Grenzen von Frau B.s Sicherheitsgefühl – ein Kind wäre eine zeitliche Erweiterung ihres Selbst, die sie sich nicht vorzustellen wagt.

Klinisches Beispiel

In meiner Arbeit mit Frau R., einer Patientin in den Vierzigern, tauchte wiederholt die Frage auf, ob sie unter den chronischen Folgen eines körperlichen, sexuellen Missbrauchs leidet. Sie kann sich an solche Ereignisse nicht direkt erinnern, wird aber von Bildern einer gewalttätigen, mitunter eindeutig sexuellen Vereinnahmung heimgesucht. Vor einiger Zeit konnte sie diese Flashbacks in Zeichnungen festhalten, die sie mir mitbrachte. Eines dieser Bilder zeigt ein junges Mädchen mit panisch aufgerissenen Augen, dem das Haar buchstäblich zu Berge steht. Auf anderen Zeichnungen sind zähnefletschende Hunde zu sehen, ein schreiender, wütender Mann mit exponiertem Penis und Springerstiefeln, die ein kleines Mädchen am Boden niederhalten, Hakenkreuze und ein ejakulierender Penis. Auffällig ist, abgesehen von dem unverkennbar sexuellen Inhalt dieser Bilder, die faschistische Szenerie der Bedrohung, Unterdrückung und Vernichtung. Die Patientin hatte bis vor kurzer Zeit eine symbiotische Bindung an ihren Vater, einen erfolgreichen Geschäftsmann, der sie in kritischen Phase ihres Lebens finanziell unterstützt und versprochen hat, ihr auch für ihr Alter genügend Mittel zu hinterlassen. Er ließ keinen Zweifel daran, dass er diese Unterstützung an Bedingungen knüpft. Frau R. wiederum fühlte sich verpflichtet, seinen hohen Leistungserwartungen gerecht zu werden und es zu akzeptieren, dass er sie zu narzisstischen Zwecken benutzte. Sie schickte sich in die Rolle der Bittstellerin. Als Kind war sie vom Vater immer wieder geschlagen worden und hatte in ständiger Angst vor seinen unvorhersehbaren Wutausbrüchen gelebt. Aggressive Spannung, das Gefühl, kontrolliert zu werden und nicht sie selbst sein zu dürfen, charakterisierten die familiäre Atmosphäre, in der sie aufwuchs. In ihrer gesamten Kindheit bestand ihre wichtigste Funktion darin, den wütenden Vater zu beschwichtigen und ihre Geschwister zu schützen. Der Vater missachtete seine unterwürfige und depressive Frau und ließ sich schließlich von ihr scheiden. Der narzisstische Missbrauch seiner Tochter implizierte auch ein hoch erotisierte Komponente. Die Art und Weise, wie er sie schlug, hatte starke sexuelle Konnotationen. Andere Formen des körperlichen Kontakts wurden von der Patientin als »zusammenhanglos« erlebt. Sie kann sich zwar an keinen konkreten sexuellen Missbrauch erinnern, emotional aber besaß sie für den Vater zweifellos die Funktion einer Ersatzpartnerin.

Frau R. leidet unter einer ständigen Angst, dass etwas in sie eindringen könnte. Auf der körperlichen Ebene fühlt sie sich beispielsweise von den Geräuschen der Stadt oder von den negativen Schwingungen eines feindseligen Nachbarn überwältigt. Die schlimmste Folge ihrer Angst vor Invasivität besteht in ihrer lebenslangen Unfähigkeit, dauerhafte Bindungen einzugehen. Es dauerte mehrere Jahre, bevor wir mit einer langfristigen, hochfrequenten Behandlung beginnen konnten. Bisweilen sieht sie auf dem Weg zu meiner Praxis Bilder von Blut und von Messern vor sich auftauchen. Dass es ihr gelungen ist, eine stabile Bindung zu ihrem Analytiker herzustellen, beweist ihren Mut und die Hartnäckigkeit, mit der sie ihren tiefen psychischen Schmerz zu lindern und sich ein eigenes Leben aufzubauen versucht. Frau R. ist eine hochsensible und vielseitig begabte Frau. Sie hat erfolgreich verschiedene Berufe ausgeübt, konnte sich aber auf Dauer mit keiner dieser Tätigkeiten wirklich identifizieren. Infolgedessen lebt sie in ständiger emotionaler und finanzieller Unsicherheit. Mittlerweile wissen wir, dass dies zum Teil auf ihre Angst zurückzuführen ist, irgendwo »hängen zu bleiben« und nicht mehr weg zu können. Ihre Angst, überwältigt zu werden durch etwas, das von außen in sie eindringt, zwingt sie, ständig in Bewegung zu bleiben und ihre wahre Identität zu verbergen. Auf einer anderen Ebene aber hätte eine echte Unabhängigkeit zur Folge, dass sie zu ihrem Vater in Konkurrenz treten und ihn infolgedessen verlieren würde. Der Verlust dieser Bindung käme für sie einem Motivations- und Identitätsverlust gleich, denn ihr Selbstwertgefühl ist untrennbar an ihre Fähigkeit geknüpft, sich selbst aufzuopfern, um die Liebe des Vaters zu gewinnen. Dies wiederum bedeutet, sich mit Bereichen massiver Vernachlässigung und mit der panischen Angst vor bedeutungsloser Leere zu konfrontieren.

Frau R.s Behandlung ist so weit fortgeschritten, dass ihr vorrangiges Bedürfnis nicht mehr darin besteht, ihrem Vater zu gefallen. Als sie ihn vor kurzem besuchte, brachte sie den bislang unvorstellbaren Mut auf, sich vorher nicht für ihn herauszuputzen – ein höchst bedeutsamer Schritt, den sie mit den Worten kommentierte: »Dass ich mich nicht extra zurechtmachte, war das äußerliche Symbol dafür, dass ich meinen inneren Gleichmut und meine Selbstachtung in seiner Gegenwart nicht mehr verliere. Die übergroße Vaterfigur hat ihrem omnipotenten Einfluss auf mein Leben verloren. Er ist für mich nur noch ein alter Mann.«

In der Vergangenheit beschränkten sich Frau R.s Beziehungen zu Männern zumeist auf kurze, sexuell hoch aufgeladene Begegnungen, in denen sich alles um Unterwerfung oder Dominanz drehte. Sie enkodierten insofern ihre Beziehung zu ihrem Vater, als Frau R. sich von sadistischen, dominanten, narzisstischen Männern, denen sie zu gefallen versuchte, die sie beschwichtigte und an die sie sich unterwürfig klammerte, gleichzeitig angezogen und abgestoßen fühlte. Der masochistisch getönte Beziehungsmodus enkodierte ihre Beziehungen zu beiden Elternteilen. Der Vater aber spielte in unserer Arbeit eine größere Rolle, denn auch wenn diese Bindung darauf beruhte, dass er einen Teil ihrer Persönlichkeit für sich vereinnahmte, fand sie in dieser Beziehung ein Minimum an psychischer Stütze. Sie ermöglichte es ihr, sich dem vernichtenden Sog zu entziehen, der von ihrer depressiven und kontrollierenden Mutter ausging. Die sexuellen Inszenierungen waren ein Versuch, von einem Mann gesehen zu werden und schließlich auch seine Wertschätzung zu finden, während die Erregung als schützender Puffer für jene Selbstanteile diente, die sich zutiefst verlassen und leer fühlten. Als die Beziehung zum Vater unwichtiger wurde, trat eine »ungeschützte Konfrontation mit Gefühlen der Entleerung und Leere in den Vordergrund«. Diese Gefühle lösen eine extrem schmerzvolle Beinahe-Fragmentierung aus, auf die Frau R. mit Suizidphantasien reagiert, die sie mit ihrer depressiven, suizidalen Mutter in Verbindung bringt. Sie ist aber, wie sie selbst betont, fähig, zwischen sich und ihrer Mutter insofern zu unterscheiden, als sie den Suizid nicht als Lösung betrachtet, sondern die symbolische Bedeutung der Suizidgedanken, ihre schmerzlindernde Funktion, anerkennt. Für sie lautet die entscheidende Frage nun, wer sie ist, wenn sie sich nicht mehr mit einem defensiv grandiosen Vater oder mit einer Mutter identifiziert, die sich psychisch selbst zugrunde richtet. Obwohl sie sich mit ihrer Mutter zu einem gewissen Grad versöhnt hat, bevor diese starb, bedeutet die Suche nach ihrer eigenen Identität als Frau wahrscheinlich auch, dass sie sich mit ihrer Mutterbeziehung wird konfrontieren müssen. Sie ist überzeugt, dass – wenn überhaupt irgend etwas – nur die Bindung an den Analytiker es ihr ermöglichen kann, sich mit dieser trost- und bisweilen hoffnungslosen Phase ihres Lebens auseinanderzusetzen.

Nachdem ich Frau R.s Therapie in groben Zügen vorgestellt habe, möchte ich unsere einzelnen Schritte noch einmal nachvollziehen. Ich versuche zu beschreiben, wie sich ihr therapeutischer Prozess in den wichtigsten Merkmalen unserer wechselseitigen Regulierung des intersubjektiven Feldes widerspiegelte. Frau R.s Angst, »an irgendeinem Ort hängen zu bleiben und nicht mehr weg zu können«, äußerte sich auch in der Angst vor einer langwierigen Analyse. Frau R. hatte zuvor bereits ausgiebige Erfahrungen mit unterschiedlichen Therapiemethoden gesammelt und zweifellos von den meisten Behandlungen profitiert. Deren gemeinsamer Nenner aber war das Fehlen einer beständigen, ununterbrochenen und tiefen Bindung an die jeweiligen Therapeuten gewesen. Zu Anfang bildete auch unsere Arbeit keine Ausnahme. Rückblickend kann ich sagen, dass wir darum rangen, uns aufeinander einzulassen. Sie fürchtete sich verständlicherweise davor, erneut für die Bedürfnisse eines Anderen instrumentalisiert, kontrolliert und ausgebeutet zu werden. Ich selbst empfand das Bedürfnis, Grenzen zu setzen. Im allgemeinen halte ich mich nicht für einen unflexiblen Therapeuten, und deshalb war ich selbst verblüfft, als ich merkte, wie »streng« ich auf Frau R.s Probleme mit dem analytischen Rahmen reagierte. Sie rief häufig zwischen den Sitzungen an, erwartete konkrete Antworten auf ihre Fragen oder versuchte, irgendeinen Aspekt unserer formalen Übereinkunft zu verändern. Ich merkte, dass es mir widerstrebte, darauf einzugehen, und dass ich des ermüdenden Ringens um die Grundbedingungen unserer Zusammenarbeit allmählich überdrüssig wurde. Dies trug zu unserem gemeinsamen Gefühl der Unsicherheit bei.

Joseph Lichtenbergs Überlegung, dass der Analytiker die »Zuschreibung des Patienten annehme«, hilft zu erklären, was uns im Weg stand (Lichtenberg, 2005). Die Zuschreibung anzunehmen bedeutet zu verstehen, wer wir für den Patienten sind. Damit uns dies gelingt, müssen wir unsere eigenen Reaktionen auf den Patienten zulassen und uns ihrer bewusst werden. Was die Risiken der Bezogenheit betrifft, so bedeutet dies, dass wir eine Sicht unserer selbst akzeptieren, die uns unter Umständen schmerzt oder uns, was häufig der Fall ist, fremd erscheint. Für Frau R. war ich der dominante, tyrannische Vater, der ihr die Regeln unserer Beziehung diktierte. Wenn sie mich anrief, bat sie um Verlegungen unserer gemeinsamen Termine, die wir zuvor exakt auf ihre augenblicklichen Bedürfnisse abgestimmt hatten. Gleichwohl beendete sie ihre Anrufe damit, dass sie mir klar machte, welch große Opfer sie bringe, um unsere Vereinbarungen einzuhalten. Ich geriet dadurch in ein emotionales Dilemma: Wenn ich mich weigerte, nahm sie mich als Tyrannen wahr, wenn ich zustimmte, sah sie ihre Sicht bestätigt, dass sie sich in unserer Beziehung aufopfern müsse. Mittlerweile verstehe ich ihre Anrufe anders, denn in Wirklichkeit wurde Frau R. von ihren Ängsten vor den Begegnungen mit mir überflutet. Sie sah Bilder vor sich, auf denen der Boden meines Behandlungszimmers blutgetränkt war, und gestand, dass sie den Impuls verspürt habe, ein Messer mit in die Sitzungen zu bringen. Die Anrufe waren ein Versuch, ihrer Angst vor der Vernichtung etwas entgegenzusetzen, die ihr drohte, wenn sie eine Bindung an mich und zu meinen Bedingungen zuließe. Deshalb versuchte sie, ihre eigenen Bedingungen durchzusetzen, um ihre fragile Selbstintegrität zu schützen. In einer gewissen Weise wurde ich in eine Inszenierung verwickelt. »Relikte von traumatischen gelebten Erfahrungen bewirken, dass uns unsere Patienten zur Übernahme von Rollen verleiten, beispielsweise Herrscher-Unterworfener, Täter-Opfer, omnipotent-machtlos, einschüchternd-ängstlich, verführerisch-verführt, Verlassender-Verlassener, Eindringling-vereinnahmtes Opfer. Möglich ist indes auch, dass Therapeuten ihre Patienten zur Übernahme von Rollen verleiten, etwa zu unangemessener Gefügigkeit, zu Rebellion, Abhängigkeit oder Bedürftigkeit« (Lichtenberg, 2005, S. 107).

Lichtenberg (2005) erläutert in einem anderen Zusammenhang, dass Inszenierungen nach früherem theoretischem Verständnis auf eine unbearbeitete Gegenübertragung zurückgeführt wurden, die zur Folge hat, dass sich der Therapeut verstricken lässt. Sein Ansatz unterstreicht, dass die Erforschung der nonverbalen, impliziten enaktiv-affektiven Kommunikation ebenso wertvoll ist wie die der verbal-affektiven Botschaft. Im Einklang mit der Intersubjektivitätstheorie berücksichtigt diese Sichtweise die Unvermeidlichkeit der wechselseitigen Regulierung, zu der es auch gehört, dass man »in eine Inszenierung hineingezogen wird, ohne die entsprechenden Signale und die eigenen Reaktionen darauf bewusst wahrzunehmen« (Lichtenberg, 2005, S. 107).

Versuchen wir nun, mein Bedürfnis, Frau R. gegenüber »streng« zu sein, eingehender zu erforschen. Auf einer bestimmten Ebene war es eine legitime Reaktion auf ihre Vorgeschichte, die durch das Fehlen von Selbst- und Objektgrenzen geprägt war. Infolge der zahlreichen Übergriffe, traumatischen Grenzverletzungen und der Vereinnahmung durch andere fällt es Frau R. schwer, zwischen ihren eigenen Gefühlen und dem, was der Andere fühlt, zu unterscheiden. Dies gilt vor allem dann, wenn ein Konflikt zwischen ihren eigenen Plänen und der notwendigen

Bindung im Spiel ist. Deshalb bestand meine Affektregulierungsaufgabe unter anderem darin, die Erfahrungen des Selbst und des Anderen sowie die Bedürfnisse des Selbst und des Anderen voneinander zu trennen. In unserer gemeinsamen Arbeit habe ich gelernt, die diversen Schwierigkeiten zu Anfang ganz konkret zu benennen und später eine dynamischere Deutung anzubieten. Indem wir in Worte fassen, was sie braucht und worauf ich eingehen kann, können wir unsere Interessenkonflikte mittlerweile klären. Auf diese Weise hat sich ein gemeinsamer Raum eröffnet, ein ko-konstruierter Verhandlungsort, der sich als neuer und heilender Behandlungsfaktor erwies. So haben wir ein neues intersubjektives Feld geschaffen, in dem wir die aus ihrer Kindheit vertrauten Rollen – Beherrscher-Unterworfene, Verführer-Verführte, Verlassender-Verlassene – erforschen und nach einer Lösung suchen können.

Auf einer anderen Ebene wurzelte meine Beteiligung an der Schaffung des ursprünglichen intersubjektiven Feldes in meinem Bedürfnis, ihrer Angst, an einem Ort *festgehalten* zu werden, etwas entgegenzusetzen, und in meiner eigenen Angst, keinen festen Ort zu *haben.* Die zahlreichen Umzüge, die ich selbst als Kind erlebte, weckten in mir ein Bedürfnis nach Sicherheit, die sich für mich mit dem Aufenthalt an einem klar definierten Ort verbindet.

Kehren wir noch einmal zu der Frage nach einem sexuellen Missbrauch zurück, mit der wir uns derzeit in der Behandlung auseinandersetzen. »Bilder, die ein isoliertes, dramatisches Trauma darstellen, enkodieren häufig – gleichgültig, ob sie sich aus konkreten Erinnerungen herleiten, aus Phantasien oder aus einer Kombination von beiden – auf metaphorische Weise die subtileren, wiederkehrenden Interaktionsmuster, in deren Rahmen das Kind [von seinen Bezugspersonen] chronisch emotional ausgenutzt wurde und keine Abstimmung fand« (Stolorow und Atwood, 1992, S. 54). Das völlige Fehlen von Affektabstimmung und -integration in die intersubjektive Matrix, die zunächst von den Eltern bereitgestellt wird, und vor allem die fehlende Abstimmung auf reaktive schmerzhafte Gefühle zwingen das Kind, schmerzvolle Affekte zu dissoziieren und vor allen Verletzungen zurückzuscheuen, die aus Bindungen an andere Menschen resultieren könnten. Die fehlende Abstimmung, die Frau R. in ihrer Entwicklung erlebte, liegt einem kumulativen psychischen Trauma zugrunde und bildet die Grundlage ihrer Bindungsangst.

Die Frage, ob ein realer, körperlicher sexueller Missbrauch stattgefunden hat, bleibt offen. Zweifellos waren die Prügel, die sie bekam, dramatische, diskrete traumatische Vorgänge. Indem sie mir ihre Zeichnungen mitbrachte, konnte Frau R. ihre Angst vor einer neuerlichen Ablehnung ihres psychischen Schmerzes überwinden. Sie nahm das Risiko einer Retraumatisierung auf sich und legte einen schmerzhaften Teil ihres Selbsterlebens bloß, den sie zuvor als Zeichen eines beschämenden inneren Defekts wahrgenommen hatte. Sie sagte, es sei für sie wichtig gewesen, dass ich ruhig reagierte und kaum mehr sagte als: »Es ist furchtbar.« Auf diese Weise konnte ich ihre Gefühle »halten« (Winnicott, 1965) und ihre Angst vor einer Wiederholung früher widriger Entwicklungserfahrungen lindern. Dass ich »*Es* ist furchtbar« sagte, signalisierte ihr, dass ich kein Urteil über sie fällte. Dies linderte ihren schmerzhaften reaktiven Schamaffekt.

Dass Frau R. mir ihre Zeichnungen mitbrachte, war deshalb wichtig, weil sie mich damit in der Übertragung »als sekundär ersehnten, rezeptiven, verständnisvollen Elternteil« (Stolorow und Atwood, 1992, S. 57) verankerte und an einen Entwicklungsprozess anknüpfte, der die Integration von zuvor eingekapselten schmerzhaften Gefühlen ermöglichte und die Fähigkeit der Affekttoleranz verbesserte. Die Angst vor einer neuerlichen Traumatisierung durch den Analytiker, der die remobilisierten, abgewährten Entwicklungsbedürfnisse womöglich zurückweisen oder die Verwundbarkeit in der Übertragung ignorieren wird, ist die Hauptquelle des Widerstandes. »*Das affektive Chaos oder den schizoiden Rückzug von Patienten, die als Kinder missbraucht wurden, als ›Phantasie‹ oder Teil eines ›Borderline-Persönlichkeitssyndroms‹ zu begreifen* bedeutet, *dem Opfer die Schuld zu geben und auf diese Weise Merkmale des ursprünglichen Traumas zu reproduzieren*« (ebd., S. 56; Hervorhebung C. J.). Eine ähnlich verheerende Entkontextualisierung ist es, negative Übertragungen und Widerstände als intrapsychische Mechanismen zu erklären, die einzig und allein im Patienten gründen«. (Ebd. S. 56)

Wir müssen uns vergegenwärtigen – was allerdings leichter gesagt als getan ist –, dass das Bedürfnis des Patienten, sich gegen seine eigenen Gefühlen, oder seine Sehnsucht nach Bezogenheit zum Analytiker zu verschließen, »*immer* durch Wahrnehmungen von Eigenschaften oder Aktivitäten des Analytikers geweckt wird, welche die Ängste des Patienten vor einer Wiederholung des Kindheitstraumas *zu bestätigen schei-*

nen« (ebd., S. 59). Umgekehrt können wir uns also fragen, was es Frau R. ermöglicht hat, diese schrecklichen Bilder in der Behandlung zu einem bestimmten Zeitpunkt auftauchen zu lassen. Die bloße physische Präsenz des Analytikers oder sein empathisches Interesse kann ausreichen, um die Angst vor einer Retraumatisierung zu wecken, vor allem dann, wenn die fehlende Abstimmung derart chronisch und massiv war, dass Gefühle an sich bereits die Angst vor traumatisierten Zuständen auslösen. Alpträume, plötzliche Wutausbrüche, extreme Schreckreaktionen und Flashbacks sind als Symptome posttraumatischer Belastung bekannt. Erstarrung, Betäubung, Blockierung – ein solcher Tod-im-Leben dient als Möglichkeit, diesen Symptomen zu begegnen (Orange, 1995). In Panikreaktionen auf jedes Gefühl und in emotionaler Erstarrung können laut Krystal (1988) auch im Erwachsenenalter Residuen sehr früher Traumata Ausdruck finden. »Das präverbale Trauma [...] ist das Erleben einer überwältigenden Emotion, die als zeitlose, panische Angst bestehen bleibt. Man kann ihr nicht entrinnen und sie nicht lindern« (Orange, 1995, S. 91). Wenn wir das Auftreten der Bilder, die die sexuell und körperlich missbräuchliche Vereinnahmung illustrierten, mit Frau R.s übrigen Symptomen in Verbindung bringen, dann erscheint es denkbar, dass wir es mit einem präverbalen Trauma zu tun haben. Ihr Gefühl, keine schützende Haut zu besitzen, für Geräusche, emotionale, mechanische und elektrische Schwingungen durchlässig zu sein und ständig in Gefahr zu schweben, auseinander zu fallen, könnte ebenfalls ein Hinweis auf eine schwere Traumatisierung in der präverbalen Entwicklungsphase sein. Wenn ein hinreichend gutes frühes Containment, abgestimmtes Halten und eine adäquate Modulierung schmerzhafter Affektzustände ein Gefühl der sensomotorischen Integrität entstehen lassen, »ein Gefühl, in seiner Körperlichkeit unverwundbar zu sein« (Stolorow, Atwood und Orange, 2001, S. 129), dann verweisen die Verletzungssymptome unter Umständen auf »die lebenslangen Folgen einer frühen Beschädigung der sensomotorischen Integrität« (ebd.). Die Bilder von sexuellem Missbrauch, die in der Behandlung bislang nicht mit konkreten Vorgängen in Verbindung gebracht werden können, könnten auch die metaphorische Kodierung eines Verlusts der sensomotorischen Integrität sein, eines in sehr früher Kindheit erlittenen Verlustes eines »primären Absolutismus« (ebd.). Frau R. sagte in diesem Zusammenhang einmal, dass es für sie einfacher wäre, wenn sie einen konkreten Missbrauch erinnern könnte: »Wenn ich die Verletzung dingfest machen kann, kann ich sie heilen, wenn nicht, bin ich verloren.« Einen konkreten Vorgang identifizieren zu können würde sie aus der amorphen Hölle der unberechenbaren und unerklärlichen Gewalt befreien, die ihre Kindheit prägte. Es würde die unerträgliche Spannung binden und dem Gefühl, keine Kontrolle zu besitzen, entgegenwirken. Die Möglichkeit, einen spezifischen Vorgang zu integrieren, scheint die Freiheit zu versprechen. Bislang aber findet ihr Gefühl in der Frage Ausdruck: »Wie kann ich einen Feind schlagen, der unsichtbar bleibt?«

Die Rolle der Zeugenschaft des Anderen

Die Direktheit der sexuellen Bilder könnte zweifellos auf einen realen sexuellen Missbrauch verweisen. Möglicherweise werden entsprechende Erinnerungen auftauchen, wenn mit der Vertiefung der therapeutischen Bindung das Sicherheitsgefühl wächst. Meiner Ansicht nach kann das Fehlen einer sexuellen, verliebten oder sexualisierten Atmosphäre in den Sitzungen entweder bedeuten, dass sich die Patientin nicht sicher genug fühlt, um solche Gefühle zuzulassen, oder dass Verführung oder Aggression im Dienste der Dominanz zum jetzigen Zeitpunkt keine primäre Dringlichkeit besitzen und es stattdessen um die Tiefe der Verletzung und Verwundbarkeit geht, die ihr das Grundrecht, überhaupt zu existieren, abspricht.

Orange (1995) hat sich auf Alice Millers Arbeit über Kindheitstraumata berufen, um »eine Selbstobjekt-Erfahrung der Zeugenschaft« zu konzeptualisieren (S. 136). Die Erfahrung, dass das eigene Erleben von einem Selbstobjekt bezeugt wird – eine Unterkategorie des Spiegelns –, validiert dieses Erleben und macht es real. Miller betont, dass die weitere Entwicklung nach schwerem Missbrauch davon abhängt, ob das Kind in seinem Leben irgendjemanden findet, der seinen Schmerz bezeugt. Wenn dies nicht der Fall ist, wird der Missbrauch nicht als solcher erlebt, sondern vielmehr als eine Folter, die es zu ertragen gilt. Das Kind – und später der Patient – hat häufig das Gefühl, eine solche Behandlung zu »verdienen«, und empfindet sie selbst nicht als sonderlich grausam oder entsetzlich. Es hält sie sogar für »normal«. Miller schreibt auch, dass misshandelte Kinder zumindest ein Mal in ihrem Leben hören müssen, dass nicht sie selbst etwas falsch gemacht haben, sondern dass ihre Umwelt schuldig geworden ist. Deshalb muss das Kind jemanden finden, der ihm glaubt. Unzählige Male habe ich Frau R. – zu ihrem tiefen Erstaunen – darauf hingewiesen, dass die Art und Weise, wie sie behandelt wurde und behandelt wird, ungeheuerlich ist. Immer wieder gingen wir die Stationen zurück und suchten die Situationen auf, in denen sie sich in ihren Beziehungen vereinnahmt und überwältigt fühlte, und klärten, wo ihre Grenzen überschritten und ignoriert worden waren. Frau R. fühlte nicht den Schmerz der Grenzverletzung, sondern hatte stattdessen Lücken in ihrem Selbsterleben. Solche Einbrüche in der zeitlichen Erfahrung der Selbstwahrnehmung können Dissoziationsphänomene sein, aber sie können auch entstehen, wenn in kritischen, schmerzhaften Momenten immer wieder der Zeuge gefehlt hat, der das Erleben hätte bestätigen können. Dass Frau R. es mir erlaubt, ihre schmerzhaften Gefühle zu bezeugen, verleiht ihnen die Validität und die Bedeutung, die notwendig sind, damit sie sich ihre Geschichte zu Eigen machen kann. Der Widerstand gegen das Erinnern von traumatischen Ereignissen ist zum Teil darauf zurückzuführen, dass mit der Erinnerung die Erwartung verknüpft ist, erneut mit diesen unerträglichen Gefühlen allein gelassen zu werden. Diese Erwartung weckt die Angst vor Psychose oder Selbstzerstörung (Orange, 1995). Einzig die sichere Bindung an den Analytiker kann es dem Patienten ermöglichen, »das ganze Grauen dessen, was ihm als verwundbarem Kind widerfahren ist, zu entdecken und es zu überleben« (S. 139). Wenn Frau R. bislang mitunter das Gefühl hat, »es nicht ertragen« zu können, ist dies auf die Tatsache zurückzuführen, dass sie täglich viele Stunden lang mit unerträglichen Gefühlen allein ist – trotz der Bindung an den Analytiker. »Der Schmerz«, so betont Orange, »ist ein brutales Faktum, eine relativ unorganisierte Erfahrung […] Der Patient kann […] ungelinderten Schmerz spüren, ist aber auf den responsiven Anderen angewiesen, um diesen Schmerz in all seiner Macht und Bedeutung erfassen und verstehen zu können« (S. 140).

Das Bedürfnis nach dem Anderen ist die Voraussetzung für die Wahrnehmung des Selbst. Die Zeugenschaft des Anderen validiert das Grauen der Misshandlung und ermöglicht es dem Patienten, anzuerkennen, was ihm widerfahren ist, und einen entsprechenden Schmerz zu empfinden. Ebenso wie das »bewusste Erleben des Kindes nach und nach durch die validierende Responsivität der frühen Umwelt artikuliert *wird*« (Stolorow und Atwood, 1992, S. 31), ermöglicht die Zeugenschaft des Anderen es dem Patienten, sich zu erinnern. Deshalb macht sie Dissoziationen rückgängig und stellt ein Gefühl der zeitlichen Kontinuität wieder her. Sie befreit ihn von seiner Scham und aktiviert sein Selbstwertgefühl. Ob traumatische Zustände bestehen bleiben oder geheilt werden können, hängt ebenso wie die Desintegration oder Aufrechterhaltung eines kohärenten Selbsterlebens vom intersubjektiven Feld ab – dies ist in der Therapie nicht anders als in der Kindheit. Der Traumatisierte kann den »primären Absolutismus« nie wiedererlangen, der eine notwendige Voraussetzung und ein fester Bestandteil einer hinreichend guten Kindheit ist; aber er kann zu einem neuen Verständnis des janusköpfigen Charakters des Eingebettetseins finden. Wir können vielleicht verstehen, dass auf der anderen Seite des Verlusts die tiefe Anerkennung und Wertschätzung der Gabe der Bezogenheit wartet. Den Verlust zu akzeptieren, ohne zu zerbrechen, schafft die Grundlage für den Glauben an das Überleben.

5. Kapitel

Übertragung

»Wie es scheint, hat die Furcht, den Patienten nach dem eigenen Bilde zu formen, Analytiker daran gehindert, sich mit der Dimension der Zukunft in der analytischen Theorie und Praxis auseinanderzusetzen – eine seltsame Unterlassung, bedenkt man, dass Wachstum und Entwicklung im Mittelpunkt aller psychoanalytischen Bemühungen stehen.« *Hans Loewald*[16]

»Who's zooming who?« *Aretha Franklin*

»…there is no success like failure,
and failure is no success at all« *Bob Dylan*

Einleitung

»Ich glaube, ich könnte mich in Sie verlieben«, sagte meine Patientin Frau B. mit einem Gesichtsausdruck, in dem sich Schalkhaftigkeit, Angst und Wagemut mischten. Wir können uns die Übertragung als eine Symphonie vorstellen, in der sich die Destillate unserer Beziehungen zu Themen vereinen, die zur Grundmelodie unseres Lebens werden und sich leitmotivisch, je nach intersubjektivem Kontext, abwechseln.

In diesem Kapitel möchte ich die intersubjektive Sichtweise der Übertragung darstellen und dieses zentrale psychoanalytische Konzept darüber hinaus im Hinblick auf das Risiko der Verbundenheit untersuchen. Wir verstehen die Übertragung nicht in erster Linie als Resultat einer Regression, Verschiebung, Projektion oder Entstellung, sondern betrachten sie als einen Bestandteil des fundamentalen menschlichen Strebens, Erfahrung zu organisieren und Bedeutungen zu erzeugen, mit anderen Worten: Die Übertragung ist, sehr allgemein formuliert, eine organisierende psychische Aktivität. *In der Behandlung bezeichnet der Begriff die Art und Weise, wie der Patient die analytische Beziehung in*

[16] Hans Loewald (1957) 1986, S. 219 f.

seine affektbesetzten, archaischen Konfigurationen von Selbst und Anderem assimiliert. Die Übertragung ist ein Mikrokosmos seines gesamten psychischen Lebens. Ihre Analyse vermittelt uns ein Verständnis der Muster, die seine subjektive Welt prägen. Während also der Begriff der Übertragung die unbewussten Organisationsprinzipien bezeichnet, die sich aus den frühen, prägenden Erfahrungen herauskristallisiert haben, ist die Übertragung zugleich ein Ausdruck des *fortdauernden Einflusses*, den diese Prinzipien ausüben – das heißt, sie ist keine Manifestation einer Regression auf die Vergangenheit oder einer Verschiebung früher Erfahrungen auf die Gegenwart. In dieser Sicht bleibt die Übertragung nicht auf ein rein intrapsychisches Phänomen beschränkt, sondern beinhaltet auch den Beitrag des Analytikers. Ich habe an früherer Stelle bereits darauf hingewiesen, dass es keinen Übertragungsausdruck gibt, der losgelöst von seinem Zusammenhang mit dem Therapeuten verstanden werden kann. Das heißt, die Übertragung wird nur innerhalb der prägenden intersubjektiven Felder der Vergangenheit, die im intersubjektiven Feld der Gegenwart reaktiviert werden, und in ihrem Bezug auf jene Felder verständlich, die antizipiert werden. Dies erklärt, weshalb eine detaillierte Untersuchung der Vorgänge, die in der analytischen Situation die Übertragungsreaktionen des Patienten ausgelöst haben, für das Verständnis der Übertragung unverzichtbar ist. Unsere Patienten bewegen sich ständig entweder auf uns zu oder von uns fort.

Wenn wir die Übertragung nicht als einen biologisch angelegten Zwang zur Wiederholung der Vergangenheit betrachten, sondern als einen fortdauernden Versuch, aktuelles Erleben zu organisieren, fällt es uns weniger schwer, der Mannigfaltigkeit ihrer Dimensionen gerecht zu werden. Um einige dieser Dimensionen zu illustrieren und darüber hinaus die intersubjektive Sicht der Übertragung von einigen eher traditionellen Ansätzen zu unterscheiden, möchte ich mich noch einmal Frau B.s therapeutischem Prozess zuwenden.

Um diese Diskussion in den Bezugsrahmen eines modernen Verständnisses unserer Profession einzuordnen, ist zuvor ein weiterer Hinweis notwendig. Wir gehen von mehreren Dimensionen der Übertragung aus und unterscheiden die beiden folgenden Grunddimensionen: das Wachstumspotential des Patienten und die konflikthaften, im Dienste des Widerstands mobilisierten, repetitiven, defensiven Organisationsprinzipien. In der Vergangenheit hat sich die Psychoanalyse vorrangig auf den konflikthaften, defensiven Pol der Übertragung konzentriert. In jüngerer Zeit aber messen psychoanalytische Autoren dem Verstehen und der Bearbeitung jener Aspekte, die mit einer zuvor entgleisten oder arretierten, aber wieder aufgenommenen Entwicklung zusammenhängen, eine gleichermaßen große Bedeutung zu (vgl. Tolpin und Tolpin 1996; Tolpin 2004; Silberner-Becker und Amler 2005; Stolorow und Lachmann 1980; Stolorow, Brandchaft und Atwood 1987; J. Miller 1985). Die für die Vergangenheit typische starke Gewichtung der Psychopathologie wird im Lichte der Tatsache verständlich, dass wir es mit Menschen zu tun haben, die uns wegen dieser oder jener Leiden aufsuchen. Gleichwohl hat man es – zumindest in der Psychoanalyse – vernachlässigt, das Entwicklungspotential unserer Patienten anzuerkennen, zu konzeptualisieren und zu behandeln. In den vergangenen Jahren haben die oben genannten Autoren ein Deutungskonzept ausgearbeitet, das ursprünglich von Kohut eingeführt wurde und das den beiden von Stolorow und seinen Mitarbeitern formulierten Grunddimensionen der multidimensionalen Konzeption der Übertragung entspricht. Wenn wir die schmerzhaften Erfahrungsaspekte bearbeiten, geben wir Trailing-edge-Deutungen (TE). Wenn wir das Entwicklungspotential unserer Patienten behandeln, arbeiten wir mit Leading-edge-Deutungen (LE). Ich werde auf dieses Konzept später zurückkommen.[17]

Greifen wir die Symphonie-Metapher noch einmal auf: Unser therapeutisches Handeln wird von der Übertragungsdimension – dem Thema – determiniert, das im betreffenden Augenblick leitmotivisch ist. Die Frage, die wir uns stellen müssen, lautet, ob wir es mit der Sehnsucht des Patienten nach einer neuen Selbstobjekt-Erfahrung zu tun haben, mit seiner Hoffnung, einen arretierten Entwicklungsprozess wieder aufnehmen und weiterführen zu können, oder ob wir mit einer Übertragungsangst konfrontiert sind, das heißt mit der Befürchtung des Patienten, das ursprüngliche Entwicklungstrauma erneut durchleben zu müssen.

---

[17] Die Unterscheidung zwischen Leading-edge- und Trailing-edge-Deutungen traf Heinz Kohut. Die Begriffe »leading-edge« und »trailing-edge« stammen aus dem Flugzeugbau und bezeichnen zwei Teile des Tragflügels: die so genannte Flügelvorderkante oder Führungskante, die leading-edge, sorgt für die Antriebskraft, während an der Flügelhinterkante, der trailing-edge, die beiden über die Oberfläche bzw. die Unterseite des Tragflügels fließenden Luftströme zusammentreffen. Damit das Flugzeug in der Luft bleiben kann, sind beide Teile notwendig. Die leading-edge der Deutung fasst nach Kohut die Strebungen und Ziele des Patienten in Worte, während die trailing-edge jene Inhalte oder Konflikte betrifft, die er zu verdrängen, vermeiden oder verleugnen versucht.

Klinisches Beispiel

Um die Mannigfaltigkeit der Übertragungsdimensionen besser zu verstehen, werde ich eine Phase aus Frau B.s therapeutischem Prozess schildern, die unmittelbar vor meinen Sommerferien lag.

> Sehr ängstlich hatte Frau B. mir die Liebesgefühle gestanden, die sie für mich empfand. Innerhalb des schützenden analytischen Settings erlebte sie diese Gefühle als nicht bedrohlich. Auf meine Frage, welche Phantasien sie mit ihnen verband, antwortete sie, dass sie sich gar nicht mehr zugestehe, als sich gestärkt und gut zu fühlen. Ich ermunterte sie, ihren Phantasien spielerisch freien Lauf zu lassen und sich vorzustellen, »was wäre, wenn«. Sie konnte sich vorstellen, dass ich etwas für sie kochte und anschließend mit ihr in ein Café ging, um zu plaudern. Ihre Neugierde war erwacht, und sie wollte wissen, was für ein Mensch ich sei. Als ich auf den intimen Charakter der Phantasie hinwies, fügte sie hinzu, dass sie keine sexuellen Gefühle empfinde.
>
> Nach meinen Ferien sagte sie mit leisem Groll, dass ich ausgeruht aussehe und offenbar mit der Welt zufrieden sei. Sie hatte ihre Liebesgefühle während meiner Abwesenheit zwar als hilfreich erlebt, aber es zeigte sich nun auch, dass ihr auf schmerzvolle Weise klar geworden war, was sie in ihrem Leben vermisste, nämlich die Intimität und Verbundenheit einer Partnerschaft. Ich konnte ihr den Zusammenhang zwischen ihrem Groll und ihrem Gefühl, dass ihr etwas fehle, und meinen Ferien aufzeigen, in denen ich sie allein gelassen hatte: Ihrer Meinung nach besaß ich alles, was ich brauchte, während sie selbst vergleichsweise wenig hatte. Als Kind war sie von den Eltern unter diesem oder jenem Vorwand von den Familienurlauben ausgeschlossen worden.
>
> In den nächsten Tagen zog sie sich eine Erkältung zu, nahm ihre Sitzungen aber trotzdem wahr. Sie schminkte sich nicht und kleidete sich recht nachlässig. Sie sah elend und verloren aus und fühlte sich verletzlich und bedürftig. Ihr Bedürfnis, getröstet und gehalten zu werden, fand Ausdruck in ihrem Wunsch, dass ich meinen Sessel neben die Couch schieben und ihr eine Hand auf den Kopf legen sollte. Ich stimmte zu. In der nächsten Sitzung berichtete sie, dass der körperliche Kontakt sie von dem Gefühl, ins Bodenlose zu fallen, befreit und sie »geerdet« habe. Nun tauchte die Erinnerung an eine »Erkenntnis« auf, die sie als Fünfjährige klar formuliert hatte: Nur Kinder, die berührt werden, werden geliebt. Sie hatte als

Kind, von Gewalt abgesehen, keinen körperlichen Kontakt zu den Eltern gehabt. Lediglich die jüngeren Geschwister wurden in den Arm genommen und liebkost. Deshalb war sie bereits als fünfjähriges Mädchen zu dem Schluss gelangt, dass sie nicht liebenswert sei – die bewusste Geburt eines zentralen Organisationsprinzips ihrer Persönlichkeit. »Meine Mutter hat mich immer gehasst, und mein Vater konnte mir seine Liebe erst nach meiner Pubertät zeigen. Ich habe die Art und Weise, wie er seine Liebe zu mir herausstellte, immer als irgendwie sonderbar empfunden. Seine Liebe tauchte ganz offenkundig erst auf, als ich für ihn interessant wurde.«

Meine Bereitschaft, ihren Wunsch zu erfüllen, hatte »tief greifende Konsequenzen« für sie. Sie überlegte, dass sie – ihrer eigenen kindlichen Logik zufolge – liebenswert sein müsse, weil ich bereit gewesen war, meine Hand auf ihren Kopf zu legen. Der Prozess der Umkehrung eines niederschmetternden Organisationsprinzips war auf einer anderen Ebene in Gang gekommen. Während ihr die Lektüre meines Textes ihre Existenzberechtigung bewusst gemacht hatte, beschäftigen wir uns nun mit dem Wiederauftauchen früher Entwicklungsbedürfnisse. Sie habe, so berichtete sie, immer geglaubt, dass sich jeder, der in ihr Inneres blicke, zwangsläufig abgestoßen fühlen müsse und sie unweigerlich zurückweisen werde. »Kein Wunder«, sagte sie, »denn schließlich habe ich in mir all die schrecklichen Gefühle, die ich in Bezug auf mich selbst empfinde, versteckt gehalten.« Ich erinnerte sie daran, wie sie als Kind sehnsuchtsvoll zugesehen hatte, wenn ihre Mutter am Bett ihrer Geschwister saß, die den Körperkontakt genießen konnten, der ihr selbst vorenthalten blieb. Frau B.s Kommentar ist die präzise Beschreibung der Folgen einer chronischen Fehlabstimmung. Um die zum Überleben notwendige Bindung aufrechtzuerhalten, hatte sie ihre unbefriedigten Entwicklungssehnsüchte und den Schmerz, den sie bei Zurückweisungen empfand, mit einem verachtungswürdigen inneren Defekt, einer angeborenen inneren Schlechtigkeit, gleichgesetzt. Die Folge war eine zerstörerische psychische Inversion, eine Vertauschung von Verletztwerden und sich verletzt fühlen. Sie entwickelte ein *defensives Selbstideal* (Orange, Atwood und Stolorow, 1997), das um all jene Gefühle bereinigt war, die sie als bedrohlich für ihre frühe Umwelt erlebt hatte. Wenn solche verbotenen Gefühle in der Vergangenheit wiederaufgetaucht waren, hatte Frau B. sich selbst verachtet. Beschämung und neuerliche Versuche, ihre Isolation und Bedürftigkeit zu verbergen,

> sowie ein verzweifeltes, omnipotentes Gefühl der Selbstgenügsamkeit waren die Folge gewesen. Insofern diese Identifizierung mit dem defensiven Selbstideal eine Anpassung an die narzisstischen Bedürfnisse der Eltern repräsentiert, zieht der Versuch, durch Gefügigkeit eine Bindung aufrechtzuerhalten, die Entwicklung des von Winnicott (1960) beschriebenen »falschen Selbst« nach sich.
>
> Nachdem Frau B. den Mut aufgebracht hatte, über ihre Liebesgefühle zu sprechen, kam es zu einer Abfolge psychischer Vorgänge, die ich hier rückverfolgen möchte, weil sie den hochgradig intersubjektiven Charakter der Übertragung illustrieren. Die Liebesgefühle, ein Produkt des intersubjektiven Feldes, ermöglichten es ihr, ihre Bedürftigkeit, aber auch die Enttäuschung, die ich ihr bereitete, wahrzunehmen und auszudrücken. Indem wir gemeinsam anerkannten, was zum Bruch ihrer Selbstobjekt-Bindung geführt hatte, nämlich meine Abwesenheit, konnte diese Bindung wiederhergestellt werden. Dies wiederum versetzte sie in die Lage, ihr Schamgefühl zu überwinden und mir den Schmerz zu zeigen, indem sie in einem desorganisierten und verletzlichen Zustand in die Analyse kam. Es war nicht mehr notwendig, ihr defensives Selbstideal aufrechtzuerhalten, und so konnte sie mir ihre authentische, wenngleich verletzliche Seite zeigen.

Damit offenbarte sie mir die andere Seite der von Kohut beschriebenen vertikalen Spaltung. In dieser vertikalen Spaltung werden zwei bewusste Zustände bewusst aufrechterhalten und bestehen Seite an Seite. Der Patient wechselt zwischen ihnen hin und her, kann sie aber nicht miteinander verbinden. Eine der beiden Seiten ist durch die von Orange, Atwood und Stolorow (1997) neu konzeptualisierte *defensive Grandiosität* geprägt. In diesem Zustand hat der Patient das Gefühl, über alles und jeden erhaben zu sein und nichts und niemanden zu brauchen. Der Zustand ist defensiv, weil er die Funktion erfüllt, die schmerzvollen Schwächezustände der anderen Seite der Spaltung zu verleugnen. Je »lärmender« die defensive Grandiosität daherkommt, desto größer ist das Bedürfnis, die häufig extrem ängstigenden, fragmentierungsgefährdeten Zustände der anderen Seite zu vermeiden und zu verleugnen. Jeder, der den Horror einer in sich zusammenfallenden Selbstheit erlebt hat, kann das Bedürfnis verstehen, ein solches Entsetzen aufwändig zu kaschieren. Die arrogant anmaßende Haltung ist nichts anderes als die Kehrseite des Gefühls, ein leeres Nichts zu sein. Frau B.s defensive Grandiosität war weder arrogant noch entwertend; vielmehr war die Patientin zutiefst davon überzeugt, sich selbst zu genügen – sie hatte diese Überzeugung im Schmelztiegel ihrer frühen Umwelt notgedrungen entwickeln müssen. Indem sie mit schwerer Erkältung, derangiert, einsam und bedürftig zu mir kam, zeigte sie mir, wie schmerzvoll es war, sie selbst zu sein. Mir gab dies Gelegenheit, sie in ihrem Versuch zu unterstützen, Kontakt zu den schmerzvollen Gefühlen herzustellen, die auf die andere Seite der vertikalen Spaltung verbannt waren. Wenn man diese Spaltung bearbeitet, ist es wichtig, abzuwarten, bis sich Lücken in der defensiven Grandiosität auftun. Defensive Grandiosität darf weder »punktiert« noch gespiegelt werden. Ersteres zöge eine neuerliche »pathologische Anpassung« (Brandchaft, 1993) oder defensive Wutzustände nach sich, während die Spiegelung auf eine Kollusion mit der Abwehr hinausliefe und zu einer möglichen Sucht nach der Responsivität des Analytikers führte.

Kehren wir zu den beiden basalen Dimensionen der Übertragung zurück. Frau B. hatte die Schamgefühle überwunden, die es ihr bereitete, mir solche schmerzerfüllten Zustände zu zeigen. Dass sie mir den Hass schilderte, mit dem ihre Mutter auf ihre Bedürftigkeit reagiert hatte, und mir berichtete, wie sehr sie sich von ihrem eigenen inneren Zustand angewidert fühlte, kann als indirekter Test meiner Reaktion auf sie verstanden werden. Der indirekte Charakter unterstreicht, wie groß ihre Angst dabei war. Gill (1982) bezeichnete solche Anspielungen auf Übertragungsgefühle im Material, das nicht zur Übertragung gehört, als Widerstand gegen das Gewahrwerden der Übertragung. Gleichwohl konnte Frau B. mir ihren Schmerz körperlich zeigen, und mein Hinweis auf ihre tiefe, unerfüllt gebliebene Sehnsucht, dass sich die Mutter auch zu ihr aufs Bett setzen würde, zeigte ihr ebenso wie meine Bereitschaft, meinen Sessel neben die Couch zu rücken, dass ich solche »beschämenden« Wünsche verstand. Dies musste nicht explizit formuliert werden – sie verstand es auch so. Auf diese Weise führte das neuerlich gestärkte therapeutische Band zur Integration von zuvor verleugneten schmerzhaften Affekten; gleichzeitig ließ das Bedürfnis nach defensiver Grandiosität nach. Unser gemeinsamer Umgang mit ihren schmerzvollen Gefühlen, mit Unterbrechungen und mit der Angst, verachtet zu werden, ermöglichte es Frau B., statt Geringschätzung Verständnis zu erwarten, und versetzte sie in die Lage, ihre primären Entwicklungssehnsüchte offen zu zeigen.

Als ich mich neben sie setzte, wurde ein zuvor verdrängter Wunsch wiederbelebt, und zugleich tauchte ein arretiertes Entwicklungsbedürfnis auf. Auf meine Frage nach ihren Gefühlen reagierte sie, indem sie kurz den Knöchel ihres Daumens an die Lippen drückte – eine Andeutung des Trinkens oder Saugens. War dies eine zeitliche Regression auf ein frühes psychosexuelles orales Stadium, das sie noch nicht aufgeben wollte oder konnte, oder eher die Abwehr einer späteren genitalen Phase?

Was ihre Bemerkung angeht, dass sie in Bezug auf mich keine sexuellen Phantasien habe, bin ich – ohne die Macht des Unbewussten bagatellisieren zu wollen – fest davon überzeugt, dass wir unseren Patienten Glauben schenken sollen. In Verbindung mit ihrer Phantasie, von mir gefüttert („bekocht") zu werden, und der Geste, mit der sie ein unmissverständliches Bedürfnis nach der mütterlichen Brust äußerte – einer konkreten Symbolisierung eines frühen Ausdrucks ihres entgleisten somatischen Bedürfnisses nach mütterlicher Abstimmung –, veranlasst mich die Tatsache, dass ich keinerlei sexuelle Resonanz in mir selbst wahrnahm, zu der Überzeugung, dass in jener Situation tatsächlich ein sehr frühes, unbefriedigt gebliebenes Entwicklungsbedürfnis wiederauftauchte. Das Fehlen der frühen Mutterbindung hatte Frau B. für die erotisierten Zuneigungsbekundungen des Vaters umso empfänglicher gemacht. So war sie gezwungen worden, auf einer Ebene der psychischen Organisation zu funktionieren, der sie noch nicht gewachsen war, weil ihr die notwendigen mütterlichen Grundlagen der psychischen Strukturbildung fehlten. Dass sie, sobald ihr ein fördernder Kontext zur Verfügung stand, die Gelegenheit beim Schopf packte, ihre Entwicklung an dem Punkt, an dem sie zum Stillstand gekommen war, wieder aufzunehmen, ist ein Beweis für die Zähigkeit des menschlichen Geistes und für das Grundbedürfnis, Erfahrung zu organisieren.

Frau B.s traumatische, durch körperliche Missbrauchs- und Misshandlungserfahrungen geprägte Vorgeschichte veranlasste mich zu größtmöglicher Umsicht und Wachsamkeit gegenüber jedem Wunsch nach körperlicher Berührung. Rückblickend wurde mir klar, dass sie ebendiese frühen Bedürfnisse zu Beginn der Behandlung zum Ausdruck gebracht hatte, indem sie Bilder von einem Säugling malte, der gehalten wird. Mehrmals hatte sie in kritischen Behandlungssituationen auch die Phantasie ausgesprochen, dass ich ihr meine Hand auf den Kopf legte.

Ich hatte diese Wünsche registriert, ohne je in Betracht zu ziehen, sie zu erfüllen, denn ich hatte den Eindruck, dass weder ihre Entwicklung noch der Kontext eine solche Reaktion erforderten. Nun aber merkte ich, dass ihre Wunschvorstellung und meine Einschätzung des intersubjektiven Feldes miteinander vereinbar waren. Ihre Bedürfnisse und Reaktionen einerseits und meine gründliche Prüfung meiner eigenen Übertragungsgefühle, zu denen ich Erinnerungen an den erdenden und beruhigenden Einfluss assoziiert hatte, den ich auf mein eigenes Kind hatte ausüben können, wenn ich es auf den Arm nahm, verbanden sich mit dem Gefühl der Kompetenz und Sicherheit, das ich meiner dreijährigen körperpsychotherapeutischen Ausbildung verdankte und das mich davon überzeugte, dass wir uns auf sicherem therapeutischen Boden bewegten. Ich hatte den Eindruck, dass wir es nicht mit einer Abwehr sexueller Gefühle zu tun hatten, sondern mit dem Wiederauftauchen eines frühen Bedürfnisses nach psychosomatischer Abstimmung und Nähe.

Mich erinnert diese Episode an eine Situation, die Kohut beschrieben hat: Er reichte seiner Patientin, die eine schwere suizidale Krise durchmachte, die Hand und deutete dies für sich als symbolisches Anbieten der Brust. Diese Reinszenierung der sehr frühen, primären Mutterbindung war notwendig geworden, um der drohenden Vernichtung, der sich die Patientin ausgesetzt fühlte, etwas entgegenzusetzen.

In gewisser Weise scheint Frau B. etwas Analoges erlebt zu haben – nicht in Reaktion auf eine akute, aber gleichwohl auf eine basale Bedrohung ihrer Selbstheit. Ihre tiefe Überzeugung, nicht liebenswert zu sein – »menschlicher Abfall«, wie sie bei einer früheren Gelegenheit gesagt hatte –, ihre Gewissheit, an einem grundlegenden Makel zu leiden, war in jede Faser ihrer psychischen Organisation, in ihre Ablehnung ihrer selbst und in ihre Selbstverachtung eingegangen. Ebendieses vernichtende Organisationsprinzip war im Zusammenhang mit ihrem Wunsch wiederaufgetaucht, durch die analytische Bindung eine zweite Entwicklungschance zu bekommen. Wir arbeiteten hier mit einem sehr archaischen Organisationsmodus, der zwar eine Regression auf eine frühe Phase der Strukturbildung widerspiegelte, aber weder eine zeitliche Regression noch eine Verschiebung der frühen Repräsentation eines äußeren Objekts war. Vielmehr war diese Strukturebene lebenslang funktional geblieben, so dass sie nun in Frau B.s Organisation der analytischen

Beziehung in den Vordergrund treten konnte. Auf der Grundlage dieses klinischen Beispiels möchte ich im Folgenden einige der theoretischen Unterschiede zwischen dem intersubjektiven und dem traditionellen Übertragungsverständnis beschreiben.

Übertragung als Regression

In der Literatur wird der Begriff »Regression« auf sehr unterschiedliche Weise verwendet, um zum Beispiel eine Umkehrung der Entwicklung in topischer, psychosexueller, struktureller oder auch genetischer Sicht zu bezeichnen. Im Großen und Ganzen aber bezeichnet man mit ihm zum einen eine zeitliche Rückentwicklung und zum anderen einen Rückfall auf eine ehemals überwundene, niedrigere Ebene der psychischen Organisation. Das Konzept der zeitlichen Regression wirft mehrere Probleme auf, die sich vermeiden lassen, wenn wir den Begriff lediglich auf die strukturelle Ebene beziehen. Natürlich hängen archaische Modi der psychischen Organisation mit den in der Kindheit vorherrschenden Organisationsmodi zusammen, aber sie sind mit deren Manifestationen nicht identisch. Deshalb ist es nicht gerechtfertigt, direkte Rückschlüsse vom Erwachsenenalter auf die Kindheit zu ziehen und zum Beispiel ein abhängiges Anklammern des erwachsenen Patienten als Regression auf eine symbiotische Phase der frühen Kindheit zu bezeichnen. Die Symbiose ist, wie die Säuglingsforschung gezeigt hat, auch für das Säuglings- und Kleinkindalter nicht normativ. Ebenso wichtig ist das Bedürfnis nach Loslösung. Infolgedessen können die Wünsche des Erwachsenen zwar mit einer früheren Entwicklungsphase zusammenhängen, aber sie sind mit den Wünschen des Kindes nicht identisch. Diese Unterscheidung ist aus zwei Gründen überaus wichtig. Erstens würden wir das erwachsene Verhalten missverstehen und seine Komplexität übersehen, und zweitens könnten wir, was nicht weniger problematisch wäre, versucht sein, das Verhalten unserer Patienten quasi zu verurteilen und es als kindisch zu betrachten, statt lediglich bestimmte Zusammenhänge mit kindlichen Verhaltensweisen festzuhalten. Dieses Problem des moralischen Urteilens erhält ein noch höheres Gewicht, wenn wir die Regression als Konzept der psychosexuellen Entwicklung verstehen, denn sobald wir die Psychopathologie als einen Rückfall auf ein früheres psychosexuelles Stadium betrachten, begehen wir ebenfalls den Fehler, das Verhalten des Erwachsenen mit dem des Kindes gleichzusetzen, das gerade die entsprechende Phase seiner psychosexuellen Entwicklung durchläuft. Anders formuliert: Wir nehmen fälschlicherweise an, dass ein Erwachsener mit psychosexuellen Wünschen und Konflikten genauso funktioniert wie ein Kind. Weshalb das Konzept der zeitlichen Regression in klinischer Hinsicht den größten Schaden anrichtet, wird deutlich, wenn wir die darin enthaltene Reifungsmoral verstehen. Die Vorstellung einer linearen psychosexuellen Entwicklung impliziert, dass der reife Erwachse bereit und fähig sein muss, frühere Stadien zugunsten späterer aufzugeben. Dementsprechend signalisiert die zeitliche Regression eine Unfähigkeit, diesen Verzicht zu leisten.

Die Arbeit mit Frau B. kann Licht auf die Risiken werfen, die mit dem zeitlichen Verständnis der Regression verbunden sind. Hätte ich in ihrem archaischen Bedürfnis, gehalten zu werden, eine Unfähigkeit oder fehlende Bereitschaft gesehen, auf orale Bedürfnisse zu verzichten, dann hätte ich die Äußerung ihres Wunsches nicht als das Wiederauftauchen eines unbefriedigt gebliebenen Entwicklungsbedürfnisses verstehen können. Ich hätte auch die Möglichkeit einer Reaktivierung höherer Organisationsebenen wie zum Beispiel der Introspektionsfähigkeit, der Differenzierung zwischen Selbst und Anderem, des Humors und der Fähigkeit, die Dinge in die richtige Perspektive zu rücken, nicht bedacht und es versäumt, sie in die Bearbeitung der archaischen Ebene der Strukturbildung miteinzubeziehen.

Wenn man den Begriff der Regression auf die Ebene der psychischen Organisation beschränkt, wird seine Relevanz für die Übertragung deutlicher erkennbar. Wir können nun beurteilen, ob sich archaisches Material auf arretierte, von vornherein verhinderte oder aber verleugnete Zustände bezieht, und ihr Wiederauftauchen entweder als Entwicklungsschritt verstehen oder als Abwehr anderen Materials. In jedem Fall aber wird unser Ziel darin bestehen, seine Integration zu fördern und auf diese Weise ein reicheres psychisches Funktionieren zu ermöglichen. Das heißt, wir streben keine Überwindung solcher Zustände, keinen Verzicht, an. Deshalb können wir nicht sagen, dass ein Patient in einen infantilen Zustand zurückgefallen sei. Wir können lediglich sagen, dass archaische Ebenen der Strukturbildung im intersubjektiven Feld wiederbelebt wurden, und zwar entweder im Dienste der Abwehr oder im Dienste der Wiederaufnahme einer zuvor arretierten Entwicklung. Unter dieser Voraussetzung kann der Analytiker die Möglichkeit, dass der Patient höhere Organisationsebenen entwickelt, im Blick behalten und sich auf das Wachstumspotential statt auf eine Moral der Reife konzentrieren. Es kommt zu einer subtilen, aber signifikanten Veränderung unserer klinischen Sensibilität, wenn wir archaische Modi nicht als pathologische Altlast, sondern als potenzielle Bereicherung verstehen – was keineswegs darauf hinausläuft, die überaus schwierigen Aspekte der Behandlung archaischer Zustände zu bagatellisieren. Einer der Gründe, weshalb ich über das Risiko der Verbundenheit schreibe, ist die Tatsache, dass die Versuchung, solche Zustände zu meiden und dem Sog der höheren Organisationsstufen nachzugeben, so groß ist.[18] Auch hier aber ist der intersubjektive Charakter der Therapie zu betonen. Der Patient trägt die Last und das Risiko, archaische Zustände zu erleben, während wir als Therapeuten dafür verantwortlich sind, auf diese tiefen Gefühle, die in ihm und in uns selbst aktiviert werden, zu reagieren. Ich kann das Bedürfnis, mit dem Finger auf die Pathologie zu zeigen, gut verstehen. Dieser Verlockung nachzugeben bedeutet aber, sich vor der intersubjektiven Frage zu drücken, ob man Teil der Kur oder Teil der Krankheit ist.

Übertragung als Verschiebung

Der traditionellen Sicht zufolge werden Gefühle, die mit der unbewussten Repräsentation eines verdrängten Objekts zusammenhängen, auf eine psychische Repräsentation eines Objekts der äußeren Welt verschoben (Nunberg, 1951). Die intersubjektive Theorie vertritt zwar ebenfalls die Ansicht, dass die Übertragung dem Therapeuten einen Eindruck davon vermittelt, wie der Patient seine Kindheitserfahrungen organisiert hat; aber unser Verständnis der Übertragung als organisierende Aktivität geht nicht davon aus, dass etwas aus der Vergangenheit »entnommen« und einer aktuellen Situation angeheftet wird. Die Vergangenheit des Patienten wird nicht durch das Konzept der Verschiebung verständlich, sondern wenn wir annehmen, dass die in der Vergangenheit organisierten Strukturen weiterhin funktional sind. Das Problem, das mit dem Konzept der Übertragung als Verschiebung einhergeht, besteht darin, dass es den Einfluss der Aktivität oder Nicht-Aktivität des Analytikers ignoriert. Traditionell wird die Art und Weise, wie der Patient die analy-

---

[18] Ein treffendes Beispiel für dieses Phänomen enthält Tilman Mosers (2004) Diskussion seiner Lehranalyse.

tische Beziehung erlebt, ausschließlich als Produkt seiner Vergangenheit und seiner Pathologie verstanden. Die Intersubjektivitätstheorie hingegen nimmt an, dass dieses Erleben immer sowohl durch den Einfluss des Analytikers als auch durch die bestehenden Bedeutungsstrukturen geprägt wird, in die der Patient solche Einflüsse assimiliert. Den Beitrag des Analytikers zu ignorieren bedeutet, ihn mit einem »cordon sanitaire« zu umgeben. Dies erinnert an die Schwierigkeiten, die manche Patienten damit haben, etwas Negatives in Bezug auf ihre Eltern zu fühlen oder zu denken. In diesem Fall sind wir die Eltern, die darauf bestehen, den sicheren Raum unseres therapeutischen Elfenbeinturmes nicht zu verlassen.

Die traditionelle Begründung des »donquichottischen« Versuchs, den Beitrag, den der Analytiker zur Übertragung des Patienten leistet, außer Acht zu lassen – ein Versuch, der sich als logische Folge ergibt, wenn man die Übertragung ausschließlich auf den Patienten zurückführt –, lautet, dass eine »Kontaminierung« der Übertragung zu vermeiden sei. Infantile Wünsche sollen, wie bereits erwähnt, nicht gratifiziert werden, sondern als »frustrierte« Bedürfnisse aus der Verdrängung wiederauftauchen, damit sie symbolisiert und artikuliert werden können. Hier wird die Abstinenzregel, das heißt die aktive Frustration der Wünsche und Bedürfnisse des Patienten, als Element der neutralen Haltung des Analytikers verstanden. Zu fragen ist allerdings, inwiefern ein solches Nicht-Handeln einen »neutralen« Akt konstituiert.

Im Gegensatz dazu postuliert die Intersubjektivitätstheorie, dass jede unterdrückte Aktion, jede Nicht-Aktion oder Aktion seitens des Analytikers die Reaktionen des Patienten zutiefst beeinflusst und mit darüber entscheiden wird, welche Übertragungsdimension zum entsprechenden Zeitpunkt in den Vordergrund rückt. Der konsequent abstinente Analytiker, der das wieder auftauchende Entwicklungsbedürfnis ignoriert, wird den Patienten, ohne dies zu wollen, erneut ebenjener Fehlabstimmung aussetzen, die dieser in seiner Kindheit erlebt hat, und auf diese Weise zu der unbewussten Überzeugung beitragen, »dass unbefriedigt bleibende entwicklungsbedingte Sehnsüchte und reaktive Gefühlszustände Manifestationen eines verabscheuungswürdigen Defekts oder eines inhärenten inneren Böseseins darstellen« (Orange, Atwood und Stolorow [1997] 2001), S. 114). Dies ist ein aussagekräftiges Beispiel für die potenziell schädlichen Folgen der Neutralität und einer klinischen Sensibilität, die die Wichtigkeit der Weiterentwicklung zugunsten einer einseitigen Abwehr- oder Widerstandsdeutung ignoriert. Das Ergebnis besteht dann möglicherweise darin, dass sich Patienten einer jahrelangen Deprivation in der Behandlung aussetzen – ihre Scham, ihre Selbstvorwürfe, ihre Selbstverachtung und die abstinente Haltung passen allzu gut zusammen. Dies entspricht ihrem kindlichen Verständnis, an allem Schlechten, das ihnen zustößt, selbst Schuld zu sein. Wie wir wissen, sehen Kinder in unerträglichen Affekten eine Bestätigung ihres »Böseseins«. Das Vorhaben, unbewusstes Material durch Abstinenz zutage zu fördern, erweist sich dann möglicherweise als neuerliche Traumatisierung. Der Patient muss sozusagen »am ausgestreckten Arm verhungern«. Wenn er auf eine übertrieben abstinente Haltung des Therapeuten mit starken, durch primitive Feindseligkeit erzeugten Konflikten reagiert, was selbstredend als negative therapeutische Reaktion gedeutet wird, haben wir es mit einem Artefakt der therapeutischen Haltung zu tun. Der Verletztheit wird eine weitere Verletzung hinzugefügt.

Relevanter für die Behandlung archaischer Entwicklungsbedürfnisse ist die Frage, ob ein Therapeut, der auf solche Wünsche des Patienten reagiert, indem er sie erfüllt, möglicherweise »... die Entwicklung fortgeschrittener Organisationsformen in der Übertragung« erschwert (Stolorow, Brandchaft und Atwood [1987] 1996, S. 64). Das von mir vorgestellte Fallmaterial illustriert meiner Ansicht nach die Notwendigkeit, solche Bedürfnisse oder Wünsche in bestimmten Behandlungssituationen zu befriedigen. Dies schließt ihre Analyse nicht aus, aber manchmal muss der Analyse die Bedürfnisbefriedigung vorangehen. Ausschlaggebend ist, wie der Therapeut die Entwicklungsphase beurteilt, die im intersubjektiven Feld auftaucht. Diese Einschätzung sowie die entsprechende Aktion sind analytisch, solange wir Analyse als Verstehen des Patienten und als eine diesem Verständnis adäquate Reaktion konzeptualisieren. Unter dieser Voraussetzung ist es nicht notwendig, dass wir unsere Definition der Psychoanalyse auf die Formulierung symbolischer Deutungen beschränken. Sie kann überdies direkte verbale und nonverbale Reaktionen umfassen, und auch die Wunscherfüllung kann als Deutung im erweiterten Sinn verstanden werden. Der konkrete Charakter einer Reaktion wird unter Umständen der archaischen Ebene der Strukturbildung entsprechen. Ich habe die Erfahrung gemacht, dass Patienten Veränderungen ihrer Bedürfnisse signalisieren. Hört nicht auch ein Baby auf zu trinken, sobald es satt ist? Die Angst, dass ein Patient seinem archaischen Zustand verhaftet bleiben könnte, entspricht der Befürchtung, dass ein verwöhntes Kind keinen Anlass sehen wird, das Elternhaus, in dem ihm alle Wünsche von den Augen abgelesen werden, zu verlassen. Diese Überlegung ist zwar insoweit berechtigt, als Patienten ebenso wie Kinder künftigen Entwicklungsschritte ambivalent und furchtsam entgegensehen können; aber meiner Erfahrung nach ermöglicht die Abstimmung auf ihre Bedürfnisse eine Weiterentwicklung und fördert den Expansionsdrang. Letztlich wird sich dieses Expansionsstreben durchsetzen und die Grenzen dessen sprengen, was wir zu geben fähig und bereit sind. Nichts anderes als die wiederholte Erfahrung einer hinreichend guten Passung zwischen Wunsch und Reaktion, die unseren Patienten ein Vertrauen in ihre Effektanz vermittelt, den Glauben an sich selbst und die Zuversicht, sich das, was sie haben wollen, in der Welt auch holen zu können, ermöglicht es ihnen, die Behandlung zu beenden. Warum auch sollten sie, mit diesem Selbstvertrauen ausgerüstet, »zu Hause« bleiben wollen? Darüber hinaus haben wir von der Bindungstheorie gelernt, dass sich der sicher gebundene Mensch am freiesten bewegen kann. Anders formuliert: Die Überzeugung von der Möglichkeit der Passung vermittelt dem Patienten die Zuversicht, sich zu lösen und neue Bindungen einzugehen.

Natürlich müssen wir unseren Patienten mitunter einen »Schubs« geben, damit sie sich einer höheren Organisationsebene annähern, indem wir das Wachstumspotential wahrnehmen und die Leading-edge ihrer Entwicklung – durch Deutungen – in Worte fassen. Die Deutung der Trailing-edge, der defensiven Dimension, kann demselben Zweck dienen. Gleichwohl bestätigt meine klinische Erfahrung die intersubjektive Sicht, dass Patient und Analytiker eine untrennbare Einheit bilden. Wem also sollte man, ohne auf das cartesianische Denken zurückzufallen, die Veranlassung des nächsten Schrittes zuschreiben? Die klinischen Beispiele in diesem Buch zeigen, wie eng die Reaktionen von Patient und Therapeut miteinander verknüpft sind. Die wechselseitige Regulierung der therapeutischen Erfahrung ist derart ausgeprägt, dass die Frage, die wir stellen müssen, nicht allein auf das reduziert werden kann, was der Therapeut tun muss oder keinesfalls tun sollte. Vielmehr müssen wir fragen, wie wir zu einem bestimmten Punkt gelangt sind und was wir tun müssen, um die weitere Entfaltung der inneren Welt des

Patienten zu unterstützen. Daher verzichtet die Intersubjektivitätstheorie auf die Abstinenzregel und das damit verbundene Neutralitätskonzept und plädiert stattdessen für eine Haltung der konsequenten empathischen Untersuchung (Stolorow, Brandchaft und Atwood, [1987] 1996). Diese ermöglicht es uns, die Äußerungen des Patienten in ihrem subjektiven Bezugsrahmen zu verstehen und vor diesem Hintergrund zu beurteilen, was der Patient braucht, und entsprechend zu reagieren.

Ängste des Therapeuten

Was das Risiko der Verbundenheit betrifft, so können archaische Bedürfnisse eine archaische Resonanz im Therapeuten hervorrufen. Hier ist zweierlei zu beachten. Wir müssen uns unserer eigenen archaischen Bedürfnisse, das heißt unseres Wunsches nach einer Selbstobjekt-Beziehung, und unserer Ängste bewusst bleiben, wenn wir auf dieser Strukturebene mit dem Patienten arbeiten. Wir können, um es noch einmal zu wiederholen, die Quelle von Konzepten wie Abstinenz, Neutralität und Verschiebung besser verstehen, wenn wir den intersubjektiven Charakter der Behandlung in unsere Diskussion des Übertragungsverständnisses miteinbeziehen. Der Therapeut kann die Gefühle, die in ihm geweckt werden, wenn er mit mächtigen archaischen Affekten arbeitet, als derart intensiv erleben, dass er nicht mehr wahrnimmt, dass sein Patient vorangehen möchte. Andererseits kann die Übertragung des Patienten Defizite in den Bedürfnissen des Analytikers nach archaischer Abstimmung mobilisieren, die seine Konzentration auf die Bedürfnisse des Patienten beeinträchtigen. Unter diesen Umständen besteht die Gefahr, dass der Analytiker sein eigenes Abstimmungsbedürfnis mit einem mutmaßlichen Bedürfnis des Patienten verwechselt. Seine fortgesetzte Abstimmung auf einer archaischen Ebene ist dann entweder ein Ausdruck seines eigenen Abstimmungsbedürfnisses oder auch dessen Abwehr.

Die Sorge, dass der Patient auf einer archaischen Organisationsebene sozusagen stecken bleiben könnte, kann die Angst des Analytikers maskieren, selbst von solchen Bedürfnissen überwältigt zu werden oder nicht angemessen auf sie eingehen zu können. Die Angst resultiert aus dem Gefühl, von archaischer Bedürftigkeit überschwemmt oder verschluckt zu werden. Die Arbeit auf archaischen Ebenen der Strukturbildung kann als Angst vor einer Auflösung der inneren Selbst-Objekt-Differenzierung erlebt werden, als Bedrohung unserer Grenzen. Die Angst vor Unzulänglichkeit äußert sich in der Befürchtung, den tiefen Bedürfnissen des Patienten womöglich nicht gerecht zu werden oder ihn zu enttäuschen. In einem solchen Fall fürchten wir, dass die Notwendigkeit, auf diesen Ebenen auf den Patienten einzugehen, unser Bedürfnis, uns von ihm zu lösen, zunichte macht.

Wenn wir die Übertragung, das heißt die Art und Weise, wie der Patient die analytische Beziehung erlebt und organisiert, als Ergebnis des Beitrags beider Therapiebeteiligter erleben, müssen wir nicht nur die Reaktionen des Patienten aufmerksam verfolgen und verstehen, sondern auch unsere eigenen. Intersubjektivitätstheoretisch gesprochen, ist die Übertragung eine in beide Richtungen befahrene Straße. Das bedeutet, dass unsere eigene Übertragung ebenfalls ein Produkt des intersubjektiven Feldes ist. Wir können nun besser verstehen, inwiefern das Risiko der Verbundenheit mit der Konzeptualisierung der Übertragung als Verschiebung zusammenhängt. Vielleicht ist es weniger unsere Angst, die Übertragung durch unsere nicht-abstinenten Reaktionen zu »kontaminieren«, als vielmehr die Befürchtung, dass wir selbst durch die Übertragung des Patienten »kontaminiert« werden könnten. Die Übertragung als ein ausschließlich intrapsychisches Phänomen zu betrachten, das von unserem Einfluss unberührt bleibt, ist eine Möglichkeit, sich von starken Emotionen und von den Schicksalen der Verstrickung, die der wechselseitigen Regulierung und dem intersubjektiven Feld inhärent ist, zu distanzieren.

Übertragung als Projektion

Analytiker, die sich bei ihrer Arbeit an den Überlegungen Melanie Kleins orientieren, pflegen die Übertragung auf den Projektionsmechanismus zurückzuführen. Sie sehen die Übertragung zum Beispiel als Projektion ablehnender innerer Objekte auf den Analytiker – eine Umwandlung von inneren Konflikten in äußere. Die Intersubjektivitätstheorie definiert hingegen die Projektion als einen Abwehrprozess, durch den ein Anteil des Selbst zur Vermeidung von Gefahr und zur Linderung von Konflikten aus dem Bewusstsein verbannt wird, indem er einem äußeren Objekt zugeschrieben wird. Wenn man die Übertragung ausschließlich als defensive Externalisierung versteht, läuft man Gefahr, andere Dimensionen und Bedeutungen zu vernachlässigen. Projektionen können als Element der Übertragung auftauchen, müssen es jedoch nicht; dies hängt davon ab, ob sie typischerweise eingesetzt werden, um subjektiv empfundene Gefahren abzuwenden. Damit eine Projektion als Konfliktabwehr dienen kann, ist ein Minimum an Selbst-Objekt-Differenzierung unverzichtbar, und damit psychische Inhalte die Selbst-Objekt-Grenzen passieren können, müssen diese Grenzen zumindest teilweise konsolidiert sein. Wenn wir jedoch mit archaischeren Ebenen der Strukturbildung arbeiten, können wir keine bereits gebildeten Selbstgrenzen voraussetzen. Diese Unterscheidung ist für die Arbeit mit Entwicklungsarretierungen wichtig. Der Patient, der keine Selbst-Objekt-Differenzierung erlangt hat, muss eine archaische Verbundenheit wiederherstellen, um die vereitelten Entwicklungsprozesse der Selbstäußerung und Selbstabgrenzung wieder aufnehmen zu können (Stolorow und Lachmann, 1980). Wenn wir ein solches Bedürfnis missverstehen und als Projektion feindseliger Gefühle behandeln, fühlen wir uns möglicherweise angegriffen, geben eine Deutung, die sich auf die Abwehr eines Konflikts konzentriert, und zwingen den Patienten, ohne es zu wollen, dazu, sein Entwicklungsbedürfnis erneut zu verbergen.

Übertragung als Verzerrung

All die bislang erläuterten Übertragungskonzepte implizieren die Annahme, dass die Übertragung eine Entstellung der »Realität« beinhalte. Dieser Sichtweise zufolge wird die aktuelle Beziehung zum Analytiker durch die unbewusste, infantile Vergangenheit des Patienten verfälscht oder »von der innerseelischen Welt [der] Objektbeziehungen des Patienten durchdrungen« (Stolorow, Brandchaft und Atwood [1987] 1996, S. 55). Infolgedessen muss der Therapeut entscheiden, was »objektiv real« beziehungsweise »verzerrt« ist. Es bleibt ihm überlassen zu bestimmen, was »wahr« ist, so als würden nicht auch seine Wahrnehmungen durch seine Subjektivität gefiltert – als habe er keinerlei Eigeninteressen und in der ganzen Sache nichts zu gewinnen oder zu verlieren. Ich habe die Fallstricke, die dieser Position inhärent sind, im Kapitel über Empathie erläutert. Im vorliegenden Zusammenhang ist vor allem relevant, dass sie eine Hierarchie von zwei Realitätswahrnehmungen postuliert, in der dem Analytiker die privilegierte Position zugeschrieben wird, die objektive Wahrheit zu »kennen«, während der Patient eine andere Wahrheit erlebt (Schwaber, 1983). Ich stimme Schwabers Kritik und ihrer Forderung zu, dass der Therapeut unbeirrbar versuchen muss, den Patienten innerhalb seines Bezugsrahmens zu verstehen, und habe ihre beeindruckende Fähigkeit, diese Forderung einzulösen, durch Lektüre und in der persönlichen Begegnung kennen gelernt. Nicht anschließen aber kann ich mich der darin implizierten Überlegung, dass man die eigene Subjektivität aufgeben und sozusagen eine »reine Wahrnehmung« des Patienten entwickeln könne. Als Intersubjektivitätstheoretiker machen wir gegen beide Positionen geltend, dass »Wahrheit« dialogisch erreicht und von beiden beteiligten Subjektivitäten erzeugt wird. Insofern stehen wir Gills (1982) Kritik der Übertragung als Verzerrung näher, weil dieses Konzept impliziert, dass die Übertragung des Patienten eine ausschließlich intrapsychische Produktion ist. Statt anzunehmen, dass wir selbst es »besser wissen« oder dass wir das Übertragungserleben des Patienten vollständig erfassen könnten, sollten wir davon ausgehen, dass es zusätzlich zu den Interpretationen, zu denen der Patient gelangt ist, weitere Interpretationsmöglichkeiten gibt. Diese Haltung könnte uns davor bewahren, willkürlich eine absolute äußere Realität festzulegen.

In unserer Sicht ist die Übertragung »eine Probe seelischer Wirklichkeit in Reinkultur‹«. Als solche gehört sie »zu dem, was Winnicott (1951) ›das Reich der Illusion‹« genannt hat, ein »intermediärer Raum der Erfahrung, *unbefragt bezüglich der Zugehörigkeit zur inneren oder äußeren Realität*« (Stolorow, Brandchaft und Atwood [1987] 1996, S. 56). So wie wir das Kind nicht fragen, ob sein Übergangsobjekt seine eigene Hervorbringung ist oder ob es ihm von jemandem gegeben wurde, fragen wir gegenüber der Übertragung nicht nach der »Realität«. Unsere kontextualistische klinische Sensibilität ermöglicht es uns zu begreifen, dass unser augenblickliches Verständnis »von allem und jedem immer nur einer einzigen Perspektive innerhalb eines Horizontes entspricht, der grundsätzlich durch die Geschichtlichkeit unserer eigenen organisierten und organisierenden Erfahrung begrenzt wird« (Orange, Atwood und Stolorow [1997] 2001, S. 126 f.). Diese Sichtweise öffnet uns den Blick für die zahlreichen Bedeutungen des Erlebens unserer Patienten und für die Rolle, die das intersubjektive Feld bei der gemeinsamen Erzeugung von Wahrheit spielt.

Die Deutung der »leading edge« der Übertragung

An früherer Stelle habe ich meinen Eindruck beschrieben, dass sich die Psychoanalyse in der Vergangenheit einseitig auf den Abwehr-, Widerstands- und Konfliktpol der Übertragung konzentriert hat. Insofern wir die Übertragung als Ergebnis des fortdauernden Einflusses etablierter Organisationsprinzipien betrachten, als Teil der psychischen Organisationsaktivität des Patienten, beruht auch der Widerstand auf Übertragungen (Stolorow, Branchaft und Atwood, 1987). Gleichwohl wird in jedem Augenblick des therapeutischen Prozesses entweder der Impuls, weitere Entwicklungsschritte zu bewältigen, oder die Angst, die gefürchtete Vergangenheit zu wiederholen (Ornstein, 1974), den Ton angeben. Dank Kohuts Selbstpsychologie und der Intersubjektivitätstheorie hat sich die Psychoanalyse geöffnet. Sie trägt nun auch Entwicklungsbedürfnissen sowie der Rolle der Selbstobjekt-Funktionen Rechnung. Der Fokus der Therapie hat sich verlagert, und wir können unsere Aufmerksamkeit ausgewogener verteilen. Damit einhergehend wurden auch das Konzept der Deutung erweitert und die »trailing edge« (TE) um die »leading edge« (LE) ergänzt.[19] Wenn der Analytiker eine LE-Deutung gibt, muss er die Ansätze von Gesundheit, die unsere Patienten uns in ihrem Material präsentieren, herausarbeiten. Diese Ansätze verbergen sich oft in defensiven Äußerungen oder sind mit eher pathologischen Zuständen vermischt. Der Analytiker muss sensibel genug sein, um sie zu identifizieren. Ihre Wahrnehmung setzt unsere Bereitschaft voraus, mit dem Wachstumspotential des Patienten zu arbeiten und seine Entfaltung zu fördern. Eines der Haupthindernisse, die eine solche Haltung erschweren, ist das Konzept des Agierens.

»Auf«spielen statt »Aus«agieren [acting up statt acting out]

Analytiker haben es begrüßt oder zumindest zugelassen, dass Kohuts Werk ihre therapeutische Praxis beeinflusste und ihr Behandlungskonzept um die Deutung von Entwicklungsbedürfnissen, -wünschen, -defiziten und Wachstum bereicherte. Gleichwohl hält die traditionelle Gegenüberstellung von Aktion und Symbolisierung und Deutung die analytische Praxis meiner Ansicht nach weiterhin im Würgegriff. Renik (2005) erläuterte, dass dies auf Freuds »Entwurf« zurückzuführen sei, in dem Symbolisierung und Aktion als unvereinbar betrachtet werden.

---

[19] Siehe Anm. 2, S. 168.

Die aktuelle psychoanalytische Literatur (Lichtenberg, 2005; Lachmann, 2005) über die Wichtigkeit der impliziten und expliziten Kommunikation sowie der nonverbalen Behandlungsaspekte vollzieht eine Abkehr von dieser Dichotomisierung. So wurde das Konzept des Agierens ersetzt durch das Konzept der Inszenierung (Lichtenberg, Lachmann, Fosshage, 2002; Heisterkamp, 2002) oder durch das Konzept der Annahme der Zuschreibungen des Patienten durch den Therapeuten (Lichtenberg, Lachmann und Fosshage, 1992). Heute verstehen wir das Agieren nicht mehr, wie es früher häufig der Fall war, als pathologisch gefärbte Weigerung oder entwicklungsbedingte Unfähigkeit zu symbolisieren, sondern begreifen entsprechende Äußerungen des Patienten – oder des Therapeuten – als eine andere Form der Kommunikation. Stolorow liebte das Wortspiel, dass der Patient nicht »aus«agiere, sondern »auf«spiele. Die Aufgabe des Analytikers bleibt dieselbe: Er will die Bedeutungen verstehen, die der Patient mitzuteilen versucht.

In diesem Zusammenhang empfinde ich es als sehr hilfreich, die Äußerungen des Patienten nicht danach zu kategorisieren, ob sie als Aktion auf der Verhaltensebene oder aber als Symbolisierung zu verstehen sind. Stattdessen müssen wir beurteilen, welcher Ebene der Strukturbildung sie zuzuordnen sind. Eine solche Einschätzung der Entwicklungsebene hat zweierlei Vorteile: Zum einen gehen wir der Gefahr aus dem Weg, den Patienten zu pathologisieren, und zum anderen müssen wir nicht fürchten, potenziell unanalytisch zu reagieren, und unser Reaktionsspektrum dementsprechend einschränken. Sie ermöglicht es uns – wie ich in diesem Buch wiederholt betont habe –, dem Material des Patienten auf ebenjener psychischen Ebene zu antworten, auf der es einer Antwort harrt. Daher können wir unser Konzept der Deutung erweitern, so dass es ein wesentlich breiteres Spektrum an Äußerungen des Patienten und ein wesentlich facettenreicheres Spektrum an Reaktionen unsererseits abdeckt.

Dazu folgendes Beispiel: Wenn wir sehen, dass vor unseren Augen jemand zu ertrinken droht, werden wir den Betreffenden kaum darauf hinweisen, dass ihm eine Schwimmweste gut zupass käme. Wir würden ihm einen Rettungsring zuwerfen oder notfalls selbst ins Wasser springen, um ihm zu helfen. Wenn wir sehen, dass in unseren Patienten das Gefühl der Selbstheit zusammenbricht, reicht es unter Umständen ebenfalls nicht aus, den Wunsch, geheilt oder gehalten zu werden, zu deuten oder den fragilen Zustand lediglich anzuerkennen – wenngleich natürlich all diese Reaktionen Teil des analytischen Standardverfahrens sind. Unter Umständen muss man sagen: »Sie werden es schaffen!«, oder: »Ich bin hier und werde Ihnen helfen«, oder: »Es tut mir so leid, dass Sie sich derart quälen müssen!« Auch wenn ein Patient die massiven Schwierigkeiten schildert, die dem Erreichen eines bestimmten Zieles entgegenstehen, reicht es nicht, eine genetische Deutung zu geben oder lediglich anzumerken: »Es ist wichtig für Sie, dass ich verstehe, wie hart Sie gekämpft haben!« Hilfreicher ist stattdessen eine Bemerkung wie: »Das war mutig!«, oder einfach nur: »Bravo!« In ihrem wichtigen Buch *A Spirit of Inquiry. Communication in Psychoanalysis* geben Lichtenberg, Lachmann und Fosshage (2002) den klinisch unschätzbar wertvollen Hinweis, dass »sämtliche unserer verbalen Kommunikationen einschließlich unserer explorierenden und deutenden Bemerkungen Intonationen und Metabotschaften (Wachtel, 1993) enthalten und mit gestischen und mimischen Äußerungen einhergehen sowie mit Warmherzigkeit oder Distanziertheit, mit Autoritarismus oder Kooperation, mit Akzeptanz oder Verurteilung. All dies übt einen Einfluss darauf aus, wie der Patient die Beziehung zum Analytiker indirekt und direkt erlebt. Das, was wir meinen, wird durch die *Musik* unserer Worte (Knoblauch, 2000) ebenso wie durch ihren Inhalt vermittelt« (S. 90; Hervorhebung C. J.). Immer wieder werden unsere Patienten zeigen, wie wichtig es für sie ist, unsere emotionale Beteiligung wahrzunehmen, die ihnen zu erkennen gibt, ob wir sie verstanden haben. Um ihnen keinen Anlass zu der häufig berechtigten Kritik zu geben, dass wir mechanisch reagieren, müssen wir auch von Kommunikationsmerkmalen Gebrauch machen, die uns in persönlichen Beziehungen als Hilfsmittel dienen. Weil wir wissen, dass wir anderen Personen immer etwas von uns selbst offenbaren, sollte es uns möglich sein anzuerkennen, dass zum Beispiel auch Warmherzigkeit, Freundlichkeit und persönliche Offenheit grundlegend zur Erzeugung einer fördernden therapeutischen Umwelt beitragen. Ebendiese Einstellung wurde durch »die Betonung der leeren Leinwand, der Anonymität und Neutralität auf dem psychoanalytischen Schauplatz verhindert« (Lichtenberg, Lachmann und Fosshage, 2002, S. 91). Die Schwere, die bisweilen über Reaktionen des Analytikers und auch über psychoanalytischen Veranstaltungen liegt, und Zweifeln an der Seriosität oder Professionalität zuvorkommen soll, ist ein Auswuchs dieses klinischen Missverständnisses. Die Beschwerde des Patienten, dass wir ihn lediglich »professionell« behandeln, kann eine Form der Abwehr sein, ein Ausdruck seiner eigenen Angst vor Nähe; sie kann aber auch auf die anachronistische Auffassung dessen zurückzuführen sein, was analytische Interaktion im eigentlichen Sinn konstituiert. Wie soll der Patient die Absicht des Analytikers verstehen, wenn dieser zum Beispiel auf sein Bedürfnis nach Responsivität in einer völlig emotionslosen Weise eingeht? Auch wenn wir anerkennen, dass jeder Therapeut seinen eigenen Kommunikationsstil hat, bleibt die Analyse dennoch eine emotionale Kur für emotionales Leiden.

Der herkömmliche Grund, weshalb sich Analytiker vor größerer Offenheit und Flexibilität fürchten, hängt, wie wir wissen, nach wie vor mit der Angst vor den Folgen gratifizierender Reaktionen zusammen. Man orientiert sich an einer allzu engen Definition dessen, was eine analytische Reaktion ausmacht, und übersieht die spezifische Bedeutung, die der Patient vermitteln möchte und die der Analytiker verstehen und aufgreifen muss. Kritiker mögen demgegenüber einwenden, dass ich mit großem Aufwand einen Popanz errichte, um ihn dann ebenso aufwändig zu demontieren, indem ich eine verstaubte, erstarrte und unemotionale Psychoanalyse beschreibe, die der zeitgenössischen Praxis längst nicht mehr entspricht. Falls es sich so verhält, lasse ich mich gern eines Besseren belehren. Vielleicht hat das Problem – wenn ich über die Beschreibung konkreter paradigmatischer Veränderungen in der Psychoanalyse hinausgehe – etwas damit zu tun, dass ich therapeutische Sensibilitäten zu beschreiben versuche, die häufig nicht auf den ersten Blick sichtbar sind oder artikuliert werden, sondern sich in den Winkeln und Spalten historisch geprägter analytischer Traditionen und Einstellungen verbergen – Einstellungen, die das analytische Verhalten gleichwohl im Würgegriff halten, und zwar zum Nachteil sowohl der Patienten als auch des Klinikers, dem es unter diesen Umständen verwehrt ist, die gesamte Palette der großen Vielfalt menschlicher emotionaler Responsivität auszuschöpfen. Ich habe in allen Kapiteln dieses Buchs zu zeigen versucht, dass es mir nicht darum geht, gegen herkömmliche analytische Sichtweisen zu polemisieren; vielmehr möchte ich zum einen zeigen, wie sich die Risiken der Verbundenheit mit bestimmten analytischen Prämissen verschränken, und zum anderen mit Hilfe einer empathischen Beschreibung dieser Risiken dazu beitragen, dass sich die Analyse von überflüssigen Restriktionen befreien kann. Wenn die Psychoanalyse, die wir ihrem Gründungsvater Freud verdanken, lebendig bleiben und ihr gewaltiges Potential entfalten soll, müssen wir sie mit dem gleichen Mut, den Freud bewiesen hat, auch in Frage stellen können.

Eine weitere Sorge des Analytikers betrifft unter Umständen die Gefahr, sich am Agieren des Patienten zu beteiligen. Wie bereits erwähnt, können wir der Kritik, unanalytisch zu sein, vorbeugen, indem wir den Begriff »Agieren« durch »Inszenieren« ersetzen. Als Analytiker dürfen wir uns an Inszenierungen unter der Voraussetzung beteiligen, dass wir unserer traditionellen Aufgabe treu bleiben, den Patienten »forschend« zu verstehen und uns zu bemühen, die Entfaltung und Erweiterung seiner inneren Welt zu unterstützen. Gleichwohl bleibt ein Rest Stigmatisierung an Inszenierungen haften. Ist es nicht denkbar, dass wir unsere Deutungen eigentlich als symbolische Inszenierungen bezeichnen müssen, weil wir sowohl das, was unsere Patienten uns sagen wollen, als auch unsere eigenen symbolischen Deutungen oft erst nachträglich, mit großem zeitlichen Abstand, wirklich verstehen? Die Dichotomie zwischen symbolischen und anderen Reaktionsformen scheint zumindest im Hinblick auf ihren klinischen Nutzen und Kommunikationswert, insbesondere als Richtschnur für eine mutmaßlich korrekte analytische Reaktion, fragwürdig.

Eine sinnvollere Orientierungshilfe bei der Wahl der angemessenen Reaktion scheint die Einstimmung auf die Ebene der Strukturbildung und auf die spezifischen Bedeutungen, die verstanden werden müssen, zu sein. Winnicotts Überlegung, dass der Patient eine gute Deutung als eine Art Halten erlebt, lässt sich deshalb ohne weiteres auch umkehren. Den Patienten zu halten – sei's durch eine Deutung, durch eine direkte emotionale Äußerung wie eine Ermutigung oder andere Form der Hilfestellung, sei's durch eine Form des körperlichen Kontakts – kann dann ebenfalls als korrekte Deutung, wenn auch nicht im engen Sinn, und folglich als analytisch gelten. Analysieren heißt verstehen – nicht mehr und nicht weniger, und das Verstehen kann als abgestimmte Responsivität in dieser oder jener Form Ausdruck finden. Wenn wir dem Patienten eine Deutung geben, in der wir ihm zeigen, wie wir ihn verstehen, können wir ebenso viele Modi benutzen, wie er selbst es tut, um uns zu erklären, wie es in seiner inneren Welt aussieht. Ein Geschenk von einem

Patienten anzunehmen, ihm ein Taschentuch zu reichen oder außerhalb der Analysestunde einen Text zu lesen, den er uns gegeben hat, ist unter diesem Blickwinkel nicht zwangsläufig ein kollusives Agieren. Auch hier gilt die Faustregel: Wir müssen verstehen, was jede dieser Interaktionen für den Patienten bedeutet.

Umgekehrt kann die Weigerung des Analytikers, auf der Ebene des Inszenierens zu reagieren, den Patienten sosehr entmutigen und beschämen, dass er sich erneut in sein Versteck zurückzieht. Dies geschieht ausgerechnet in einer Situation, in der er den Mut aufgebracht hat, uns voller Stolz einen neuen Wachstumsimpuls zu signalisieren. Selbst wenn die oben beschriebenen Verhaltensweisen des Patienten defensive Aspekte enthalten, sind sie zweifellos auch ein Versuch, einen Kontakt herzustellen und sich uns zu zeigen. Es wird vom Kontext und von unserem Taktgefühl abhängen, wie wir unser Verständnis solcher Gesten ausdrücken. Auf dem Weg zur Heilung erreichen wir mit dem, wie wir sind und was wir nicht sagen, manchmal mehr als mit Worten.

Mittlerweile sind wir einer Antwort auf die Frage, was analytische Responsivität wirklich ist, entschieden näher gekommen. Zu diesem neuen Verständnis hat Kohuts Einsicht, dass er entscheidende Dinge, die er im Interesse seiner Patienten begreifen musste, vernachlässigt hatte, zweifellos wesentlich beigetragen. Seine Beschreibung der Selbstobjekt-Übertragung und der Selbstobjekt-Deutungen bahnte der Erweiterung unseres Responsivitätsspektrums den Weg. Heutzutage gilt es als notwendig und hilfreich, die zögerlich auftauchenden neuen Selbstzustände zu spiegeln und ihre Kohärenz auf diese Weise zu stärken. Dennoch werden stützende Interaktionen, gleichgültig, ob es sich um Selbstobjekt-Deutungen handelt, um die Anerkennung des Nutzens von Inszenierungen und nonverbalen Interaktionen oder um die Erweiterung unseres psychoanalytischen Repertoires um die Leading-edge-Deutungen, nach wie vor als unanalytisch betrachtet. Aktuelle neurowissenschaftliche Studien hingegen kommen zu einem ganz anderen Schluss.[20] Unter neurowissenschaftlichem Blickwinkel erweisen sich stützende Interaktionen als die einzige Reaktionsform, die den Patienten überhaupt erreichen kann, wenn der Prozess der Selbst-Objekt-Differenzierung noch durchgearbeitet wird. Symbolische Deutungen, die den Patienten

[20] Ich danke Fee Hintze, die mich auf diesen Aspekt bei einem Vortrag in der Arbeitsgemeinschaft für Psychoanalyse und Psychotherapie (A.P.B.) hinwies.

als getrenntes Objekt ansprechen und infolgedessen den stützenden Aspekt der Selbstobjekt-Funktion des Therapeuten unberücksichtigt lassen, können solche Patienten nicht erreichen.

Diskussion des Fallmaterials von Frau B.

Ich möchte zunächst betonen, dass es nicht darum geht, dass sich der Analytiker perfekt in den Patienten einzufühlen lernt. Ebenso wenig geht es darum, das ursprüngliche Entwicklungsdefizit ungeschehen oder wett zu machen. Dies ist, wie ich im Kapitel über das Trauma dargelegt habe, unmöglich. Aber wir können Alternativen anbieten, zum Beispiel eine Form der Verbundenheit, in der sich neue Strukturen der Subjektivität entwickeln können; oder wir können den Patienten Gelegenheit geben, ihr emotionales Gedächtnis um neue Erfahrungen zu bereichern – all dies ermöglicht es unseren Patienten, ihre emotionale Welt zu erweitern. Wir haben nicht das Ziel, alte Organisationsprinzipien durch neue zu ersetzen – wie zuvor erwähnt, kehren wir in Phasen erhöhter Belastung unter Umständen zu alten Organisationsstrukturen zurück –, sondern streben eine Erweiterung des Erfahrungshorizonts an. Indem der Patient mit uns zusammen neue Interaktionsmuster einübt, kann er neue Möglichkeiten, für sich und sein Wohlergehen Sorge zu tragen, internalisieren und zu anderen, positiveren emotionalen Schlussfolgerungen über sich selbst und die Art seiner Verbundenheit mit anderen gelangen. Dies erschließt ihm zugleich eine lebendigere Perspektive auf den Platz, den er in der Welt einnimmt.

Darüber hinaus ist nicht entscheidend, dass der Analytiker zum guten Objekt wird, indem er vorsätzlich eine Rolle agiert und Funktionen erfüllt, auf die der Patient seiner Meinung nach angewiesen ist. »Sowohl Hoffmann (1996) als auch Renik (1998) vertreten die Ansicht, dass die Schlüsselmomente, die eine Veränderung herbeiführen, jene spontanen, authentischen Momente sind, in denen der Analytiker aus den Grenzen des technischen analytischen Rituals ausbricht« (Lichtenberg, Lachmann und Fosshage, 2002, S. 89). Lichtenberg, Lachmann und Fosshage beschreiben die klinische Wirksamkeit und den Nutzen »disziplinierter spontaner Einlassungen, das heißt affektiver, spontaner Kommunikationen des Analytikers, die eruptiv in der Struktur einer analytischen Beziehung auftauchen« (ebd.). Insofern wir als Intersubjektivitätstheoretiker das umsichtige Handeln dem Festhalten an technischen Regeln vorziehen und alles, was in der Behandlung auftaucht oder möglicherweise eruptiv, vielleicht sogar überraschend, zutage tritt, als Produkt des intersubjektiven Feldes betrachten, würden wir nicht zwangsläufig von einem Ausbrechen aus den Grenzen des analytischen Prozesses sprechen. Vielmehr verstehen wir auch spontane, eruptive affektive Kommunikationen als Bestandteil der inneren Logik des intersubjektiven Feldes, selbst wenn uns diese Logik erst nachträglich einsichtig wird.

Mir ist folgendes wichtig: Wenn wir auf die radikale Unterscheidung zwischen spontanen, affektiven Inszenierungen und anderen Formen der analytischen Kommunikation oder Responsivität – etwa den Äußerungen des Patienten oder den Deutungen des Therapeuten auf der symbolischen Ebene – verzichten, fällt es uns leichter, solche Kommunikationen zuzulassen. Mir ist bewusst, dass die Symbolisierung einen Meilenstein der Entwicklung darstellt und dass eine Symbolisierungsunfähigkeit im Erwachsenenalter entweder auf die Notwendigkeit zurückzuführen ist, bestimmte Gefühle, die subjektiv als gefährlich empfunden werden, zu verdrängen, oder auf die Tatsache, dass bestimmte Gefühlszustände von der Umwelt nie validiert wurden und deshalb weiterhin dem unvalidierten Unbewussten angehören. In diesem Sinn verstanden, bleibt es weiterhin wichtig, zwischen den symbolisierten und den inszenierten Produktionen unserer Patienten zu unterscheiden. Aber diese klinisch bedeutsame Differenzierung darf nicht mit einem Urteil darüber verwechselt werden, was eine legitime analytische Kommunikation oder Reaktion konstituiert. Vielmehr ist die Unterscheidung lediglich für die Beurteilung der psychischen Ebene, mit der wir es zu tun haben, relevant.

Ich möchte nun die Diskussion des Materials von Frau B. wieder aufnehmen und die zentrale Frage nach dem therapeutisch wirksamen Faktor oder den kurativen Faktoren beantworten. Die therapeutische Wirkung hing nicht nur mit meiner Bereitschaft zusammen, auf ihre Wünsche einzugehen, sondern ergab sich auch aus dem Einfluss, den unser fortlaufender Dialog und unser Versuch herauszufinden, wie es sich anfühlte, in ihrer Haut zu stecken, auf ihr Lebensgefühl ausübte.

Frau B. betonte, dass meine Bereitschaft, auf ihren Wunsch nach körperlichem Kontakt einzugehen, für ihr Gefühl, gesund zu werden, natürlich von ausschlaggebender Bedeutung gewesen sei. Ich stimmte dem nicht etwa deshalb zu, weil ich der Illusion anhing, dass diese Geste eine Kindheit, in der ihr die Befriedigung eines menschlichen Grundbedürfnisses verwehrt geblieben war, hätte wettmachen können: Quantitativ betrachtet, war sie lediglich ein Tropfen auf dem heißen Stein. Ich stimmte zu, weil Frau B. mir zu sehen erlaubte, dass mein Eingehen auf ihren Wunsch für sie von wesentlicher Bedeutung war – und zwar auf mehreren Ebenen. Erstens hatte sie den Mut aufgebracht, ihren Wunsch auszusprechen. Damit hatte sie die Angst vor einer Wiederholung überwunden und einer lebenslangen negativen Erfahrung die Hoffnung entgegengesetzt, einmal, allen Schwierigkeiten zum Trotz, eine gute Erfahrung machen zu können. Sie wusste, dass ich eine körperpsychotherapeutische Ausbildung (Biosynthese) absolviert und mein Verständnis dadurch erweitert habe. Sie wusste jedoch auch, dass die Körperpsychotherapie kein integraler Bestandteil meiner täglichen Praxis war. Deshalb zeugte ihre Bitte von einem neu erwachten Gefühl der Berechtigung, einem neuen Selbstwertgefühl.

Zweitens war es für sie wesentlich, in der Lage zu sein, ein bestimmtes Gefühl des Grundvertrauens zurückzuerlangen und, analog zu Winnicotts Baby, zwischen dem gesuchten Objekt und dem Objekt, das sich selbst anbietet, nicht unterscheiden zu müssen: »Die Mutter ermöglicht dem Baby die Illusion, die Brust und das, was die Brust bedeutet, durch seinen bedürfnisbedingten Impuls erschaffen zu haben« (Winnicott [1951] 1983, S. 101). Hier erkennen wir deutlich, wie wichtig es war, dass der Impuls in der Patientin auftauchte und dass er angemessen beantwortet wurde: Sie suchte mich, und ich konnte mich finden lassen. Für die Säuglingsentwicklung hat Winnicott dies als die Grundlage einer psychosomatischen Kollusion beschrieben, die wiederum die Entstehung eines »Ich-bin"-Gewahrseins ermöglicht. Winnicott bezeichnete die psychosomatische Kollusion als »Personalisierung« – die Psyche nistet sich im Soma ein. »Personalisierung bedeutet nicht nur, dass die Psyche im Körper lokalisiert ist«, sondern dass »der gesamte Körper zur Heimstatt des Selbst wird« ([1945] 1983, S. 41). Was das Baby betrifft, so wird durch das adaptive Verhalten der hinreichend guten Mutter aus der Erfahrung: »Dies ist genau das, was ich brauchte«, die Gewissheit: »Dies habe ich erschaffen.« So begann für Frau B. der Prozess einer Reintegration von Körper und Psyche, als die Hoffnung wiederauflebte, eine Verbindung zwischen innerer und äußerer Realität herstellen zu können. Später sagte sie darüber: »Die Aura, die mich immer von anderen Menschen und von der Welt getrennt hatte, war verschwunden.« Das Gefühl, dass das, was sie sich wünschte, erschaffen und gefunden werden konnte, führte zu der Überzeugung, »dass die Welt enthält, was gewünscht und gebraucht wird« (S. 44). Wenn wir uns daran erinnern, dass Traumata uns unserer Absolutismen berauben, dann lässt uns der therapeutische Prozess von Frau B. hoffen, dass die Behandlung solche Verluste zu einem gewissen Grad wettmachen kann. In ihren eigenen Worten ausgedrückt: »Die Tatsache, dass ich Liebesgefühle empfinde, ermöglicht es mir, mich selbst liebenswert zu fühlen.«

Wir sind damit vertraut, dass die Entwicklung unserer Patienten gewöhnlich nicht nur an einer einzigen Stelle entgleist ist; Frau B.s Ablehnung ihres Körperselbst und ihres Bedürfnisses nach körperlicher Abstimmung war durch Vergewaltigungs- und Misshandlungserfahrungen verstärkt worden. Deshalb hat es den Anschein, als sei ihre gesamte Behandlung auf diesen Punkt, auf ihren Wunsch nach einer gutartigen, gewaltfreien, nicht-sexuellen körperlichen Berührung, zugesteuert; dahinter stand ihre Hoffnung, die Spaltung zwischen Seele und Körper zu heilen und das Grundgefühl, Teil der Menschheit zu sein, zurückzuerlangen. Dies war für sie das zentrale Problem, das bearbeitet und in einer neuen, heilenden Weise durchlebt werden musste, bevor sie sich weiterentwickeln konnte. Welch verheerende Folgen eine Unfähigkeit meinerseits gehabt hätte, auf ihren Entwicklungsimpuls, auf ihr Ringen um eine zweite Entwicklungschance einzugehen, kann man lediglich ahnen. Wenn ich mich rückblickend an den mit unserer Arbeit zuweilen einhergehenden Drahtseilakt erinnere, sehe ich die Risiken der Verbundenheit bestätigt. »Die eigentliche Herausforderung besteht darin, den Patienten zu erkennen und ihm auf diese Weise zu geben, was er braucht: jenen Trost, den Worte vor allem dem stärker regredierten Patienten nicht spenden können« (Rudermann, 2000, S. 110).

Ich sage weder, dass wir grundsätzlich in konkreter Weise auf die defizitbedingten Wünsche unserer Patienten eingehen müssen, noch setze ich ein solches Eingehen mit unbegrenzter Wunscherfüllung gleich. Im Rahmen ethischer Normen sind die Grenzen subjektiv und müssen auf einer individuellen Basis vom Patienten *und* vom Therapeuten gesetzt werden. Als Grundlage dient unser Verständnis der multiplen intersubjektiven Felder, in denen wir uns gemeinsam bewegen. Hierin liegt die Schönheit der Intersubjektivitätstheorie, die vielleicht in manchen Behandlern, wie ich gehört habe, das Gefühl der Befangenheit und des Unbehagens erzeugt, weil wir nicht wissen, was auftauchen und was die Situation uns abverlangen wird. Die Verantwortung trägt zweifelsfrei der Therapeut.

Ich habe die Analyse von Frau B. ausführlicher beschrieben, weil sie den intersubjektiven Charakter des therapeutischen Prozesses sowie die Risiken, die die Verbundenheit für den Patienten und für den Analytiker mit sich bringt, illustriert. Deutlich wird darüber hinaus auch die neue, ausgewogene Betonung der psychoanalytischen Arbeit mit dem Wachstumspotential des Patienten. In diesem Fallbeispiel, das für eine Analyse insofern nicht ganz typisch ist, als es auch einen Körperkontakt beinhaltet[21], wurden psychische Probleme letztlich auf einer hochsignifikanten symbolischen Ebene bearbeitet. Es zeigt, wie archaische Zustände auf höheren Ebenen der Strukturbildung integriert werden können. Ich erinnere an Frau B.s bewegenden Kommentar, dass sie sich nun »rundherum gut« fühle. Das Bedürfnis der Patientin nach körperlicher Berührung symbolisierte das zu einer sehr frühen Ebene gehörende Bedürfnis, akzeptiert zu werden und sich liebenswert fühlen zu können, statt ständig den Eindruck zu haben, dass sie und ihre Wünsche von vornherein toxisch und unakzeptabel seien. Sie hatte sich selbst als Belastung für andere empfunden und war überzeugt gewesen, dass niemand sich ihr zuwenden würde; dies hatte sich zu ihrer Überzeugung verdichtet, dass sie vom Leben an sich abgelehnt wurde. Eine weitere zentrale Phantasie war die Vorstellung, auf die Größe eines Säuglings zusammengeschrumpft auf meiner Brust zu liegen. Ein ausdrucksstärkeres Bild des menschlichen Bedürfnisses, sich angenommen und liebenswert zu fühlen, kann ich mir kaum vorstellen.

Übertragung und Gegenübertragung: das intersubjektive Feld

Ohne die Untersuchung meiner Gegenübertragung bliebe die Falldiskussion unvollständig. Vorausschicken muss ich eine kurze Erläuterung unseres Gegenübertragungsverständnisses. Wir bezeichnen mit dem Begriff die Art und Weise, wie die Strukturen der Subjektivität des Analy-

[21] Möglicherweise aber ist es auch nicht völlig untypisch. So schreibt Rudermann (2000): »Bedauerlicherweise beschreiben oder erläutern manche Analytiker, gleichgültig, ob sie klassisch orientiert sind oder nicht, häufig nicht das, was sie in ihren Sitzungen wirklich tun, sondern was ihre Kollegen ihrer Meinung nach hören wollen« (S. 109).

tikers die analytische Beziehung und insbesondere die Übertragung des Patienten organisieren. Das heißt, die Gegenübertragung wird, ähnlich wie die Übertragung, als psychische Organisationsaktivität verstanden. Deshalb gelten für ihr Verständnis die gleichen Prinzipien, an denen sich auch unsere Sicht der Übertragung orientiert. Wir betrachten die Gegenübertragung nicht als Verzerrung, Regression, Verschiebung oder Projektion. Aber wir gehen davon aus, dass sie die Übertragung des Patienten prägt. Übertragung und Gegenübertragung sind perfekte Beispiele für das intersubjektive Feld. »Patient und Analytiker bilden zusammen ein unteilbares psychisches System« (Atwood und Stolorow, 1984, S. 64).

Orange hat zur Bezeichnung des Beitrags, den der Analytiker zur Gestaltung des intersubjektiven Feldes leistet, 1995 das Konzept der Co-Übertragung eingeführt. In einem sehr weiten Sinn bezeichnet »Co-Übertragung« demnach »die gleichzeitige und wechselseitige Organisationsaktivität von Analytiker und Patient« (Orange, 1995, S. 63). Wir ziehen den Begriff Co-Übertragung der Bezeichnung Gegenübertragung vor, weil ihm nicht die Konnotation eines »gegen« die Übertragung gerichteten Reagierens anhaftet und weil er nicht impliziert, dass wir uns vom Erleben des Patienten distanzieren könnten, »als ob die Gegenübertragung ein eigenständiges Instrument sei, das der Kliniker benutzen könne« (ebd., S. 67). Oranges Konzept stimmt mit Loewalds (1986) Ansicht überein, dass es »unbedacht, ja sogar unmöglich ist, Übertragung und Gegenübertragung als zwei getrennte Phänomene zu behandeln. Sie sind zwei Seiten ein und derselben Dynamik und wurzeln in unauflösbaren Verflechtungen mit anderen« (Loewald 1986; zitiert nach Orange, 1995, S. 67). »Die Co-Übertragung behandelt die Organisationsaktivität von Patient und Analytiker als die zwei Seiten derselben Dynamik. Keiner dieser Aktivitäten ist ein Etikett mit pejorativer Konnotation angemessen« (Orange, 1995, S. 67). Das bedeutet, wie bereits erwähnt, nicht, dass es zwischen der Beteiligung des Analytikers und der des Patienten keinen Unterschied gebe. Die Beziehung ist wechselseitig, aber asymmetrisch. Die Co-Übertragung umfasst sowohl die persönliche Geschichte als auch die Organisationsprinzipien des Analytikers. Unsere Selbstkenntnis ist eine unverzichtbare Voraussetzung für unsere Empathie, denn wir müssen uns den idiosynkratischen Charakter unserer Wahrnehmungen bewusst machen können, um in der Lage zu sein, uns von ihnen zu distanzieren und zu erkennen, inwiefern sich die subjektive Welt des Patienten von unserer eigenen unterscheidet. Wir »behalten den Begriff Gegenübertragung den begrenzten und reaktiven emotionalen Erinnerungen des Analytikers vor, die das empathische Verstehen und die optimale Responsivität einschränken« (ebd., S. 74). Die mögliche Kritik, dass wir das Konzept der Gegenübertragung sosehr erweitert haben, dass es seine Bedeutung verliert oder dass es, schlimmer noch, zum Ausdruck eines narzisstischen Bedürfnisses wird, uns in den Vordergrund des Behandlungsprozesses zu drängen, kann nur dann zutreffen, wenn wir den intersubjektiven Charakter der menschlichen Existenz im Allgemeinen und in der Psychoanalyse im Besonderen nicht anerkennen.

Nun zu meiner eigenen Gegenübertragung. Eine tiefere Analyse meiner Empfindungen führte mich zu der unbequemen, aber der Wahrheit entsprechenden Erkenntnis, dass meine Bedenken weniger aus der Intensität von Frau B.s Gefühlen resultierten als aus den Ängsten, die durch tiefe Zuneigungsgefühle geweckt werden. Warum sollten solche Gefühle derart furchterregend sein? Ich wende mich erneut dem Risiko der Verbundenheit zu. Sobald Liebesgefühle auftauchen, sind Verlustängste nicht fern. Liebe, so scheint es, weckt letztlich größere Angst als Aggression. Fürchtete ich mich? Natürlich. Aber ich hatte zugleich das Gefühl, dass daran nichts falsch war. Im Nachhinein habe ich mich gefragt, wovor ich Angst hatte. Als Frau B. zu dem Schluss gelangte, dass sie liebenswert sein müsse, weil ich meine Hand auf ihren Kopf gelegt hatte, habe ich ihr nicht widersprochen. Ich setze das Schweigen genauso ein wie andere Analytiker: um unaufdringlich präsent zu bleiben und um den Gefühlen und Phantasien des Patienten Raum zu geben. Ich empfinde eine väterliche Zuneigung gegenüber Frau B. Jeder Vater, jede Mutter kennt die Bandbreite solcher Gefühle. Mir wurde klar, dass ich befürchtete, meine Gefühle innerlich nicht kontrollieren, ihnen keine Grenze setzen zu können. Damit meine ich nicht, dass ich fürchtete, Liebesgefühle zu entwickeln, wie man sie gegenüber einem Partner oder einer Ehefrau empfindet, denn diese Liebesgefühle gehen immer auch mit einer romantisch-erotischen Komponente einher. Ich nahm Frau B. durchaus als attraktive Frau wahr, aber diese Wahrnehmung blieb gegenüber der Klarheit meines Gewahrseins ihrer archaischen Bedürfnisse nach mütterlicher Abstimmung nebensächlich.

In diesem Zusammenhang haben mir meine körperpsychotherapeutischen Erfahrungen sehr geholfen. In vielen Fällen lässt ein körperlicher Kontakt, der wegen seiner möglichen sexuellen Konnotationen vor allem in psychoanalytischen Kreisen häufig gefürchtet wird, die ganze Komplexität affektiver Reaktionen zutage treten; so zeigt sich auch, in welch hohem Maß sexuelle Phantasien in Wirklichkeit unter Umständen eine Dekontextualisierung der zahlreichen Formen des Bedürfnisses nach menschlichem Kontakt darstellen. Ironischerweise können sexuelle Phantasien auch eine Spaltung zwischen Psyche und Körper anzeigen: Sie verschwinden, sobald es zu einem realen Körperkontakt kommt – so pflegte mein erster deutscher Psychoanalytiker zu spötteln: »Sexualität ist eine Erfindung der Wissenschaft.« Der Selbstpsychologie wurde vorgeworfen, die Sexualität aus der Psychoanalyse entfernt zu haben. Diese Kritik parierte Stolorow während einer Tagung mit der humorvollen Antwort: »Gibt es nach der Kohäsion noch Begehren? Darauf können Sie wetten!« Mir geht es um Folgendes: Wir ignorieren die Sexualität als starke Motivationskraft im Leben des Menschen keineswegs. Wir kritisieren aber ihre Dekontextualisierung, die implizite Vernachlässigung ihrer hochgradig subjektiven Bedeutungen. Ian Suttie wandte sich gegen Freuds so genannten »Pansexualismus«, weil dieser der Dimension der Zärtlichkeit nicht Rechnung trage. Die menschlichen Strebungen auf die Sexualität – und sei's im weitesten Freudschen Sinn – und auf die Aggression zu reduzieren ist eine Einschränkung der Gefühle, die eine bestimmte Art hoher Affektintensität mit der Fähigkeit verwechselt, das gesamte Spektrum der Emotionen in all ihrer Tiefe zu erleben. Wer würde behaupten, dass ein Gefühl der Zärtlichkeit nicht ebenso intensiv sein kann wie ein sexuelles Gefühl?

Im Falle von Frau B. habe ich nicht zugelassen, dass mir die Angst das Herz verschloss. Stattdessen vertraute ich auf die Seite der Verwundbarkeit und ließ das Risiko der Verbundenheit zu. Dies gab mir ein Gefühl der Ruhe, Verantwortlichkeit, Kohärenz und Dankbarkeit. Das Ziel der Therapie besteht letztendlich darin, es dem Patienten zu ermöglichen, sich selbst zu lieben, sich zu erinnern, wer er ist; wenn alles gut geht, erinnern auch wir uns, wer wir sind. Als Winnicott ([1962] 1984) die Ziele der Psychoanalyse beschrieb, vertrat er die Ansicht, dass Therapeuten mit archaischen Ebenen der Strukturbildung analytisch arbeiten können: »Wenn es unser Ziel weiterhin bleibt, das entstehende Bewusstsein im Rahmen der Übertragung zu verbalisieren, dann praktizieren wir Analyse; wenn nicht, sind wir Analytiker, die etwas anderes praktizieren, von dem wir glauben, dass es der Situation angemessen ist. Und warum nicht?« (S. 222) Diese Aussage hat ihre Gültigkeit bis heute nicht verloren. Ergänzend möchte ich hinzufügen, dass die Entwicklung der Psychoanalyse glücklicherweise nicht stehen geblieben und die Toleranz für das, was der Situation angemessen ist, gewachsen ist. So schrieb Kohut ([1977] 1979): »[...] die Welt absoluter Werte [...] ist ernst, und diejenigen, die in ihr leben, sind ernst, weil ihre freudige Suche geendet hat – sie sind zu Verteidigern der Wahrheit geworden. Die Welt der kreativen Wissenschaft jedoch ist von Menschen bewohnt, die noch spielen können, die begreifen, dass die Realität, die sie umgibt, in ihrer Essenz nicht gekannt werden kann« (S. 218).

In ihrem wegweisenden Beitrag »Intimate communications: the values and boundaries of touch in the psychoanalytic setting« formuliert Ellen Rudermann (2000) mehrere Aspekte, die für diese Diskussion relevant sind. Sie erklärt die Rolle, die Berührungen in der Entwicklung spielen, und ihre Funktion für die Herstellung der Mutter-Kind-Bindung sowie für den Aufbau eines gesunden Selbstbildes. Sie zitiert etliche Autoren[22], die »den sinnlich-perzeptiven Austausch zwischen dem Säugling und seiner Bezugsperson [betonen] und zwischen einer Übertragung, die auf Sprache und Sprachsymbolen beruht, sowie einer nonverbalen Übertragung unterschieden haben« (S. 120) Die nonverbale, im Körper gründende Übertragung hängt mit präverbalen Erfahrungen zusammen und kann deshalb der Säuglingsforschung zufolge »nur über nonverbale Kanäle erreicht und reaktiviert werden – insbesondere durch die Körpersprache« (ebd.). Die auf Sprache und Sprachsymbolen beruhende Übertragung gehört bekanntermaßen einer späteren Entwicklungsphase an. So fährt Rudermann fort: »Berührung muss nicht mit Sexualität oder mit aggressivem Verhalten zusammenhängen oder als Gegenübertragungsagieren betrachtet werden« (ebd.). Ähnlich wie ich selbst hat sie stattdessen die Erfahrung gemacht, dass Berührungen einen beruhigenden und tröstenden Einfluss ausüben, vor allem auf Patienten, die unter fundamentalen Gefühlen des Beschädigtseins und der

[22] Mahler und McDevitt (1982); Ainsworth (1989); Main und Solomon (1990); Brazelton (1992); Stern (1985); Beebe, Jaffe und Lachmann (1992); Lichtenberg, Fosshage und Lachmann (1992); Schore (1996).

Wertlosigkeit leiden. Freuds These, dass die Blockierung der Triebabfuhr – wir würden sagen, die Blockierung der nonverbalen Affektäußerungen des Patienten – eine Umwandlung in verbale Symbolisierung nach sich zöge, hat sich als Irrtum erwiesen. Infolgedessen wird die Überlegung, dass nonverbale Austauschvorgänge – einschließlich der Berührung – die Übertragung behindern, heute anders verstanden. Bei manchen Patienten, etwa bei Frau B., wäre ein Vermeiden von körperlichem Kontakt gleichbedeutend mit einer Wiederholung der ursprünglichen, in der Kindheit erlebten körperlichen Zurückweisung gewesen. Das Berührungstabu kann sogar dem Widerstand zuarbeiten, weil es das kalte, isolierende Idiom der Betreuung verstärkt, dem der Patient so verzweifelt zu entkommen versucht. Im Unterschied zu einer interaktiven, vom Geist der Untersuchung geleiteten Haltung kann die abstinente, neutrale und anonyme Haltung ein therapeutisches Klima erzeugen, das ebenjene pathologische Situation reproduziert, die sie zu heilen versucht. Um Missverständnissen vorzubeugen, betone ich noch einmal, dass es für manche Patienten überaus wichtig sein kann, dass der Analytiker einen eher gedämpften, zurückhaltenden Ansatz wählt, die Bandbreite seiner Expressivität einschränkt und nicht mit Berührungen arbeitet. Aber diese Entscheidung beruht auf dem individuellen Verständnis des jeweiligen Patienten und seiner Bedürfnisse und nicht auf einer universal anwendbaren Verhaltensvorschrift bezüglich einer mutmaßlich korrekten analytischen Haltung. Deshalb müssen wir die Internalisierung der Abstinenz als psychoanalytisches »Absolutum« in Frage stellen. Diesem Absolutum zum Trotz, so erklärt Rudermann auch, arbeiteten Searles, Balint und Winnicott bei manchen Patienten durchaus mit körperlichen Berührungen. Bei Patienten wie Frau B. haben wir die Aufgabe, »stärker auf die präsexuelle Berührungsphase einzugehen und die Nuancen der Entwicklungsbedürfnisse einschließlich des Bedürfnisses nach Berührung gelassener zu handhaben« (McLaughlin, 1995; zitiert nach Rudermann, a.a.O., S. 112 f.). Unsere Angst vor dem Missbrauch der Berührung, nicht aber die unerotische Berührung an sich, hindert uns unter Umständen daran, optimal auf einen Patienten zu reagieren.

Dass sie in der Lage war, ihr Berührungsbedürfnis zu äußern, bedeutete für Frau B. eine vollständige Revision ihrer grundlegenden Überzeugungen über sich selbst und das Leben. Im Gespräch, auf der symbolischen Ebene, konnten wir klären, dass es ihr zeigte, dass sie bekommen konnte, was sie brauchte, dass sie sich akzeptiert fühlte, dass sie liebenswert war. Wir bearbeiteten auch die Frage meiner emotionalen Verfügbarkeit. Trotz ihrer tiefen Bedürftigkeit und ihrer Angst, von dieser Intensität überwältigt zu werden oder zu sehen, dass ich von ihr überwältigt würde, konnten wir die Ängste, die mit tiefen Gefühlen einhergingen, auflösen, indem wir verstanden, dass wir es nicht mit einem unwiderruflichen Defizit zu tun hatten, sondern mit dem Bedürfnis eines Babys, gehalten zu werden – mit all den damit verbundenen symbolischen Implikationen. Die analytische Aufgabe blieb dieselbe: zu verstehen, was die Patientin brauchte, darauf einzugehen und dieses Verständnis in Worte zu fassen. Wie Winnicott uns gelehrt hat: Der Patient erlebt eine korrekte Deutung so, als würde er gehalten. Und gehalten oder berührt zu werden kann, wie ich zu erklären versucht habe, im erweiterten Sinn ebenfalls als korrekte Deutung dessen angesehen werden, was der Patient uns vermittelt.

Ich habe zu verstehen gelernt, dass ich mich nicht davor fürchtete, den symbolischen Pfad des gesprochenen Wortes zu verlassen und mich auf dem wortlosen Weg des körperlichen Kontakts zu verirren; vielmehr hatte ich Angst davor, meine Gefühle zuzulassen. Ich fürchtete nicht die Berührung, sondern fürchtete, in einem inneren Sinn berührt zu werden: Ebendieses Berührtwerden ist das unserer gesamten Arbeit inne liegende Risiko der Verbundenheit. Wodurch war das intersubjektive Feld, unter dem Blickwinkel der Intersubjektivitätstheorie betrachtet, determiniert? Beide fürchteten wir nichts anderes, als aus der Kälte ins Warme zu kommen. Unsere psychoanalytische Begegnung hatte Frau B. das Gefühl vermittelt, »einen sonnendurchfluteten Raum zu betreten. Ich habe mich immer für blind gehalten, aber in Wirklichkeit war es dort, wo ich herkomme, einfach nur dunkel.« Sie erwähnte auch, dass sie die Menschen nun mit liebevollem Blick ansehen könne. Körperpsychotherapeutisch gesprochen, könnten wir sagen, dass ihr Blick mutig geworden sei. Analytisch gesprochen, könnten wir sagen, dass sie, indem sie eine tiefe Verbindung zu einem anderen Menschen, ihrem Analytiker, aufnehmen konnte, gleichzeitig die Verbindung zu sich selbst und zur Welt wiederherstellte. Angesichts all der Zweifel über den Nutzen der Psychotherapie ist es für Psychotherapeuten beruhigend zu wissen, dass ein einziges menschliches Wesen etwas verändern, eine tief greifende Veränderung im Leben eines anderen Menschen in Gang setzen kann – sofern wir bereit sind, uns in das intersubjektive Feld hineinzuwagen und das Risiko einzugehen, auf schmalem Grat zu wandern – »to walk the line, and let the line walk us«.

Der Kreis hat sich, wenn wir auf das Bild des Kartenspiels, des »52-card pick-up«, zurückblicken, mit dem ich zu Beginn dieses Buches das Risiko der Verbundenheit illustriert habe, geschlossen: Analytiker und Patient müssen abwägen, ob sie bereit sind, das Risiko der Verbundenheit einzugehen, das manchmal ein spielerischer Austausch ist und manchmal eine Begegnung, die Angst macht – aber wohl kaum nur ein Spiel.

Danksagung

Ein Buch zu schreiben ist, wie sich auf eine Entdeckungsreise zu begeben. Man sucht ein Ziel, merkt aber alsbald, dass das Ziel anfängt, einen zu finden. Man spricht über ein Thema, und nach einer Weile spricht das Thema zurück. Die Gedanken gewinnen nicht nur an Form, sondern beanspruchen zunehmend eine Realität für sich.

Es ist wie mit den Patienten. Man hilft ihnen, sich zu finden, und findet sich dabei auch selbst.

Beim Schreiben hatte ich viele Begleiter, wie sollte es auch anders sein – no man is an island – diesen möchte ich danken.

Zunächst gilt mein Dank meinen Patienten, die mir meine Augen, unsere Gefühlswelten und unsere Horizonte öffneten.

Ich möchte den folgenden Kollegen und Supervisanden danken, die mit mir im Dialog diesen wunderbar unmöglichen Beruf zu verstehen versuchten: Kati Albert, Uta Imke-Blohm, Frank Blohm, Ute Ciuni, Andrea Huppke, Doris Junk, Kerstin Kuppke, Beate Lauer, Christine Matthé, Mariola Pawlowska-Kucela, Dorlis Reuter, Christine Schmidt, Vera Söder, Heribert Vogt, Adriane Wacholz-Abiodun, Cornelia Wagner.

Mein Dank gilt auch der Wissenschaftlichen A.G., der Arbeitsgemeinschaft für Psychoanalyse und Psychotherapie, Berlin, als offenem Forum für die Diskussion psychoanalytischer Ideen.

Die folgenden Kollegen haben mein Mauskript oder Teile davongelesen und mir wertvolle Hinweise gegeben: Monika Amler, Hartmut Beucke, Martin Großmann, Andrea Harms, Frank Horzetzky, Angelika Korp, Joseph Lichtenberg, Donna Orange, Lannie Peyton, Robert Stolorow.

Donna Orange war die erste, die mir – während eines verregneten Spaziergangs in Rom – die Idee, ein Buch zu schreiben, nahelegte. Ihre Bücher und ihre Freundschaft waren ein ständiger Begleiter beim Schreiben.

Robert Stolorow, Mentor, Kollege, Freund hat auf vielen Ebenen die expansiven Regungen über die Jahre unterstützt, gefördert, angefeuert.

Monika Amler, die für den Verlag auf mich zugekommen ist, danke ich dafür, dass sie das Projekt ins Rollen gebracht hat.

Elisabeth Vorspohl hat nicht nur die Bedeutung, sondern auch den

Rhythmus und den Ton meiner Sprache ausgezeichnet erfasst und übersetzt.

Christine Treml, meiner Lektorin, danke ich herzlich für ihre hilfreiche und stets unterstützende Begleitung.

Ich danke meiner Frau, Hilla Jaenicke, für ihren schonungslosen Enthusiasmus, ihrer Ausdauer in der Begleitung, ihr tiefes klinisches Verständnis, ihre Herausforderungen an richtiger Stelle und für ihren Glauben an mich.

Literatur

Ainsworth, M. D. (1989). Attachments beyond infancy. *Amer. Psychol.* 4: 709–716.

Altmeyer, M. (2004). Self, narcissism and intersubjectivity. In: *Selbstpsychologie. Europäische Zeitschrift für psychoanalytische Therapie und Forschung* 5: 275–288.

Altmeyer, M., und H. Thomä (2006). *Die vernetzte Seele. Die intersubjektive Wende in der Psychoanalyse.* Stuttgart (Klett-Cotta).

Aron, L. (1996). *A Meeting of Minds. Mutuality in Psychoanalysis.* Hillsdale, N. J (The Analytic Press).

Atwood, G. E., and R. D. Stolorow (1979). *Faces in a Cloud. Subjectivity in Personality Theory.* New York, London (Jason Aronson). 2. Aufl. 1993.

Atwood, G. E., und R. D. Stolorow (1984). *Structures of Subjectivity. Explorations in Psychoanalytic Phenomenology.* Hillsdale, N. J. (The Analytic Press).

Baranger, M., und W. Baranger (1961/62). La situacion analitica como campo dinamico. In: *Revista Uruguaya de Psicoanalisis* 4: 3–54.

Basch, M. (1985). Interpretation: Toward a developmental model. In: *Progress in Self Psychology.* B.1. Hg. von A. Goldberg. New York (Guilford Press), S. 33–42.

Beebe, B., J. Jaffe und F. M. Lachmann (1992). A dyadic systems view of communication. In: *Relational Perspectives in Psychoanalysis.* Hg. von N. J. Skolnick und S. C. Warshaw. Hillsdale, N. J. (The Analytic Press), S. 61–83.

Bergmann-Mausfeld, G. (2000) Empathie und Resonanz. Psychoanalyse und Säuglingsforschung. In: *Forum Psychoanal.* 16: 204–213.

Bernstein, R. (1983). *Beyond Objectivism and Relativism: Science, Hermeneutics, and Praxis.* Philadelphia (University of Philadelphia Press).

Bettelheim, B. (1982). *Erziehung zum Überleben. Zur Psychologie der Extremsituation.* München (dtv).

Bezoari, M., und A. Ferro (1992). From a play between »parts« to transformations in the couple: psychoanalysis in a bipersonal field. In: *Shared Experience. The Psychoanalytic Dialogue.* Hg. von L. N. Momigliano und A. Robutti. London, New York (Karnac Books) 1992.

Bion, W. (1990). *Brazilian Lectures.* London (Karnac Books).

Bodansky, R. (2004). The benefit of humor in psychoanalysis. *Selbstpsychologie. Europäische Zeitschrift für Psychoanalytische Therapie und Forschung* 5: 298–310.

Bollas, C. (1987). *The Shadow of the Object: Psychoanalysis of the Unthought Known.* London (Free Association Books). (1997) *Der Schatten des Objekts. Das ungedachte Bekannte. Zur Psychoanalyse der frühen Entwicklung.* Übers. von C. Trunk. Stuttgart (Klett-Cotta).

Bollas, C. (1989). *Forces of Destiny: Psychoanalysis and Human Idiom.* London (Free Association Books).

Brandchaft, B., und R. D. Stolorow (1988). In: *Borderline and Narcissistic Patients in Therapy.* Hg. von N. Slavinska-Holy. New York (International Universities Press), S. 243–266.

Brandchaft, B. (1993). To free the spirit from its cell. In: *The Intersubjective Perspective.* Hg. von R. D. Stolorow, G. Atwood und B. Brandchaft. Northvale, N.J. (Aronson), S. 57–76.

Brazelton, T. B. (1992). *Touchpoints: Your Child's Emotional and Behavioral Development.* Boston, Mass. (Addison-Wesley Publishing Co.).

Demos, E. V. (1987). Affect and the development of the self: a new frontier. In: *Frontiers in Self psychology.* Hg. von A. Goldberg. Hillsdale, N.J. (The Analytic Press), S. 27–53.

Di Chiara, G. (1992). Meeting, telling and parting: three basic factors in the psychoanalytic experience. In: *Shared Experiene. The Psychoanalytic Dialogue.* London, New York (Karnac Books), S. 21–41.

Dufresne, T. (2003). *Killing Freud. Twentieth-Century Culture and the Death of Psychoanalysis.* London, New York (Continuum).

Freud, A. (1936). Das Ich und die Abwehrmechanismen. In: *Die Schriften der Anna Freud.* Bd. 1. Frankfurt am Main (Fischer) 1987, S. 193–355.

Freud, S. (1910a). *Über Psychoanalyse. G.W.*, Bd. 8, S. 1–60.

Freud, S. (1912e). Ratschläge für den Arzt bei der psychoanalytischen Behandlung. *G.W.*, Bd. 8, S. 376–387.

Freud, S. (1915a). Bemerkungen über die Übertragungsliebe. *G.W.*, Bd. 10, S. 306–321.

Freud, S. (1915e). Das Unbewußte. *G.W.*, Bd. 10, S. 364–303.

Gadamer, H. (1960). *Wahrheit und Methode: Grundzüge einer philosophischen Hermeneutik.* Tübingen (Mohr) 1990.

Gill, M. M. (1982) *Analysis of Transference. Vol. 1. Theory and Technique.* New York (International Universities Press). (1996) *Die Übertragungsanalyse. Theorie und Technik.* Übers. von E. Vorspohl. Frankfurt am Main (Fischer).

Gill, M. M. (1983). The interpersonal paradigm and the degree of the therapist's involvement. *Contemporary Psychoanalysis* 19/2: 200–237.

Gill, M. M. (1984). Psychoanalysis and psychotherapy: A revision. *International Review of Psychoanalysis* 11: 161–180.

Gill, M. M. (1994). *Psychoanalysis in Transition*. Hillsdale, N. J. (The Analytic Press).

Heisterkamp, G. (2002). *Basales Verstehen. Handlungsdialoge in Psychotherapie und Psychoanalyse*. Stuttgart (Pfeiffer bei Klett-Cotta).

Hoffmann, I. Z. (1996). The intimate and ironic authority of the psychoanalyst's presence. *Psychoanal. Quart.* 65: 102–136.

Jaenicke, C. (1987). Kohut's concept of cure. In: *The Psychoanalytic Review* 74: 537–548.

Jaenicke, C. (1993). Self psychology is not supportive psychotherapy: An answer to its critics. *Psychoanalytic Review*: 80: 253–264.

Jaenicke, C. (1999). Die Evolution der Bezogenheit. Von Kohuts Selbstpsychologie zu Stolorows Intersubjektivitätstheorie. In: *Wunden der Seele – Chancen der Heilung*. Hg. von E. Bartosch. Wien (Verlag Neue Psychoanalyse Wien).

Jaenicke, C. (2001). Diskussion von Joseph D. Lichtenbergs »Übertragung als Kommunikation: Die Sprache des Körpers«. *Selbstpsychologie. Europäische Zeitschrift für Psychoanalytische Therapie und Forschung* 2: 305–310.

Jaenicke, C., und W. Milch (2002). Epilogue. *Selbstpsychologie. Europäische Zeitschrift für Psychoanalytische Therapie und Forschung* 3: 264–266.

Jaenicke, C. (2002). Summary. Deconstructing the myth of the neutral analyst. An alternative view from intersubjective systems theory. *Selbstpsychologie. Europäische Zeitschrift für Psychoanalytische Therapie und Forschung* 3: S.206–209.

Jaenicke, C. (2003). Der Andere in der zeitgenössischen Psychoanalyse. Überlegungen zu Kohut und seinen Nachfolgern. In: *Der »Andere« in der Selbstpsychologie*. Hg. von E. Bartosch. Wien (Verlag Neue Psychoanalyse Wien).

Kernberg, O. (1975). *Borderline Conditions and Pathological Narcissism*. New York (Jason Aronson). (1978) *Borderline-Störungen und pathologischer Narzißmus*. Übers. von H. Schultz. Frankfurt am Main (Suhrkamp).

Klein, G. (1973). Two Theories or One? *Bulletin of the Menninger Clinic* 37: 102–132.

Knoblauch, S. (2000). *The Musical Edge of Therapeutic Dialogue*. Hillsdale, N. J. (The Analytic Press).

Kohut, H. (1959). Introspection, empathy, and psychoanalysis: an examination of the relationship between mode of observation and theory.In: *The Search for the Self*. Bd. 1. Madison, CT (International Universities Press) 1978, S.205–232. (1977) Introspektion, Empathie und Psychoanalyse. Zur Beziehung zwischen Beobachtungsmethode und Theorie. In: ders., *Introspektion, Empathie und Psy-*

choanalyse. Aufsätze zur psychoanalytischen Theorie, zu Pädagogik und Forschung und zur Psychologie der Kunst. Übers. von K. Hügel. Frankfurt am Main (Suhrkamp), S. 9–35.

Kohut, H. (1971). *The Analysis of the Self.* New York (International Universities Press). (1973) *Narzißmus. Eine Theorie der psychoanalytischen Behandlung narzistischer Persönlichkeitstörungen.* Übers. von L. Rosenkötter. Frankfurt am Main (Suhrkamp).

Kohut, H. (1977). *The Restoration of the Self.* Madison, CT (International Universities Press). (1981) *Die Heilung des Selbst.* Übers. von E. vom Scheidt. Frankfurt am Main (Suhrkamp).

Kohut, H. (1980). Reflections on Advances in Self Psychology. In: *Advances in Self Psychology.* Hg. von A. Goldberg. Madison, CT (International Universities Press), S. 473–554.

Kohut, H. (1982). Introspection, empathy, and the semicircle of mental health. *International Journal of Psycho-Analysis* 63: 395–408. (2001) Introspektion, Empathie und der Halbkreis psychischer Gesundheit. Übers. von E. Vorspohl. *Selbstpsychologie. Europäische Zeitschrift für Psychoanalytische Therapie und Forschung* 2: 147–168.

Kohut, H. (1984). *How Does Psychoanalysis Cure?* Hg. von A. Goldberg und P. Stepansky. Chicago (The University of Chicago Press). (1987) *Wie heilt die Psychoanalyse?* Übers. von E. vom Scheidt. Frankfurt am Main (Suhrkamp).

Krystal, H. (1988). *Integration and Self-Healing. Affect, Trauma, Alexithymia.* Hillsdale, N. J. (The Analytic Press).

Lachmann, F. (2003). *Humor, Spontaneity and Communication in the Therapeutic Process.* Lecture held in Rome and Chicago.

Lachmann, F. (2005). Die therapeutische Wirkung und der therapeutische Akteur. Übers. von E. Vorspohl. *Selbstpsychologie. Europäische Zeitschrift für Psychoanalytiscche Therapie und Forschung* 21/22: 327–343.

Lichtenberg, J., F. M. Lachmann und J. Fosshage (1992). *Self and Motivational Systems. Toward a Theory of Psychoanalytic Technique.* Hillsdale, N. J. (The Analytic Press). (2000) *Das Selbst und die motivationalen Systeme. Zu einer Theorie psychoanalytischer Technik.* Übers. von H. Fehlhaber. Frankfurt am Main (Brandes & Apsel).

Lichtenberg, J. (2005). Was wir heutzutage über Veränderungen als Resultat von expliziter Kommunikation wissen und was wir über den Einfluss impliziter Kommunikation dazulernen. Übers. von H. Bodansky. *Selbstpsychologie. Europäische Zeitschrift für Psychoanalytische Therapie und Forschung* 21/22: 300–314.

Lichtenberg, J., F. M. Lachmann und J. Fosshage (2002). *A Spirit of Inquiry. Communication in Psychoanalysis.* Hillsdale, N. J. (The Analytic Press).

Lichtenberg, J. (2005). *Craft and Spirit: A Guide to the Exploratory Psychotherapies*. Hillsdale, N. J. (The Analytic Press).

Loewald, H. (1960). Perspectives on memory. In: ders., *Papers on Psychoanalysis*. New Haven, CT (Yale University Press) 1980. (1986) Perspektiven der Erinnerung. In: ders., *Psychoanalyse. Aufsätze aus den Jahren 1951–1979*. Übers. von H. Weller. Stuttgart (Klett-Cotta), S. 130–157.

Loewald, H. W. (1986) Transference-Countertransference. *Journal of the American Psychoanalytic Association* 34: 275–287.

Maccio, D. V. (1992). Surviving, existing, living: reflections on the analyst's anxiety. In: *Shared Experience. The Psychoanalytic Dialogue*. London, New York (Karnac Books).

Mahler, M. und McDevitt, J. (1982) Thoughts on the emergence of self, with particular emphasis on thee body self. *Journal of the American Psychanalytic Association* 30: 827–848.

Main, M. and Solomon (1990). Procedures for identifying infants disorganized disorientated during the Ainsworth Strange situation. In: *Attachment in the Preschool Years: Theory, Research and Intervention*. Hg. von A. Goldberg, D. Cicchetti und M. Cummmings. Chicago (University of Chicago Press), S. 121–160.

McLaughlin, J. (1995). Touching limits in the analytic dialogue. *Psychoanalytic Quarterly* 64: 446.

Meotti, A., und F. Meotti (1988). *Colpa e responsabilita: Un altro problema per il contotransfert e línterpretazione*. Vortrag, 8. Kongress der Italienischen Psychoanalytischen Vereinigung, Sorrent.

Miller, A. (1981). *Das Drama des begabten Kindes und die Suche nach dem wahren Selbst*. Frankfurt am Main (Suhrkamp) 2004.

Miller, J. (1985). How Kohut actually worked. In: *Progress in Self Psychology*. Bd. 1. Hg. von A. Goldberg. New York (Guilford), S. 12–30. (2005) Wie Kohut wirklich arbeitete. Übers. von G. da Coll. *Selbstpsychologie. Europäische Zeitschrift für Psychoanalytische Therapie und Forschung* 6: 119–140.

Mitchell, S. (1993). *Hope and Dread in Psychoanalysis*. New York (Basic Books).

Mitchell, S. (1988). *Relational Concepts in Psychoanalysis. An Integration*. Cambridge, Mass., London (Harvard University Press).

Momigliano, L. N., und A. Robutti(1992). *Shared Experience. The Psychoanalytic Dialogue*. London, New York (Karnac Books).

Moser, T. (2004). *Bekenntnisse einer halb geheilten Seele. Psychotherapeutische Erinnerungen*. Frankfurt am Main (Suhrkamp).

Nunberg, H. (1951). Transference and Reality. *International Journal of Psycho-Analysis* 32: 1–9.

Orange, D. M. (1995). *Emotional Understanding. Studies in Psychoanalytic Epistemology.* New York, London (Guilford Press).

Orange, D. M. (2002). There is no outside. Empathy and authenticity in psychoanalytic process. In: *Psychoanalytic Psychology* 19: 686–700.

Orange, D. M., G. E. Atwood und R. D. Stolorow (1997). *Intersubjktivität in der Psychoanalyse. Kontextualismus in der psychoanalytischen Praxis.* Übers. von E. Vorspohl. Frankfurt am Main (Brandes & Apsel) 2001.

Ornstein, A. (1974). The dread to repeat and the new beginning. *Annual of Psychoanalysis* 2: 231–248. New York (International Universities Press). (2001) Die Angst vor der Wiederholung. In: A. Ornstein und Paul H. Ornstein. *Empathie und therapeutischer Dialog.* Hg. von H.-P. Hartmann. Übers. von E. Vorspohl. Gießen (Psychosozial-Verlag), S. 87–106.

Piaget, J. (1970). *The Place of the Sciences of Man in the System of Sciences.* New York (Harper & Row) 1974.

Putnam, H. (1990). *Realism with a Human Face.* Cambridge, Mass. (Harvard University Press).

Reik, T. (1954). *Listening With the Third Ear: The Inner Experience of a Psychoanalyst.* New York (Farrar, Straus and Cudahy). (1976) *Hören mit dem dritten Ohr. Die innere Erfahrung eines Psychoanalytikers.* Übers. von G. Schad. Hamburg (Hoffmann und Campe).

Renik, O. (1993). Analytic interaction: Conceptualizing technique in light of the analyst's irreducible subjectivity. *Psychoanalytic Quarterly* 62: 553–571.

Renik, O. (1998). Getting real in analysis. *Psychoanalytic Quarterly* 67: 566–593.

Renik, O. (2005). Vortrag, München.

Robutti, A. (1992). Meeting at a cross-roads. In: L. N. Momigliano und A. Robutti. *Shared Experience. The Psychoanalytic Dialogue.* London, New York (Karnac Books), S. xvii–xxvi.

Rudermann, E. G. (2000). Intimate communications: The values and bounderies of touch in the psychoanalytic setting. *Psychoanalytic Inquiry* 20: 108–123.

Rycroft, C. (1956). The nature and function of the analyst´s communication to the patient. *International Journal of Psycho-Analysis* 37: 469–472.

Sachsse, U. (2006). Abschied von meiner psychoanalytischen Identität. In: O. Kernberg, B. Dulz und J. Eckert (Hg.). *WIR: Psychotherapeuten über sich und ihren »unmöglichen« Beruf.* Stuttgart, New York (Schattauer).

Searles, H. (1965). *Collected Papers on Schizophrenia and Related Subjects.* New York (International Universities Press). Auszüge in: (1974) *Der psychoanalytische Beitrag zur Schizophrenieforschung.* Übers. von E. Ortmann. München (Kindler).

Searles, H. (1975). The Patient as the Therapist to his Analyst. In: ders., *Collected Papers on Schizophrenia and Related Subjects.* New York (International Universities Press).

Schore, A.N. (1996). *Affect Regulation and the Origin of the Self.* Hillsadale, N. J. (Lawrence Erlbaum).

Schwaber, E. (1981). Empathy: A mode of analytic listening. *Psychoanalytic Inquiry* 1: 357–392.

Schwaber, E. (1983). Psychoanalytic listening and psychic reality. In: *International Review of Psycho-Analysis* 10: 379–392.

Spezzano, C. (1993). *Affect in Psychoanalysis. A Clinical Synthesis.* Hillsdale, N.J. (The Analytic Press).

Socarides D., und R. D. Stolorow (1984/85) Affects and selfobjects. In: R. D. Stolorow, B. Brandchaft und G. E. Atwood (Hg.). *Psychoanalytic Treatment. An Intersubjective Approach* (The Analytic Press) 1987.

Stern, D. N. (1985). *The Interpersonal World of the Infant.* New York (Basic Books). (1992) *Die Lebenserfahrung des Säuglings.* Stuttgart (Klett-Cotta).

Stern, D. N. (2004). *The Present Moment in Psychotherapy and Everyday Life.* New York (Norton). (2005) *Der Gegenwartsmoment. Veränderungsprozesse in Psychoanalyse, Psychotherapie und Alltag.* Übers. von E. Vorspohl. Frankfurt am Main (Brandes & Apsel).

Stolorow, R. D. (1976). Psychoanalytic reflections on client-centered therapy in the light of modern conceptions of narcissism. *Psychotherapy: Theory, Research and Practice* 13: 26–29.

Stolorow, R. D., und F. M. Lachmann (1980). *Psychoanalysis of Developmental Arrests. Theory and Treatment.* New York (International Universities Press).

Stolorow, R. D. (1985). Toward a Pure Psychology of Inner Conflict. In: *Progress in Self Psychology.* Bd. 1. Hg. von A. Goldberg. New York (Guilford), S. 193–202.

Stolorow, R. D., und G. E. Atwood (1992). *Contexts of Being. The Intersubjective Foundations of Psychological Life.* Hillsdale, N.J. (The Analytic Press).

Stolorow, R. D., G. E. Atwood und B. Brandchaft (1994). *The Intersubjective Perspective.* New York, London (Jason Aronson).

Stolorow, R. D., B. Brandchaft und G. E. Atwood (1987). *Psychoanalytic Treatment.* Hillsdale, N.J. (The Analytic Press). (1996) *Psychoanalytische Behandlung. Ein intersubjektiver Ansatz.* Übers. von W. Ross. Frankfurt am Main (Fischer).

Stolorow, R. D., G. E. Atwood und D. M. Orange (1999). Kohut and contextualism: toward a post-cartesian psychoanalytic process. *Psychoanalytic Psychology* 16: 380–388.

Stolorow, R. D. (1999). The phenomenology of trauma and the absolutisms of everyday life. A personal journey. *Psychoanalytic Psychology* 16: 464–468.

Stolorow, R. D., G. E. Atwood und D. M. Orange (2002). *Worlds of Experience. Interweaving Philosophical and Clinical Dimensions in Psychoanalysis.* New York (Basic Books).

Stolorow, R. D. (2003). Trauma and Temporality. *Psychoanalytic Psychology* 20: 158–161.

Stone, L. (1961). *The Psychoanalytic Situation.* Madison, CT (International Universities Press). (1973) *Die psychoanalytische Situation. Entwicklung und Bedeutung.* Übers. von F. Herborth. Frankfurt am Main (Fischer).

Strozier, C. B. (2001). *Heinz Kohut. The Making of a Psychoanalyst.* New York (Farrar, Straus and Giroux).

Tolpin, M., und P. Tolpin (1996). Preface. In: *The Chicago Institute Lectures.* Hg. von P. Tolpin und M. Tolpin. Hillsdale, N. J. (The Analytic Press).

Tolpin, M. (2002). Doing psychoanalysis of normal development: Forward edge transferences. In: *Progress in Self Psychology.* Bd. 18. Hg. von A. Goldberg. Hillsdale, N.J. (The Analytic Press), S. 167–190. (2005) Die Psychoanalyse der normalen Entwicklung: Forward-edge Übertragungen. Übers. von H. Bodansky und D. Voggenreiter. *Selbstpsychologie. Europäische Zeitschrift für Psychoanalytische Therapie und Forschung* 6: 158–181.

Tolpin, M. (2004). *Understanding the Total Transference. Repetitions of Pathology and Remobilization of Normal Development. Fingert Memorial Lecture.* St. Louis. (2005) Zum Verständnis der vollständigen Übertragung: Wiederholung der Pathologie und Wiederbelebung der normalen Entwicklung. Übers. von H. Bodansky und D. Voggenreiter. *Selbstpsychologie. Europäische Zeitschrift für Psychoanalytische Therapie und Forschung* 6: 204–218.

Wachtel, P. (1993). *Therapeutic Communication.* New York (Guilford).

Waelder, R. (1936). Das Prinzip der multiplen Funktion – Bemerkungen zur Überdeterminierung. In: ders., *Ansichten der Psychoanalyse. Eine Bestandsaufnahme.* Stuttgart (Klett-Cotta) 1980, S. 57–76.

Winnicott, D. W. (1945). Primitive Emotional Development. In: ders., *Through Pediatrics to Psychoanalysis. Collected Papers.* New York (Basic Books) 1958. (1983) Die primitive Gefühlsentwicklung. In: *Von der Kinderheilkunde zur Psychoanalyse.* Übers. von G. Theusner-Stampa. Frankfurt am Main (Fischer), S. 58–76.

Winnicott, D. W. (1951). Transitional Objects and Transitional Phenomena. In: ders., *Through Pediatrics to Psychoanalysis. Collected Papers.* New York (Basic Books) 1958. (1983) Übergangsobjekte und Übergangsphänomene. In: *Von der Kinderheilkunde zur Psychoanalyse.* Übers. von G. Theusner-Stampa. Frankfurt am Main (Fischer), S. 300–319.

Winnicott, D. W. (1965). *The Maturational Processes and the Facilitating Environment.* New York (International Universities Press). (1984) *Reifungsprozesse und fördernde Umwelt.* Übers. von G. Theusner-Stampa. Frankfurt am Main (Fischer).